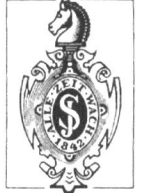

W. Gross-Fengels K. F. R. Neufang

Degenerative Gefäßerkrankungen

Angiographische Diagnostik
und radiologische Interventionen

Mit 133 Abbildungen und 51 Tabellen

Springer-Verlag
Berlin Heidelberg New York
London Paris Tokyo
Hong Kong Barcelona
Budapest

Priv.-Doz. Dr. med Walter Gross-Fengels
Abteilung für Klinische Radiologie
AK Harburg
Eißendorfer Pferdeweg 52
W-2100 Hamburg 90

Priv.-Doz. Dr. Karl Friedrich Rudolf Neufang
Institut und Poliklinik für Radiologische Diagnostik
der Universität zu Köln
Joseph-Stelzmann-Straße 9
W-5000 Köln 41

ISBN-13: 978-3-642-77365-5   e-ISBN-13: 978-3-642-77364-8
DOI: 10.1007/978-3-642-77364-8

Die Deutsche Bibliothek – CIP-Einheitsaufnahme
Gross-Fengels, Walter:
Degenerative Gefässerkrankungen : angiographische Diagnostik und radiologische Interventionen ; mit 51 Tabellen / W. Gross-Fengels ; K. F. R. Neufang. – Berlin ; Heidelberg ; New York ; London ; Paris ; Tokyo ; Hong Kong ; Barcelona ; Budapest : Springer , 1992

NE: Neufang, Karl F. R.:

Dieses Werk ist urheberrechtlich geschützt. Die dadurch begründeten Rechte, insbesondere die der Übersetzung, des Nachdrucks, des Vortrags, der Entnahme von Abbildungen und Tabellen, der Funksendung, der Mikroverfilmung oder der Vervielfältigung auf anderen Wegen und der Speicherung in Datenverarbeitungsanlagen, bleiben, auch bei nur auszugsweiser Verwertung, vorbehalten. Eine Vervielfältigung dieses Werkes oder von Teilen dieses Werkes ist auch im Einzelfall nur in den Grenzen der gesetzlichen Bestimmungen des Urheberrechtsgesetzes der Bundesrepublik Deutschland vom 9. September 1965 in der jeweils geltenden Fassung zulässig. Sie ist grundsätzlich vergütungspflichtig. Zuwiderhandlungen unterliegen den Strafbestimmungen des Urheberrechtsgesetzes.

© Springer-Verlag Berlin Heidelberg 1992
Softcover reprint of the hardcover 1st edition 1992

Die Wiedergabe von Gebrauchsnamen, Handelsnamen, Warenbezeichnungen usw. in diesem Werk berechtigt auch ohne besondere Kennzeichnung nicht zu der Annahme, daß solche Namen im Sinne der Warenzeichen- und Markenschutz-Gesetzgebung als frei zu betrachten wären und daher von jedermann benutzt werden dürften.

Produkthaftung: Für Angaben über Dosierungsanweisungen und Applikationsformen kann vom Verlag keine Gewähr übernommen werden. Derartige Angaben müssen vom jeweiligen Anwender im Einzelfall anhand anderer Literaturstellen auf ihre Richtigkeit überprüft werden.

Satz: Konrad Triltsch, Graphischer Betrieb, Würzburg

21/3130-543210 – Gedruckt auf säurefreiem Papier

*Unserem Akademischen Lehrer,
Herrn Professor Dr. med. Gerd Friedmann,
in Dankbarkeit gewidmet*

Vorwort

Erkrankungen des Kreislaufsystems haben in den letzten Jahren ständig an Bedeutung gewonnen. Diese Diagnosegruppe führt inzwischen im ambulanten und stationären Bereich. Zugenommen hat besonders das arterielle Verschlußleiden. Radiologen in Klinik und Praxis werden daher immer häufiger mit vaskulären Fragestellungen konfrontiert und müssen sich mit dem effektivsten Weg zur Diagnose sowie differentialtherapeutischen Belangen auseinandersetzen.

Auch bei den Gefäßerkrankungen können und dürfen sich Diagnose und Therapieentscheidung nicht allein auf die apparative radiologische Diagnostik stützen, sondern müssen zwingend von Anamnese und klinischem Befund ausgehen. Die jeweilige individuell zu wählende Therapie muß gemeinsam vom Gefäßchirurgen, angiologischen Internisten und Radiologen ggf. auch zusammen mit dem Neurologen festgelegt werden.

Das vorliegende Buch geht auf die aktuelle angiographische Diagnostik und radiologisch-interventionellen Therapiemöglichkeiten einiger wichtiger arterieller und venöser Gefäßerkrankungen ein, wobei die degenerativen, obstruktiven Gefäßprozesse im Vordergrund stehen. Die Möglichkeiten und Grenzen aber auch die Risiken der diagnostischen und therapeutischen Maßnahmen werden aufgezeigt und ihre technische Durchführung erläutert.

Die Autoren wollen hiermit einen knapp formulierten und zugleich leicht verständlichen Text vorlegen, der eine rasche Orientierung in der Thematik erlaubt. Es ist als Einführung gedacht und richtet sich zunächst an alle diejenigen Kolleginnen und Kollegen, die sich erstmals intensiver mit dieser Materie beschäftigen möchten. Dem Erfahrenen soll es als aktuelle Standortbestimmung und kompakte Wiederholung dienen. Das Buch soll Interesse wecken und dazu aufrufen, das Studium der degenerativen Gefäßerkrankungen und ihrer neueren Therapiemöglichkeiten anhand der bekannten Standardwerke und Lehrbücher zu vertiefen.

Besonders danken möchten wir unserem Akademischen Lehrer, dem emeritierten Direktor des Instituts und der Poliklinik für Radiologische Diagnostik der Universität zu Köln, Herrn Prof. Dr. med. Gerd Friedmann, der die Voraussetzungen für unsere wissenschaftlichen und klinischen Arbeiten schuf und dem wir dieses Buch widmen.

Die hier gezeigten Angiographien und Interventionen wären ohne die langjährige, stets bereitwillige und kompetente Mitarbeit der MTA's des Kölner Instituts nicht möglich gewesen. Herr Fritz Textoris, der die fotographische Bearbeitung des gesamten Bildmaterials übernahm, hat in dankenswerter Weise zum Gelingen des Buches beigetragen. Frau Liddi Milo hat uns beim Erstellen des Stichwortregisters geholfen.

Für die gewohnt gute Zusammenarbeit und Betreuung sind wir erneut Frau Dr. Ute Heilmann sowie den übrigen Mitarbeiterinnen und Mitarbeitern des Springer-Verlages zu Dank verpflichtet.

W. Gross-Fengels
K. F. R. Neufang

Inhaltsverzeichnis

Teil I Angiographische Diagnostik

1	Grundlagen der Angiographie	3
1.1	Historische Entwicklung	3
1.2	Apparative und personelle Voraussetzungen	4
1.3	Digitale Subtraktionsangiographie (DSA)	5
1.3.1	Prinzip und technische Grundlagen der DSA	5
1.3.2	DSA mit venöser Kontrastmittelinjektion (IV-DSA)	7
1.3.3	DSA mit arterieller Kontrastmittelinjektion (IA-DSA)	8
1.4	Besondere angiographische Techniken	9
1.4.1	Vergrößerungsangiographie	9
1.4.2	Pharmakoangiographie	10
1.5	Technik der Katheterisierung und Gefäßkontrastierung	11
1.5.1	Transfemoraler arterieller Zugang	12
1.5.2	Transaxillarer arterieller Zugang	12
1.5.3	Transbrachialer arterieller Zugang	13
1.5.4	Translumbaler aortaler Zugang	13
1.5.5	Direkte Arterienpunktion und Angiographie in Ab- oder Gegenstromtechnik	14
1.5.6	Zugangswege zur IV-DSA	14
1.5.7	Zugangswege zur Phlebographie	15
1.6	Röntgenkontrastmittel zur Angiographie	15
1.6.1	Eigenschaften und biologische Effekte von Röntgenkontrastmitteln	15
1.6.2	Verträglichkeit nichtionischer Kontrastmittel	17
1.7	Risiken und Komplikationen angiographischer Untersuchungen	18
1.8	Strahlenexposition und Strahlenschutz	20
1.9	Patientenaufklärung	21
1.10	Nachsorge	22
2	Spezielle angiographische Pathologie und Technik	23
2.1	Aneurysma und Dissektion	23
2.2	Arteriovenöse Fistel	25
2.3	Degenerative chronische arterielle Obstruktion	26

2.4	Akuter arterieller Gefäßverschluß: Thrombose und Embolie	29
2.5	Intoxikation, Ergotismus	30
2.6	Entzündliche Gefäßerkrankungen	31
2.6.1	Arteriitis Takayasu	31
2.6.2	Panarteriitis nodosa	32
2.6.3	Thrombendangiitis obliterans	33
2.7	Fibromuskuläre Dysplasie	33
2.8	Zystische Adventitiadegeneration	34
2.9	Kompressionssyndrome	34
3	Angiographie einzelner Gefäßgebiete	37
3.1	Angiographie des Aortenbogens und der hirnversorgenden Arterien	37
3.1.1	Indikationen	37
3.1.2	Fragestellungen und angiographische Befunde bei der zerebrovaskulären Insuffizienz	37
3.1.3	Angiographische Untersuchungstechnik	38
3.1.4	Ergebnisse	39
3.1.5	Spezifische Risiken	42
3.1.6	Klinisch-radiologisches Konzept	43
3.2	Angiographie der oberen Extremität	44
3.2.1	Indikationen	44
3.2.2	Fragestellungen und angiographische Befunde	44
3.2.3	Angiographische Untersuchungstechnik	44
3.2.4	Ergebnisse	45
3.2.5	Spezifische Risiken	45
3.2.6	Klinisch-radiologisches Konzept	46
3.3	Angiographie der abdominellen Aorta und der unteren Extremität	46
3.3.1	Indikationen	46
3.3.2	Fragestellungen und angiographische Befunde	47
3.3.3	Angiographische Untersuchungstechnik	47
3.3.4	Ergebnisse	48
3.3.5	Spezifische Risiken	53
3.3.6	Klinisch-radiologisches Konzept	53
3.4	Angiographie der Nierengefäße	54
3.4.1	Indikationen	54
3.4.2	Fragestellungen und angiographische Befunde im Rahmen der Hypertoniediagnostik	54
3.4.3	Angiographische Untersuchungstechnik	55
3.4.4	Ergebnisse	55
3.4.5	Spezifische Risiken	58
3.4.6	Klinisch-radiologisches Konzept	58
3.5	Angiographie der Oberbauch- und Darmgefäße	60
3.5.1	Indikationen	60

3.5.2	Fragestellungen und angiographische Befunde	60
3.5.3	Angiographische Untersuchungstechnik	61
3.5.4	Ergebnisse	61
3.5.5	Spezifische Risiken	62
3.5.6	Klinisch-radiologisches Konzept	63
3.6	Pulmonalisangiographie	64
3.6.1	Indikationen	64
3.6.2	Fragestellungen und angiographische Befunde	64
3.6.3	Angiographische Untersuchungstechnik	64
3.6.4	Ergebnisse	65
3.6.5	Spezifische Risiken	65
3.6.6	Klinisch-radiologisches Konzept	65
3.7	Angiographie von Hämodialyseshunts	67
3.7.1	Indikationen	67
3.7.2	Fragestellungen und angiographische Befunde	68
3.7.3	Angiographische Untersuchungstechnik	68
3.7.4	Ergebnisse	70
3.7.5	Spezifische Risiken	70
3.7.6	Klinisch-radiologisches Konzept	71
	Literatur	72

Teil II Radiologische Interventionen

4	Perkutane transluminale Angioplastie (PTA)	87
4.1	Grundlagen	87
4.1.1	Historische Entwicklung	87
4.1.2	Prinzip der Ballonangioplastie	88
4.1.3	Material	89
4.1.4	Technische Durchführung	91
4.1.5	Medikamentöse Zusatztherapie im Rahmen der PTA	92
4.1.6	Derzeitiges Behandlungsschema	97
4.2	PTA der Aorta abdominalis	98
4.2.1	Art und Häufigkeit abdomineller Aortenobstruktionen, Indikationen und Kontraindikationen zur PTA der Aorta abdominalis	98
4.2.2	Besonderheiten bei der technischen Durchführung	98
4.2.3	Früh- und Spätergebnisse	100
4.2.4	Komplikationen	100
4.3	PTA der Becken-Bein-Strombahn	102
4.3.1	Technik	103
4.3.2	Ergebnisse und technische Durchführbarkeit	106
4.3.3	Klinische Ergebnisse	107
4.3.4	Komplikationen	110

4.3.5	Vergleich PTA vs. operative Rekonstruktionen bei atherosklerotischen Obstruktionen der Becken-Bein-Strombahn	113
4.4	PTA der Unterschenkelarterien	114
4.5	PTA von Arterien der oberen Extremität	115
4.5.1	PTA der A. subclavia	115
4.5.2	PTA des Truncus brachiocephalicus	123
4.5.3	PTA der A. axillaris und A. brachialis	123
4.6	PTA der übrigen hirnversorgenden Arterien	123
4.6.1	PTA der A. carotis	123
4.6.2	PTA der A. vertebralis	125
4.7	PTA der Aa. mesentericae und des Truncus coeliacus	128
4.7.1	Indikationen	128
4.7.2	Technik	129
4.7.3	Ergebnisse	129
4.7.4	Komplikationen	129
4.8	PTA von Nierenarterien	130
4.8.1	Definition der renovaskulären Hypertonie (RVH)	130
4.8.2	Art der stenosierenden Nierenarterienveränderungen	131
4.8.3	Diagnostik der renovaskulären Hypertonie	133
4.8.4	Technik der perkutanen transluminalen renalen Angioplastie (PTRA)	134
4.8.5	Ergebnisse	136
4.8.6	Komplikationen	141
4.8.7	Langzeitergebnisse nach PTRA	143
4.8.8	Wertung	147
4.9	Anwendungsmöglichkeiten der PTA im Bereich von Gefäßprothesen und operativ angelegten Anastomosen	148
4.9.1	Ergebnisse	148
4.10	PTA von Hämodialyseshunts	150
4.10.1	Frühergebnisse	150
4.10.2	Langzeitergebnisse	151
4.10.3	Komplikationen	152
4.10.4	Wertung	153
4.11	PTA im venösen System	153
	Literatur	154
5	Gefäßendoprothesen (Stents)	169
5.1	Historische Entwicklung	169
5.2	Arten von Gefäßendoprothesen	169
5.2.1	Gianturco-Zickzackstent	170
5.2.2	Medinvent- oder Wallstent	170
5.2.3	Strecker-Stent	171
5.2.4	Palmaz-Stent	171
5.3	Biokompatibilität	172

5.4	Iliakale Stentimplantation	173
5.4.1	Technische Aspekte	173
5.4.2	Eigene Ergebnisse im Beckenbereich	174
5.4.3	Angiographische und hämodynamische Frühergebnisse iliakaler Stentimplantationen	177
5.4.4	Intimaproliferation	178
5.4.5	Klinische Ergebnisse iliakaler Stentimplantationen	178
5.4.6	Indikationen zur iliakalen Stentimplantation	179
5.4.7	Komplikationen iliakaler Stentimplantationen	182
5.4.8	Wertung	182
5.5	Femorale Stentimplantation	184
5.5.1	Technische Aspekte	184
5.5.2	Klinische Ergebnisse	184
5.5.3	Komplikationen	186
5.5.4	Indikationen zur femoralen Stentimplantation	186
5.5.5	Wertung	186
5.6	Weitere Anwendungen	186
	Literatur	187
6	Kathetervermittelte lokale Fibrinolysetherapie (LFT)	191
6.1	Grundlagen	191
6.1.1	Historische Entwicklung	191
6.1.2	Wahl des Fibrinolytikums	191
6.1.3	Technisches Vorgehen, spezielle Kathetersysteme	192
6.1.4	Dosierungs- und Behandlungsschemata	195
6.1.5	Kontraindikationen	197
6.2	LFT von Arterien der unteren Extremität	197
6.2.1	Behandlungsergebnisse	198
6.2.2	Komplikationen und Wertung	199
6.3	Weitere Anwendungsbereiche	203
6.3.1	Vertebrobasiläres Stromgebiet	203
6.3.2	Lungenstrombahn	203
6.3.3	Nieren- und Mesenterialarterien	204
6.3.4	Venöse Thrombosen im Extremitätenbereich	205
6.3.5	Dialyseshunts	205
6.4	Perkutane transluminale Thrombusaspiration	206
6.4.1	Technik	206
6.4.2	Komplikationen	207
6.4.3	Ergebnisse	207
6.4.4	Wertung	207
	Literatur	208
7	CT-gesteuerte lumbale Sympathikolyse bei peripherem arteriellen Verschlußleiden	211
7.1	Anatomie und Pathophysiologie	211
7.2	Indikationen	211

7.3	Kontraindikationen	212
7.4	Technik	212
7.5	Ergebnisse	214
7.6	Komplikationen	215
7.7	Wertung	215
	Literatur	215

Weiterführende Literatur 217

Herstellerverzeichnis 218

Sachverzeichnis 219

Teil I Angiographische Diagnostik

1 Grundlagen der Angiographie

1.1 Historische Entwicklung

Nur wenige Wochen nach der Mitteilung von W.C. Röntgen [224] publizierten Haschek u. Lindenthal [118] im Januar 1896 die erste Gefäßdarstellung an der Leiche mit den neu entdeckten „X"-Strahlen. Erst mit der Entwicklung und Einführung des Uroselektans Ende der 20er Jahre durch Von Lichtenberg und Swick [262] stand ein Kontrastmittel für eine breitere klinische Anwendung zur Verfügung. Die Entwicklung des Druckinjektors durch Dos Santos [62], des ersten Blattfilmwechslers durch Caldas [43] und des Aufnahmesystems von Lysholm [166] waren wichtige technische Voraussetzungen für die Weiterentwicklung der Arteriographie. Am 28. Juni 1927 gelang Moniz nach operativer Freilegung der A. carotis communis die erste zerebrale Angiographie [176]. Die Technik der perkutanen Punktion [270] förderte die weitere Verbreitung der Karotisangiographie, die zunächst ganz überwiegend der Diagnostik intrakranieller Raumforderungen und Gefäßprozesse diente.

Um einerseits die mit der direkten Arterienpunktion verbundene Invasivität zu umgehen, andererseits auch die Herzhöhlen und die großen herznahen Gefäße darstellen zu können, wendeten sich bereits in den 30er Jahren Robb u. Steinberg [222] der indirekten transvenösen Technik zu. Die Methode wurde in den folgenden Jahren weiter verfeinert [247], konnte sich aber gegen die von Seldinger [239] in der Zwischenzeit entwickelte selektive Kathetertechnik nicht durchsetzen. Mehrere Arbeitsgruppen versuchten den Hauptnachteil der transvenösen Technik, die geringe Kontrastauflösung und damit die eingeschränkte Detailwiedergabe, mit Hilfe der bereits 1935 von Ziedses des Plantes [276] beschriebenen konventionellen Filmsubtraktionstechnik [54, 64, 84, 264], der Angiotomographie [135] oder der Xeroradiographie [127, 150] zu umgehen.

Erst die raschen Fortschritte der Mikroelektronik erweiterten die Möglichkeiten der digitalen Bildverarbeitung derart, daß die Arbeitsgruppen der University of Arizona um M.P. Capp, S. Nudelman und T.W. Ovitt, der University of Wisconsin um C.A. Mistretta, R.A. Kruger and A.B. Crummy und der Universitäts-Kinderklinik Kiel um R. Brennecke und P.H. Heintzen am Ende der 70er Jahre die ersten verwertbaren digitalen Subtraktionsbilder des Herzens und der Gefäße demonstrieren konnten. Wesentliche technische Voraussetzungen für den Einsatz der digitalen Bildtechnik waren die Entwicklung und Vervollkommnung hochauflösender Röntgenbildverstärker und Fernsehsysteme [229].

Tabelle 1.1. Radiologisch-angiographische Verfahren

Arterielles Vorgehen
- Direktpunktion
- Gegenstromangiographie
- Kathetertechnik

Analoge Bildtechnik
- Blattfilmangiographie
- Mittelformattechnik (Bildverstärkerphotographie)

Digitale Bildtechnik
- Intraarterielle digitale Subtraktionsangiographie (IA-DSA)

Venöses Vorgehen
- Periphervenöse Injektion
- Zentralvenöse Injektion

Analoge Bildtechnik
- Intravenöse Subtraktionsangiographie
- Angiotomographie
- Intravenöse Xeroangiographie

Digitale Bildtechnik
- Intravenöse digitale Subtraktionsangiographie (IV-DSA)

Nichtröntgenologische Techniken
- Sonographie (B-Bild, Duplexscan, farbkodierter Doppler)
- Radionuklidangiographie
- Magnetresonanztomographie (MRT)
- Magnetresonanzangiographie (MRA)

Zur bildlichen Darstellung der Blutgefäße stehen heute zahlreiche Verfahren zur Verfügung (Tabelle 1.1). Zu den klassischen röntgenologischen Methoden der arteriellen und venösen Angiographie sind nuklearmedizinische Techniken und nichtinvasive Verfahren wie die Sonographie und Magnetresonanztomographie hinzugekommen, die auch funktionelle Parameter erfassen können, andererseits den röntgenologischen Verfahren teilweise an Detailauflösung unterlegen sind.

1.2 Apparative und personelle Voraussetzungen

Bei entsprechender Untersuchungsfrequenz kann ein spezieller Angiographiearbeitsplatz betrieben werden, der einen Hochleistungsgenerator, eine Bildverstärkerfernsehkette, ggf. mit 100-mm-Kamera und/oder DSA-Zusatz, einen Spezialarbeitstisch mit schwimmender Tischplatte und automatisierter Tischverschiebung für die Aortoarteriographie und einen leistungsfähigen Filmwechsler (AOT oder Puck) besitzt. Für die zerebrale Angiographie und bestimmte Fragestellungen der thorakalen und aortalen Angiographie ist ein 2-Ebenen-Aufnahmebetrieb vorteilhaft, bei der interventionellen Radiologie

kann auf den DSA-Zusatz heute nicht mehr verzichtet werden. Für Durchleuchtung und Film-Aufnahmebetrieb werden unabhängige Röhren und Generatoren benötigt. Ein 2-Ebenen-Durchleuchtungsbetrieb ist, abgesehen von seltenen Spezialuntersuchungen, nicht erforderlich. Die Blattfilmtechnik verwendet dosissparende Seltene-Erden-Folien (S = 200 – 400). Die 100-mm-Technik ist kostengünstiger bei ausreichender Bildqualität und vergleichbarer Strahlendosis. Neueinrichtungen erfolgen heute zunehmend mit alleiniger DSA-Technik, die bei der Mehrzahl der Fragestellungen ausreicht.

Außerdem ist entsprechender Platz für die apparative Überwachung des Patienten, EKG- und Druckmessung und evtl. Anästhesie vorzusehen; ein zusätzlicher Raum zur Vorbereitung und Nachsorge der Patienten erhöht die Kapazität der Anlage und ist unverzichtbar, wenn vermehrt ambulante Angiographien und Radiologische Interventionen durchgeführt werden sollen. Bei geringer Untersuchungsfrequenz kann an einem bestehenden Durchleuchtungsarbeitsplatz ein Blattfilmwechsler als Zusatzgerät betrieben oder auf die Mittelformattechnik bzw. DSA bzw. digitaler BV-Radiologie und einem großformatigen Bildverstärker zurückgegriffen werden [3, 90, 137, 183, 265].

Für die Angiographie sind an Personal ein untersuchender Arzt, ein beaufsichtigender Oberarzt, eine MTA und eine Funktionsschwester erforderlich; für die interventionelle Radiologie werden je nach Art und Umfang des Eingriffs zusätzlich ein weiterer Arzt und eine weitere MTA benötigt.

1.3 Digitale Subtraktionsangiographie (DSA)

1.3.1 Prinzip und technische Grundlagen der DSA

Das Prinzip der digitalen Subtraktionsangiographie (DSA) besteht in einer möglichst vollständigen Elimination aller nicht durch das jodhaltige Röntgenkontrastmittel im Blutgefäß hervorgerufenen Bildsignale, mit dem Ziel einer Hervorhebung und Verstärkung des Gefäßkontrastes. Diese wird erreicht durch Subtraktion von sog. Masken- und Füllungsbildern, die sich idealerweise nur in ihrer Information über den Jodgehalt unterscheiden (Abb. 1.1) [276]. Bei der DSA ist die Subtraktion vollständig in den Prozeß der Bilderzeugung integriert. Die elektronische Verarbeitung digitaler Bilddaten macht den Umweg über Filme und ein mehrfaches Umkopieren in zeitaufwendiger Dunkelkammerarbeit überflüssig; das Untersuchungsergebnis steht sofort, d.h. bereits während der Untersuchung zur Verfügung.

Die DSA-Anlage besteht aus der Röntgenanlage und dem elektronischen Datenverarbeitungssystem (Abb. 1.2). Als Bildempfänger dient ein großer Röntgenbildverstärker. Das mit der Fernsehkamera ausgelesene analoge Videosignal wird harmonisiert und digitalisiert. Die digitalisierten Masken- und Füllungsbilder werden echtzeitlich subtrahiert, das fertig subtrahierte und nachverarbeitete DSA-Bild wird aus seiner digitalen Form mit einem Analog-

Subtraktions-Angiographie

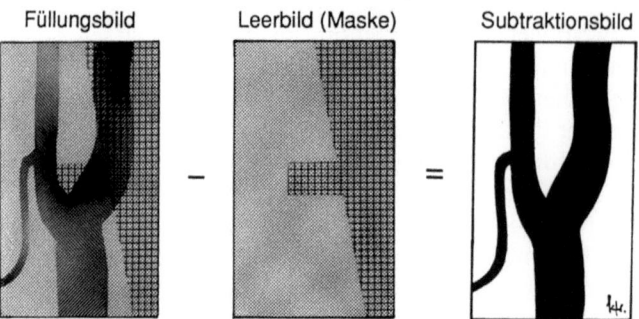

Abb. 1.1. Prinzip der angiographischen Subtraktion. Einfache zeitliche Subtraktion: Kontrastmittelhaltiges Bild („Füllungsbild") – kontrastmittelfreies Bild („Leerbild", „Maske") =Subtraktionsbild. Bei gleicher Lage und Dichte der als „Hintergrund" bezeichneten Strukturen auf Füllungs- und Leerbild sowie bei übereinstimmenden Aufnahmeparametern (Aufnahmespannung, Bilddosis) heben sich die beiden Aufnahmen gemeinsamen Bilddetails vollständig auf. Das resultierende Subtraktionsbild enthält als Differenzbild ausschließlich Informationen über die Jodverteilung in den Blutgefäßen und Geweben: Subtraktionsangiogramm

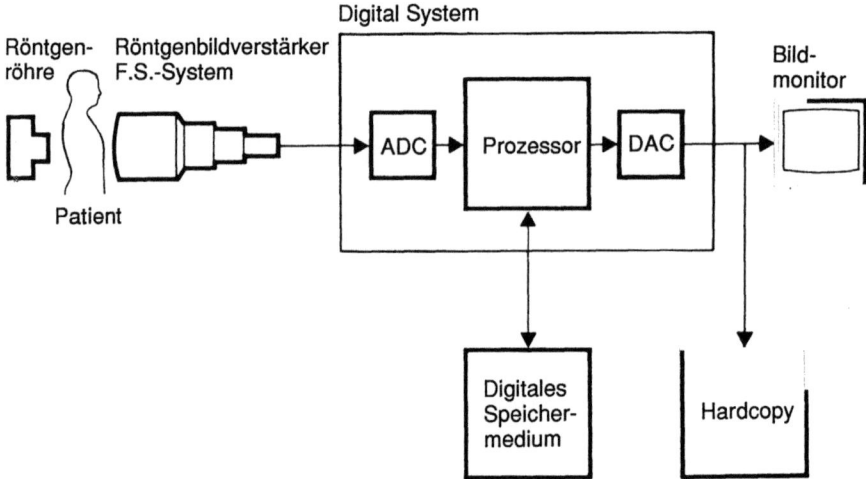

Abb. 1.2. Schematischer Aufbau einer DSA-Anlage. *ADC* Analog-Digital-Wandler (Converter), *DAC* Digital-Analog-Wandler, *F.S.-System* Fernsehsystem. Aus [183]

Digital-Wandler wieder in ein analoges Bild übergeführt, auf einem Monitor dargestellt und fotografisch dokumentiert. Alle Aufnahmen können in digitalen Speichermedien abgelegt werden und stehen für künftige Bildkommunikationssysteme (PACS) zur Verfügung [116, 183].

Die hohe Kontrastauflösung der DSA ermöglicht einerseits die indirekte transvenöse Arteriographie (IV-DSA), andererseits können die herkömmliche

Digitale Subtraktionsangiographie (DSA) 7

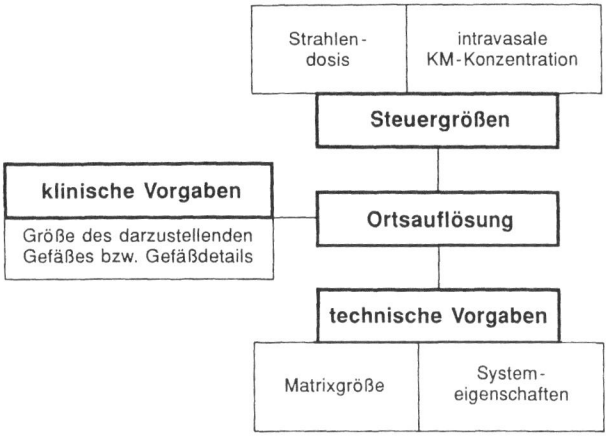

Abb. 1.3. Einflußgrößen der Ortsauflösung bei der DSA

selektive Arteriographie als IA-DSA und die Phlebographie des zentralen Venensystems als digitale Subtraktionsphlebographie (DSP) mit um 50–80% verminderter Kontrastmitteldosis erfolgen [102, 189, 200]. Aus physikalisch-technischen Gründen ist die Ortsauflösung bei der DSA geringer als bei der konventionellen Filmangiographie (Abb. 1.3).

1.3.2 DSA mit venöser Kontrastmittelinjektion (IV-DSA)

Die IV-DSA führt mit einer standardisierten Untersuchungstechnik (Tabelle 1.2) zu reproduzierbaren, guten Ergebnissen [187]. Die EKG-Triggerung verbessert die Bildqualität, wenn herznahe, ektatische oder geschlängelte Gefäße vermehrte Pulsationen aufweisen [231]. Die Qualität der IV-DSA hängt von zahlreichen physiologischen und technischen Gegebenheiten ab

Tabelle 1.2. Technik der IV-DSA

Gepulster Aufnahmebetrieb
Bilddosis 5–10 μGy/Bild
Bildfrequenz 1–2 Bilder/s (oder EKG-Triggerung)
Ausgleichsfilter, -körper zur Bildhomogenisierung
Bildverstärker 35–40 cm Durchmesser, umschaltbar auf 25 und 17 cm Durchmesser

Nichtionisches Kontrastmittel, 370 mg J/ml, vorgewärmt auf Körpertemperatur
Injektionsvolumen 35–40 ml/Serie
Injektionsrate 15–20 ml/s
Maximaldosis[a] 250–300 ml (max. 8 Serien)
Zentralvenöse Injektion (rechter Vorhof oder Hohlvene; in >95% Armvenenkatheter (5 F)
  mit geradem Ende und multiplen Seitlöchern)

---
[a] Bei herz- und nierengesunden Erwachsenen.

Tabelle 1.3. Einflußgrößen der arteriellen Kontrastmittelbolus bei der IV-DSA

Physiologische	
Nicht beeinflußbar	Lungengefäßbett
Wenig, eventuell längerfristig pharmakologisch beeinflußbar	Zentrales Blutvolumen, Lungenwasser
Eventuell kurzfristig pharmakologisch beeinflußbar	Herzfrequenz, Herzzeitvolumen (Voraussetzung ist eine noch ausreichende kardiopulmonale Leistungsreserve des Patienten)
Technische	
Gut steuerbar	Injektionsort, KM-Art, -Konzentration, -Volumen, Injektionsgeschwindigkeit

Tabelle 1.4. Einflußgrößen der arteriellen Kontrastmittelboluskurve bei der IV-DSA (*k. A.* keine Untersuchungsergebnisse bekannt). Aus [187]

Kriterien der arteriellen Kontrastmittelboluskurve	KM-Menge	KM-Injektionsrate	KM-Konzentration	HZV, HF	Zentrales Blutvolumen
Gipfelhöhe	+	+[a]	+	+[c]	−
Gipfelbreite	+[c]	−	k. A.	−	+
Gipfelzeit	+	−[a]	+/−[b]	−	−[c]
Anstiegswinkel	k. A.	+	+	+[c]	−[c]

[a] Nur bei zentralvenöser Injektion; bei periphervenöser Injektion und Flußraten über 8 bzw. 12 ml/s kein Effekt mehr nachweisbar.
[b] Uneinheitlich: entweder kein Einfluß nachweisbar oder „+", wenn Konzentration über 300 mg J/ml ansteigt.
[c] Zu erwartendes Ergebnis, bisher nicht an größerer Fallzahl gesichert.

(Tabelle 1.3 und 1.4). Insbesondere setzt sie ein ausreichendes Herzzeitvolumen, respiratorische und renale Suffizienz und Kooperationsfähigkeit des Patienten voraus. Die starke Verdünnung des KM bei der Herz-Lungen-Passage und im Gefäßsystem erlaubt nur die Darstellung größerer Gefäße und Details [78, 236]; Arterien jenseits der Mitte von Unterarm und Unterschenkel oder intrakraniell sind nicht mehr zuverlässig zu beurteilen. Da nur Übersichtsangiogramme gewonnen werden können, sind wegen der vielfachen Gefäßüberlagerungen v. a. am Hals und im Abdomen regelmäßig mehrere unterschiedliche Projektionen und wiederholte KM-Injektionen erforderlich [187].

1.3.3 DSA mit arterieller Kontrastmittelinjektion (IA-DSA)

Die im Vergleich zur konventionellen Filmangiographie etwa 10mal höhere Kontrastauflösung der DSA ermöglicht in Kombination mit der selektiven Kathetertechnik als IA-DSA je nach Fragestellung, Gefäßgebiet und Kathe-

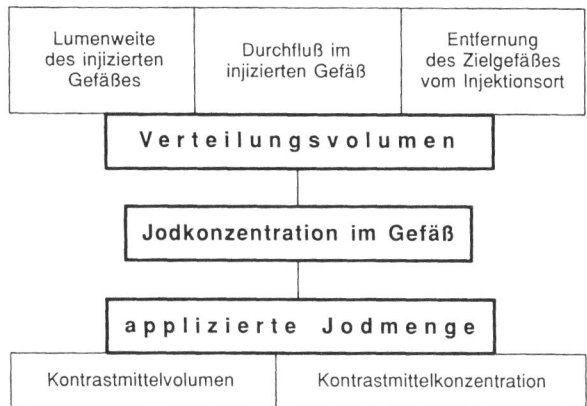

Abb. 1.4. Einflußgrößen der Jodkonzentration bei der IA-DSA

terlage eine KM-Ersparnis von 50–80% (Abb. 1.4, Tabelle 1.5); zugleich bleibt der Vorteil der überlagerungsfreien, selektiven Angiographie erhalten. Bei gleicher KM-Konzentration wie bisher üblich wird die indirekte Venographie, v. a. die Portographie und Darstellung der Hirnsinus, deutlich verbessert. Die Darstellung sehr kleiner Gefäße und Details stößt wegen der limitierten Ortsauflösung – derzeit maximal um 3 LP/mm, meist unter 2 LP/mm – auch bei Einsatz hoher KM-Konzentrationen auf Grenzen. Dies schränkt die diagnostische Aussage der IA-DSA aber nur selten (intrakranielle und kleine Tumorgefäße) ein. Die geringeren KM-Mengen können über dünnere Katheter (z. B. 4 F) injiziert werden, Katheterwechsel werden seltener erforderlich. Hierdurch und durch das Sofortbild verkürzt sich die Untersuchungszeit um bis zu 50%. Insgesamt ist eine Abnahme von Begleiterscheinungen und Komplikationen zu erwarten.

1.4 Besondere angiographische Techniken

1.4.1 Vergrößerungsangiographie

Eine Verbesserung der Detailerkennbarkeit kann durch direkte geometrische Vergrößerung erfolgen. Durch entsprechende Lagerung des Patienten oder Höhenverstellung des Tisches wird der Objekt-Film-Abstand vergrößert. Streustrahlenraster und hohe intravasale Kontrastmittelkonzentration (selektive oder superselektive Injektion) sind Voraussetzungen, die Strahlendosis nimmt zu. Anwendungsgebiete sind v. a. die Hand-, Fuß- und Nierenangiographie [3, 90, 137, 265].

Tabelle 1.5. Kontrastmittelmengen und -konzentrationen bei typischen IA-DSA[a]

Gefäßgebiet	KM-Konz. [mg J/ml]	KM-Volumen [ml]	Flußrate [ml/s]
Aortenbogen, thorakale Aorta	300	20–25	15 (–20)
Hirnarterien (selektiv)			
– extra- u. intrakran.	150	(5–) 7 (–10)	manuell (5)
– nur extrakraniell	150	(3–) 5	manuell
Abdominale Aorta	300	20	15
Zöliakoportographie	300 (370)	30–40	6–8
Obere Mesenteriko-portographie	300 (370)	25–35	6–8
Untere Mesenteriko-portographie	300 (370)	20–25	5–7
Renovasographie	300	10 (–15)	8
Periphere Arterien			
– aortale Injektion	300	15–25	15
– iliakale Injektion	300	15–20	10
– selektive Injektion	150–300	10–15	manuell

[a] Beachte: Die angegebenen Dosierungen sind als Richtlinien zu verstehen; sie gelten für nichtionisches KM, 300 mg J/ml Stammlösung, 5 µGy/Bild Systemdosis, 5-F- und 6-F-Katheter. Je nach Angiographieanlage, Aufnahmeparametern, Kontrastmittel und Kathetermaterial können sich geringe Abweichungen ergeben.

1.4.2 Pharmakoangiographie

Zur besseren Kontrastierung peripherer Extremitätengefäße werden bei Gefäßspasmen und v. a. Raynaud-Syndrom, aber auch zur indirekten Portographie dilatierende Substanzen unmittelbar vor der Angiographieserie über den Katheter intraarteriell injiziert [213]. Aufgrund seiner kurzen und überwiegend peripheren Wirkung ist bei der Extremitätenangiographie der Alphablocker Tolazolin (z. B. Priscol, ED: 25 mg i.a.) besonders geeignet; er steigert die Hautdurchblutung und mindert die Muskeldurchblutung. Ergänzend können direkt an den glatten Gefäßmuskelzellen angreifende Kalziumantagonisten vom Typ des Nifedipin (z. B. Adalat, ED: 20 mg per os oder Nitrate i.a.) verabreicht werden [100].

Tumorgefäße in parenchymatösen Organen, v. a. der Niere und der Leber, können durch die intraarterielle Injektion potenter Vasokonstriktoren wie Adrenalin (z. B. Suprarenin, ED: 0,5–1,0 µg selektiv i.a.) besser sichtbar gemacht werden: durch Konstriktion der „gesunden" Organgefäße wird das Kontrastmittel in die nicht reagierenden Tumorgefäße „umgeleitet" [213].

Bei der DSA abdomineller Gefäße empfiehlt sich die Hemmung der Darmperistaltik mit Butylscopolamin (Buscopan, ED: 20–40 mg i.v.) oder Glukagon [188, 193, 206, 207].

1.5 Technik der Katheterisierung und Gefäßkontrastierung

Die Punktion und Katheterisierung peripherer Arterien und Venen erfolgt üblicherweise in Lokalanästhesie und Seldinger-Technik [239] (Abb. 1.5a). Über Einzelheiten der technischen Vorgehensweise informieren spezielle radiologische Lehrbücher [3, 17, 90, 137, 265]. Voraussetzung ist eine ausreichende Blutgerinnung (Quick über 50%, PTT maximal 2fache Norm, Thrombozyten $10^5/mm^3$); eine manifeste Herzinsuffizienz und Blutdruckwerte von über 180/100 mmHg sind als relative Kontraindikationen anzusehen.

Nach Positionierung des Katheters und Lagekontrolle mit KM-Probeinjektion wird das auf Körpertemperatur vorgewärmte nichtionische KM meist mit maschineller Druckinjektion eingebracht; lediglich bei superselektiver Darstellung, bei der IA-DSA der hirnversorgenden, spinalen oder peripheren Extremitätengefäße und der DSP kann das meist verdünnte KM manuell injiziert werden [189, 199, 200]. Über typische KM-Mengen und -Konzentrationen informiert Tabelle 1.5.

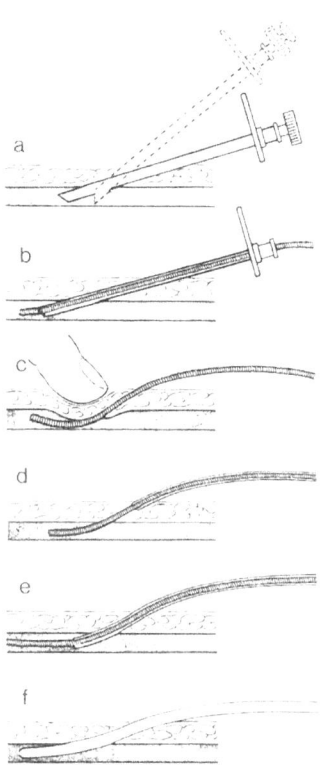
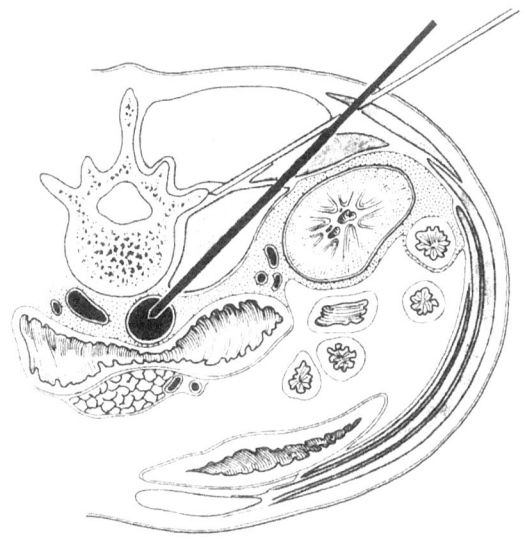

Abb. 1.5a, b. Angiographische Punktions- und Kathetertechnik. **a** Seldinger-Technik. **b** Translumbale Punktionstechnik. Hohe (suprarenale) Aortenpunktion. Zunächst flache Punktion bis zum Kontakt mit der Wirbelsäule (*weiße Nadel*), dann steilerer Weg entlang der Wirbelsäule bis zur pulsierend ertastbaren Aorta (*schwarze Nadel*). Aus [265]

1.5.1 Transfemoraler arterieller Zugang

Retrograde Punktion

Der transfemorale retrograde Zugang ist technisch am einfachsten, komplikationsarm (s. 1.7) und läßt mit entsprechendem Kathetermaterial praktisch alle selektiven diagnostischen und therapeutischen Sondierungen zu [3, 17, 90, 137, 265] (s. Abb. 1.5a). Die perkutane Punktion erfolgt 2 Querfinger distal des Leistenbandes, die Nadel tritt wenig oberhalb der Femoralisgabel in die A. femoralis communis ein. Bei zu hoher Punktion besteht die Gefahr des retroperitonealen und Bauchdeckenhämatoms; zu tiefe Punktionen der A. femoralis profunda oder superficialis begünstigen v.a. bei größerlumigen Kathetern iatrogene Aneurysmata und AV-Fisteln [7, 134, 254, 255]. Die gleich- oder nachzeitige Punktion der ipsilateralen Leistenvene ist wegen der Gefahr der AV-Fistelentstehung nach Möglichkeit zu vermeiden. Nach Ziehen des Katheters wird die A. iliaca externa bzw. A. femoralis communis oberhalb der Punktionsstelle über mindestens15 min manuell dosiert komprimiert.

Antegrade Punktion

Der transfemorale antegrade Zugang ist technisch anspruchsvoller [3, 137] und bleibt daher interventionellen Maßnahmen vorbehalten, die in Cross-over-Technik von einer gegenseitigen retrograden Punktion aus nicht oder nur unter erschwerten Bedingungen aus möglich sind. Hierzu zählen vor allem die Ballon-PTA, die mit Laser oder anderen, mechanischen Rekanalisationshilfen unterstützte PTA und die selektive Katheterlyse der distalen femoropoplitealen und infrapoplitealen Etage. Vor allem bei adipösen Patienten ist die Punktion wegen der langen Punktionsstrecke schwierig und mit einem vermehrten Blutungsrisiko belastet. Bei zu hoher Punktion nimmt das Risiko retroperitonealer und intramuskulärer Blutungen wegen der schlechteren Komprimierbarkeit und der Gefahr der Verletzung der A. epigastrica und anderer kleiner Arterienäste zu. Bei zu tiefer Punktion wird oft irrtümlich die A. femoralis profunda erreicht oder die A. femoralis superficialis direkt punktiert, was insbesondere bei Verwendung von größerkalibrigen Schleusensystemen die Gefahr von falschen Aneurysmen und Gefäßverschlüssen erhöhen dürfte.

Daher wird empfohlen, vor jeder antegraden Punktion die Eintrittsstelle auf der Haut zu markieren: die A. femoralis communis sollte in Höhe der Femurkopfmitte [246] von der Nadel getroffen werden. Die Punktion wird außerdem erleichtert, wenn eine früher angefertigte IV-DSA mit Wiedergabe der knöchernen Strukturen vorliegt, aus der der Verlauf und eventuelle Teilungsvarianten der Femoralgefäße – v.a. hoher Abgang der A. femoralis profunda – zu ersehen sind [196]. Darüber hinaus wird die Orientierung durch eine zuvor durchgeführte Real-time Sonographie erheblich erleichtert.

1.5.2 Transaxillarer arterieller Zugang

Die transaxillare Punktion erfolgt am abduzierten und elevierten Arm in Höhe der vorderen Axillarfalte, da hier zugleich die Gefahr der Plexusschädigung am geringsten ist [243]. Im Vergleich zum transfemoralen Zugang ist die Punktion wegen der meist guten Verschieblichkeit des Gefäßes, überlagernden Fettgewebes und schwacher Pulsationen technisch oft schwieriger; die schlechtere Kompressionsmöglichkeit nach Entfernen des Katheters begünstigt Hämatome und Thrombosen. Stärkere atherosklerotische Veränderungen des Aortenbogens erschweren die transaxillare selektive Sondierung abdomineller Gefäße.

1.5.3 Transbrachialer arterieller Zugang

Der transbrachiale Zugang erfolgt an der ulnaren Seite dicht proximal der Ellenbeuge bei überstrecktem Gelenk. Vor allem bei jüngeren Patienten ist wegen des geringeren Kalibers und des muskulären Wandaufbaus eine Thrombose oder traumatische, meist bandförmige Stenose die häufigste lokale Komplikation. Die Häufigkeit lokaler Komplikationen nimmt bei Verwendung von 4-F-Kathetern [161, 253] ab, beträgt aber auch hierbei bis zu 4,5% [19]. Die selektive Angiographie der supraaortalen Gefäße wird durch neue Spezialkatheter erleichtert [253]; ansonsten bestehen hier die gleichen Einschränkungen wie beim transaxillaren Vorgehen.

1.5.4 Translumbaler aortaler Zugang

Der von Dos Santos [62] zunächst als Nadeltechnik eingeführte translumbale Zugang bietet sich bei ausgeprägteren atherosklerotischen Veränderungen der Bauchaorta und Beckenetage nach wie vor an; als Folge der oft guten Qualität der IV-DSA wird die Indikation heute aber seltener gestellt. Gefäßchirurgen schätzen diesen Zugang, weil evtl. Rekonstruktionen an den Leisten- und Oberschenkelgefäßen nicht durch postpunktionelle Hämatome und damit ein erhöhtes Infektionsrisiko kompliziert werden können. Die Untersuchung erfolgt in Bauchlage nach ausgiebiger Lokalanästhesie und mit flexiblem F5-Katheter; zuvor sind ein suprarenales Bauchaortenaneurysma oder eine vermehrte Schlängelung mit Rechtslage der oberen Bauchaorta sonographisch auszuschließen. Der Punktionsort liegt in Höhe des 12. BWK (Abb. 1.5b), bei tieferer Punktion besteht die Möglichkeit einer versehentlichen Nierenpunktion und der Fehlsondierung unpaarer Viszeralarterien. Eine Intubationsnarkose ist nicht mehr erforderlich.

Bei Anwendung der Technik nach Amplatz [8] können mit längeren Kathetern auch die supraaortalen Gefäße dargestellt, jedoch nur selten selektiv sondiert werden. In jüngerer Zeit wurde eine Kathetertechnik vorgestellt, die eine translumbale selektive Katheterangiographie zuläßt [94]. Hämatome treten begrenzt v.a. in der Erector-trunci-Muskulatur, aber nur in 1–2% periaortal auf und überschreiten nur ausnahmsweise 100 ml [24, 108]. Wegen der fehlenden Kompressionsmöglichkeit ist ein intaktes Gerinnungssystem besonders wichtig.

1.5.5 Direkte Arterienpunktion und Angiographie in Ab- oder Gegenstromtechnik

Nach Nadelpunktion der A. brachialis oder A. femoralis können im *Abstrom* die peripheren Gefäßabschnitte dargestellt werden. Bei atypischen Befunden muß an anatomische Varianten gedacht werden: die fehlende Kontrastierung von Stromgebieten durch hohe Teilung der A. brachialis (13%) oder Abgangsvarianten der A. femoralis profunda [103] darf nicht als Gefäßverschluß fehlgedeutet werden. Nach Nadelpunktion der A. brachialis kann mit entsprechend hohem Injektionsdruck und Injektionsvolumen auf der linken Seite in *Gegenstromtechnik* die ipsilaterale Vertebralisstrombahn, auf der rechten Seite zusätzlich die ipsilaterale Karotisstrombahn kontrastreich dargestellt werden.

1.5.6 Zugangswege zur IV-DSA

Bei der IV-DSA werden unter normalen Kreislaufverhältnissen KM-Konzentrationen im arteriellen Zielgebiet zwischen 7 und 17 mg J/ml erreicht [39, 221], wobei in den herzferneren Gefäßen die KM-Konzentration meist unter 10 mg J/ml liegt. Verteilungsvolumen, injiziertes KM-Volumen und KM-Konzentration, aber auch patientenabhängige, physiologische und untersuchungstechnische Einflußgrößen sind entscheidende Variablen des arteriellen KM-Bolus [39, 40, 230] (s. Tabellen 1.3 und 1.4). Bei der Wahl des Injektionsortes sind der Aufwand, der Grad der Invasivität und das Risiko für den Patienten gegen den Zugewinn an Bildqualität und diagnostischer Aussage abzuwägen [187].

Die Überlegenheit der zentralvenösen, insbesondere der rechtsatrialen KM-Injektion gründet auf dem kleineren Verdünnungsvolumen und den höheren Injektionsraten. Bei rechtsatrialer Injektion werden KM-Reste in der oberen Hohlvene oder ein jugulovenöser Reflux vermieden, die v. a. bei der IV-DSA der thorakalen Gefäße stören können. Bei zentraler KM-Injektion kann die KM-Menge im Vergleich zur peripheren Injektion um rund ein Drittel reduziert werden [50, 228, 230]. Kleinere periphere Gefäße sind nach zentralvenöser KM-Injektion beurteilbar [173, 206]. Zudem kann nach Verdopplung der KM-Konzentration die Strahlenexposition bei gleicher Bildqualität auf ein Viertel verringert werden. Der Einfluß von Artefakten ist bei höheren KM-Konzentrationen geringer und leichter zu kompensieren.

Die periphervenöse KM-Injektion kann dann erwogen werden, wenn bei jüngeren, schlanken Patienten eine Nierenarterienstenose ausgeschlossen werden soll: Bei dieser Patientengruppe ist im Alter zwischen 20 und 29 Jahren mit periphervenöser Injektionstechnik eine ausreichende Darstellung der Nierenhauptarterien möglich [193].

Zur zentralvenösen Injektion wird nach Punktion von V. cubitalis in Lokalanästhesie nach Seldinger meist ein gerader 5-F-Katheter mit multiplen Seitlöchern über einen weichen Führungsdraht in die obere Hohlvene bzw. den rechten Vorhof vorgeführt. Andere Arbeitsgruppen empfehlen steife Pigtailkatheter, die seltener zu einem mediastinalen KM-Austritt führen sollen [278] Nachteilig ist, daß ihr Entfernen das erneute Einführen des steril gehaltenen Drahtes erfordert. Zur periphervenösen Injektion wird eine weitlumige Plastikkanüle eingelegt. Nach Lagekontrolle wird das KM in Inspirationslage maschinell injiziert [187] (s. Tabelle 1.2).

1.5.7 Zugangswege zur Phlebographie

Zur Phlebographie der Unterarmvenen wird eine Handrückenvene mit einer Butterflynadel, zur Darstellung der Venen der Schulter wird die V. basilica mit einer Punktionskanüle (z. B. Viggo) punktiert; zur mediastinalen Phlebographie ist beidseits kubital über ausreichend kaliberstarke Punktionskanülen simultan zu injizieren. Bei Punktion der V. cephalica wird zusätzlich ein überdiastolischer Stau am Oberarm angelegt, um im Abstrom nach Lösen der Kompression auch die V. axillaris darzustellen; die Injektionen erfolgen am entspannten, leicht abduzierten Arm. Die Beckenphlebographie und untere Kavographie erfordern die Leistenvenpunktion nach Seldinger in Lokalanästhesie; die V. femoralis liegt meist medial der tastbaren Arterie und läßt sich unter Valsalva-Manöver leichter auffinden und punktieren. Die selektive Phlebographie der V. renalis, V. spermatica oder V. azygos erfolgt in femoralvenöser Kathetertechnik [189, 200].

1.6 Röntgenkontrastmittel zur Angiographie

1.6.1 Eigenschaften und biologische Effekte von Röntgenkontrastmitteln

Alle heute zur Angiographie verwandten Röntgenkontrastmittel (KM) enthalten als Grundbaustein einen Benzolring mit 3 kovalent fest gebundenen Jodatomen (Positionen 2,4 und 6), die aufgrund ihrer hohen Ordnungszahl für das Ausmaß der Strahlenabsorption und damit den Röntgenkontrast ausschlaggebend sind. Durch Addition unterschiedlicher Seitenketten an die Positionen 1, 3 und 5 lassen sich die physikochemischen und biologischen Eigenschaften des KM-Moleküls günstig beeinflussen; sie verstärken die Jodbindung an den Benzolring. Weniger als 1% der applizierten Jodgesamtdosis wird im Organismus durch Dejodasen freigesetzt und liegt als Jodid vor.

Die heute verwendeten KM unterscheiden sich u. a. in Molekülaufbau, elektrischer Ladung (ionisch/nichtionisch), relativem Jodgehalt (mg J/ml), Osmolarität (mosmol/kg) bzw. Osmolalität (mosmol/l), Chemotoxizität, Viskosität und Verkaufspreis. Da ein Teil der unerwünschten Wirkungen der KM dosisabhängig ist und auf deren osmotische Aktivität zurückgeht, besteht die Tendenz zur Anwendung niederosmolarer und nichtionischer KM. Zu den pathophysiologischen Auswirkungen der KM gehören ein initialer Anstieg des Plasmavolumens, periphere Vasodilatation, Anstieg des pulmonalarteriellen Mitteldrucks, Endothelschädigung (v.a. an Venen), Störungen der Blut-Hirn-

Tabelle 1.6. Hämodynamische Effekte von ionischen und nichtionischen Röntgenkontrastmitteln (Dauer der hämodynamischen Veränderungen ca. 5–10 min)

	Ionische KM	Nichtionische KM
Mitteldruck A. pulmonalis	↑↑ (30 s)	↑
Pulmonaler Widerstand	↓	↓
Intravasales Volumen	↑↑	↑
Herzfrequenz	↑	↓(↑)
Herzschlagvolumen (Nachlastsenk.)	↑	↑↑
Herzzeitvolumen	↑	↑
Peripherer Gefäßwiderstand	↓↓	↓↓
Mitteldruck Aorta	↓	↓
Koronarer Blutfluß < 30 s	↓	(↓)
> 30 s	↑↑	(↑)

Schranke, Schmerzen und eine gesteigerte Diurese. Zur Verringerung der Schmerzreaktion v. a. bei selektiver Injektion ionischer KM wurde der Zusatz von Lidocain zum KM empfohlen [99]. Die hämodynamischen Effekte sind in Tabelle 1.6 zusammengefaßt.

Die KM führen aufgrund ihrer osmotischen und chemotoxischen Eigenschaften zu einer Aggregation korpuskulärer Blutbestandteile; in Abhängigkeit von ihrer Osmolarität kommt es durch Wasserentzug zu einer Deformierung und Einschränkung der Verformbarkeit der Erythrozyten. Diese kann die Perfusion im Kapillargebiet verschlechtern. Derartige rheologische Effekte sind v. a. bei selektiver intraarterieller KM-Injektion zu beachten [89, 233].

Auch die Nephrotoxizität der KM ist von erheblicher Bedeutung [168, 245]. Bei Patienten mit vorbestehender Nierenerkrankung, z. B. diabetischer Nephropathie, kann es durch zu hohe oder in kurzen Abständen wiederholte KM-Gaben zur akuten, u. U. dialysepflichtigen Niereninsuffizienz kommen [105].

Offenbar in Abhängigkeit von ihrer Proteinbindung können KM Histamine freisetzen [178]; hierauf beruhen möglicherweise die sog. anaphylaktoiden KM-Reaktionen. Auch eine Aktivierung des Komplementsystems wurde beschrieben, wobei das nichtionische Iohexol im Vergleich zu einem konventionellen ionischen KM sogar einen stärkeren Abfall der Komplementfaktoren bewirkt [130].

Die KM beeinflussen auch die Blutgerinnung, wobei je nach Art des KM gerinnungsfördernde oder -hemmende Effekte vorherrschen können [74]; zusätzlich ist die Art des verwendeten Katheter- und Spritzenmaterials bedeutsam [58, 223]. Nichtionische KM wie Iopamidol haben in Vollblut einen gerinnungsfördernden Effekt, der durch Heparin aufgehoben wird [132], erkennbar in vivo an einer Verringerung der Plättchenaggregation und Fibrinpolymerisation und einer Verlängerung der Thrombinzeit, während klassische ionische KM vom Diatrizoattyp die Blutgerinnung deutlich hemmen [74]. Da ein gewisser gerinnungshemmender Effekt des KM erwünscht ist, um eine Thrombosierung des Katheterlumens oder seiner Seitöffnungen und damit sog. Katheterembolien zu verhindern, muß bei Verwendung nichtionischer KM besonders sorgfältig mit einer Heparin-Kochsalz-Lösung gespült werden und müssen KM- und Blutreste nach jeder KM-Injektion entfernt werden [223]. Dies gilt besonders bei der selektiven zerebralen Angiographie.

1.6.2 Verträglichkeit nichtionischer Kontrastmittel

Nichtionische KM werden wahrscheinlich aufgrund der fehlenden elektrischen Ladung und einer geringeren Chemotoxizität subjektiv besser vertragen [18, 63] und sollen seltener zu leichten und mittelschweren Komplikationen führen [125, 170, 234]. Ob sich die ohnehin niedrige Frequenz von schweren und letalen Zwischenfällen durch die nichtionischen KM weiter senken läßt, ist derzeit noch offen [25, 51, 91, 227]. „Anaphylaktoiden" Kontrastmittelreaktionen, v. a. dem sog. schweren Kontrastmittelzwischenfall, wird bei disponierten Risikopatienten mit intravenös vorab injizierten oder infundierten H_1- und H_2-Antagonisten [61], ggf. auch mit Hydrocortison, vorgebeugt; dennoch lassen sich derartige Unverträglichkeitsreaktionen weder durch die Verwendung niederosmolarer bzw. nichtionischer KM noch durch eine Allgemeinanästhesie [263] zuverlässig verhindern.

Die als Katayama-Studie bekannt gewordene japanische Multizenterstudie [139] erbrachte bei über 168 000 Anwendungen nichtionischer KM keine letale Komplikationen, jedoch sind Todesfälle auch nach nichtionischen KM durchaus bekannt geworden [53]. Schwere KM-Zwischenfälle und Todesfälle sind heute mit ionischen und nichtionischen KM gleichermaßen selten (2,0% vs. 1,4% [139]), so daß v. a. Risikopatienten mit einer KM-Reaktion in der Vorgeschichte, einer Allergieanamnese, Asthma bronchiale oder kardialen Vorerkrankungen von den nichtionischen KM profitieren dürften [25, 44, 91]. Bei intravenöser Gabe führen niederosmolare dimere ionische KM wie Ioxaglat (Hexabrix, Byk Gulden, Konstanz) häufiger als nichtionische KM zu Übelkeit, Brechreiz und Urtikaria [35]. Eine generelle Verpflichtung zum ausschließlichen Einsatz nichtionischer KM kann daher aufgrund der noch nicht abgeschlossenen klinischen Untersuchungen und der erheblichen Kostenunterschiede derzeit noch nicht ausgesprochen werden [51], wenngleich von der Arzneimittelkommission bereits frühzeitig eine eindeutige Empfehlung zugunsten der nichtionischen KM für alle intravasalen Anwendungen gegeben wurde [15].

Trotz gewisser pharmakologischer Differenzen scheinen zwischen den beiden nichtionischen KM Iopromid (Ultravist, Schering, Berlin) und Iopamidol (Solutrast, Byk Gulden, Konstanz) keine wesentlichen Unterschiede in der Verträglichkeit bei intravenöser Bolusgabe zu bestehen: In einer randomisierten Doppelblindstudie mit 200 Patienten ergaben sich keine signifikanten Unterschiede in der Inzidenz und Schwere der Nebenwirkungen [105]. Bei 5% der Patienten traten unerwünschte KM-Wirkungen erst 100–120 min nach der Injektion auf [105].

rungen der Blut-Hirn-Schranke (entzündliche Gefäßprozesse!) ist die Gefahr direkter toxischer KM-Wirkungen erhöht.

Die *IV-DSA* ist seltener und mit weniger schwerwiegenden Nebenwirkungen verbunden als die Arteriographie (Tabelle 1.7). Bei einer Gesamtnebenwirkungsrate von 5,1 % stehen lokale Venenperforationen und -thrombosen als zugangstypisches Risiko und anaphylaktoide Kontrastmittelreaktionen im Vordergrund. Bei ausschließlicher Verwendung nichtionischer KM ist nur noch in 2,4 % mit Übelkeit oder allergoiden Haut- und Schleimhautreaktionen zu rechnen (ausführliche Lit. in: [102]). Bei Patienten mit latenter Herzinsuffizienz, schwerer koronarer Herzkrankheit, Herzvitien mit großem Pendelblut- oder Shuntvolumen sowie renaler oder respiratorischer Insuffizienz sind die Kontraindikationen für die rasche Zufuhr größerer Flüssigkeitsvolumina und Kontrastmitteldosen zu beachten: diese Patientengruppen können mit der IA-DSA schonender untersucht werden [103].

1.8 Strahlenexposition und Strahlenschutz

Alle angiographischen Untersuchungen zeichnen sich durch eine relativ hohe Strahlenexposition für Patient und Untersucher aus, die v. a. bei der selektiven Kathetherangiographie auf die oft erforderliche längere Durchleuchtungszeit, aber auch auf die hohen Aufnahmen- und Serienzahlen zurückgeht. Die DSA läßt meist keine Verringerung der Strahlenexposition zu. Typische Bilddosen sind bei der IV-DSA 5–10 µGy/B, bei der IA-DSA 2–5 (–10) µGy/B [36, 41, 192]. Allerdings kann bei der IA-DSA die Bilddosis um so stärker reduziert werden, je höher die intravasale KM-Konzentration ist und je selektiver das KM injiziert wird. Der Vorteil einer verringerten KM-Exposition und der Nachteil der resultierenden höheren Strahlenexposition sind hier individuell gegeneinander abzuwägen, wobei das Alter des Patienten und die Art seiner Erkrankung zu berücksichtigen sind [184].

Für die IV-DSA sind die röntgentechnischen Untersuchungsparameter so zu wählen, daß eine möglichst niedrige Aufnahmespannung resultiert, um das ohnehin geringe Jodsignal voll nutzen zu können. Mit zentralvenöser KM-Injektionstechnik sind die höchsten arteriellen KM-Konzentrationen zu erzielen [173, 187]. Die Strahlenexposition des Patienten beträgt bei der IV-DSA je nach Bildfrequenz und Bildverstärkergröße auf der Eintrittsseite zwischen 5 und 20 mGy/s [41, 72, 133, 160, 190, 191]; die Durchleuchtung zur zentralvenösen Katheterplazierung trägt nur unwesentlich zur Gesamtexposition bei. Unter ungünstigen Bedingungen kann die Exposition der Haut bis zu 300 mGy betragen.

Jede Verringerung der Aufnahmezahl reduziert auch die Strahlenexposition von Patient und Personal. Bei der IV-DSA reichen meist Bildfolgen von 1–2 B/s aus, während bei der IA-DSA und kardiologischen Studien Bildraten von 4 B/s und mehr erforderlich werden können. Mit variabler Bildfrequenz – z. B. arterielle Phase 2 B/s, venöse Phase 1/2 B/s – kann die Strahlenexposition unter Umständen mehr als halbiert werden. Durch eine geeignete Aufnahmetechnik können die aus strahlenbiologischer Sicht „risikorelevanten" somatischen Organe (rotes Knochenmark, weibliche Brust, Lunge, Schilddrüse) entlastet werden [190, 191]. Bei der DSA im Kopf-Hals-Bereich ist die Schilddrüse meist das am stärksten exponierte Organ [92, 181]. Die genetische Strahlenexposition ist bei der DSA klein, solange die Gonaden nicht im Primärstrahlengang oder in dessen unmittelbarer Nachbarschaft liegen [191].

In Abhängigkeit von Anlagenkonfiguration und Untersuchungsfrequenz können zur Entlastung des Personals zusätzliche ortsfeste Strahlenschutzvorrichtungen, das Tragen einer Schutzbrille aus Bleiglas oder ein spezieller Bleischutz für die Schilddrüse [160] erforderlich werden. Durchleuchtung mit Übertischstrahlern und der Aufenthalt im Untersuchungsraum, v. a. neben dem Bildempfänger während der Aufnahmeserie, erhöhen die Strahlenexposition des Personals erheblich und sind möglichst zu vermeiden. Die Entlastung des Patienten reduziert häufig auch die Strahlenexposition des Untersuchers.

1.9 Patientenaufklärung

Vor allen Angiographien hat der Untersucher, in Übereinstimmung mit der Röntgenverordnung (RöV, [260]), die Indikationsstellung anhand der klinischen und apparativen Vorbefunde und Voruntersuchungen zu überprüfen [103]. Von akuten, vitalen Notfallsituationen abgesehen, ist vor *Arteriographien* vom Patienten nach eingehender mündlicher Aufklärung das Einverständnis, möglichst schon am Vortage, einzuholen; dem Patienten muß eine angemessene Bedenkzeit zugestanden werden. Dabei erleichtert ein vorformuliertes Protokoll – z.B. nach Weissauer – das Gespräch; es ist aber unter Würdigung der individuellen Risiken der Untersuchung und des Patienten zu ergänzen und muß die Unterschriften von Patient und Untersucher tragen. Es müssen alle häufigeren und schwerwiegenden Komplikationen der Untersuchung besprochen werden, wobei die Gesprächsführung den Grundsätzen ärztlicher Verantwortung Rechnung zu tragen hat. Erforderlichenfalls muß die Aufklärung unter Hinzuziehung von Zeugen oder Dolmetschern erfolgen, die ebenfalls das Protokoll unterzeichnen sollten. Bei Kindern und noch nicht Volljährigen müssen auch beide Erziehungsberechtigten, bei nicht (mehr) geschäftsfähigen Patienten die sorgeberechtigten Personen ihr Einverständnis bekunden [37, 232].

Bei der *IV-DSA* mag wegen des geringeren Komplikationspotentials die Aufklärung wie bei anderen Röntgenuntersuchungen mit i.v.-KM-Gabe am Untersuchungstag selbst erfolgen; auch hier ist jedoch den Patienten eine angemessene Bedenkzeit außerhalb des Röntgenraums einzuräumen.

1.10 Nachsorge

Die Nachsorge der Patienten dient der Vermeidung bzw. rechtzeitigen Erkennung von untersuchungsbedingten Komplikationen. Hierzu sollten die Patienten nach diagnostischen *Arteriographien* grundsätzlich 24 h Bettruhe einhalten und am Folgetag gesehen werden, wobei die Punktionsstelle und die Extremität sorgfältig zu begutachten und der Pulsstatus zu erheben sind. Bei allen Arteriographien mit Kathetergrößen über 5 F, mit Katheterwechsel, nach transaxillarem Zugang, nach zerebraler oder spinaler Angiographie, bei Verwendung von Gefäßschleusen, nach allen radiologischen Interventionen und bei Komplikationen wird die die stationäre Aufnahme für wenigstens 24 h angeraten. Patienten aus auswärtigen Krankenhäusern können bei unkompliziertem Verlauf in der Abteilung beobachtet und am Abend des Untersuchungstages zurückverlegt werden. Nach einer komplikationslosen *IV-DSA* kann der Patient ambulant entlassen werden mit der Maßgabe, sich bei lokalen Komplikationen unverzüglich erneut vorzustellen [103].

2 Spezielle angiographische Pathologie und Technik

2.1 Aneurysma und Dissektion

Als *Aneurysma* wird eine singulär oder multipel auftretende, typischerweise umschriebene Erweiterung einer wandveränderten Arterie bezeichnet. Das *Aneurysma verum* stellt eine sack- oder spindelförmige Ausstülpung sämtlicher Wandschichten dar. Hierzu zählen die atherosklerotisch, entzündlich oder auf dem Boden einer angeborenen Gefäßwandschwäche entstandenen Aneurysmen der Aorta, der großen Körperarterien und der Hirnarterien. Der Form nach werden spindelförmige, sackförmige und zylindrische Aneurysmen unterschieden. Dem *Aneurysma spurium* (sog. falsches Aneurysma) liegt meist eine Verletzung aller Wandschichten zugrunde. Die entstehende Hämatomhöhle kann sekundär endothelialisieren und sich bindegewebig abkapseln. Seltener entstehen falsche Aneurysmen von außen her durch entzündliche, tumoröse oder mechanische Arrosion. Hierzu gehören auch die zunehmend anzutreffenden sog. mykotischen Aneurysmen von intravenös injizierten Drogen Abhängiger [86, 138, 141, 158, 161].

Angiographisch (Abb. 2.1) lassen sich in größeren Aneurysmen in der Ein- und Ausstromphase Wirbelbildungen durch kontrastfreies und kontrasthaltiges Blut beobachten. In den langstreckigen Aneurysmen großer Gefäße, v.a. der Bauchaorta, kommt es nicht selten zu einer erheblichen Verlangsamung und Turbulenzen mit schubweisem, pulsatilen Fluß, die für die angiographische Darstellung nachgeschalteter Gefäßabschnitte (Becken, Bein) Probleme bereiten können (richtige Wahl der Zeitintervalle bei der Verschiebeangiographie!). Konstante, nicht selten asymmetrische Kontrastmittelaussparungen in Aneurysmen entsprechen einer muralen Thrombosierung. Dabei ist zu bedenken, daß die Angiographie ausschließlich das perfundierte Lumen darstellen kann; nur bei Wandverkalkungen kann die Thrombusbreite direkt bestimmt werden.

Bei ausgedehnten, thrombosierten atherosklerotischen Aneurysmen großer Arterien, v.a. der Bauchaorta, sind nicht selten die originären Seitenäste thrombosiert und angiographisch nicht mehr nachweisbar. An der Bauchaorta betrifft dies insbesondere die Lumbalarterien und die A. mesenterica inferior. Dieses Zeichen ist hilfreich zur Abgrenzung des Bauchaortenaneurysmas von der dilatativen Arteriosklerose, zu der fließende Übergänge bestehen. Als beweisend für das Bauchaortenaneurysma werden ein exzentrischer Thrombosemantel oder ein Durchmesser der Aorta von suprarenal mehr als

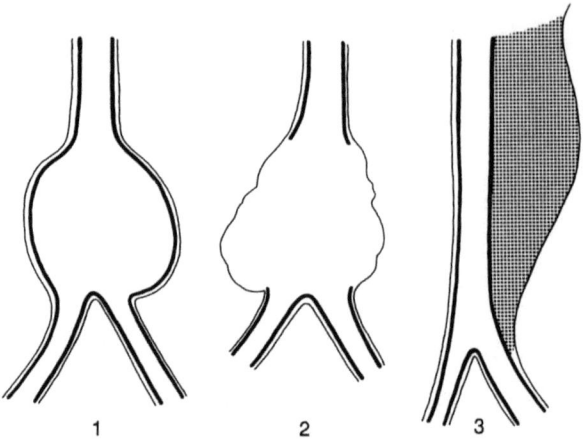

Abb. 2.1. Angiographische Befunde bei Aneurysma und Dissektion. *1:* Aneurysma verum. Alle Wandschichten werden erfaßt. *2:* Aneurysma spurium. Keine Beteiligung der Intima oder Media. *3:* Dissektion (sog. Aneurysma dissecans). Neu entstandener Raum in der Gefäßwand, der strömendes Blut oder Hämatom enthalten kann. Nach [265]

3,5 cm und infrarenal mehr als 3,0 cm, oder ein infrarenaler Durchmesser der Bauchaorta, der 50 % über dem suprarenalen Durchmesser liegt, angesehen, der sonographisch, in der CT oder in der MRT bestimmt werden kann [163]. Bei klinischen Zeichen der Perforation liegt eine dringende Operationsindikation vor und ist eine Angiographie entbehrlich; ggf. ist beim Bauchaortenaneurysma alternativ zum transfemoralen Zugang ein transaxillarer oder transbrachialer Zugang zu wählen. Die Perforation oder Penetration werden im CT am retroperitonealen Blutaustritt bzw. der frischen geschichteten Einblutung im Thrombus diagnostiziert.

Aneurysmen der oberen Extremität oder der A. poplitea [153] werden, sofern sie nicht schon als Palpationsbefund auffallen, häufig erst durch sekundäre, periphere embolische oder lokale thrombotische Gefäßverschlüsse symptomatisch, die v. a. mit der selektiven Arteriographie nachgewiesen werden können.

Eine arterielle *Dissektion*, auch *Aneurysma dissecans* genannt, entwickelt sich in der Regel auf einer vorbestehenden Gefäßwandveränderung. Sie ist durch das Vorliegen eines wahren und falschen Gefäßlumens charakterisiert. Spontane Dissektionen der Aorta und der großen Arterien erfolgen auf dem Boden einer Atherosklerose, bei einer arteriellen Hypertonie, zystischen Medianekrose oder Arteriitis. Patienten mit Marfan- und Ehlers-Danlos-Syndrom sind gehäuft betroffen [209]. Die Aortendissektionen beginnen überwiegend herznahe (Eintrittsstelle: Entry) und können peripher, oft erst infrarenal oder iliakal, eine Wiedereintrittsstelle (Re-entry) besitzen, an der sich wahres und falsches Lumen wieder vereinen. Das falsche Lumen kann thrombosieren oder blind enden.

Bei der *thorakoabdominalen Aortendissektion* sind für den angiographischen Nachweis der meist im Lumen pulssynchron frei flottierenden Dissektionsmembran [209] eine Projektionsrichtung parallel zur Membran und kurze Belichtungszeiten wichtige Voraussetzungen. Zur Identifizierung von wahrem und falschem Lumen und exakten Lokalisation der Eintritts- und Wiedereintrittsstelle ist beim kombinierten thorakoabdominalen Aneurysma eine umfangreiche arteriographische Diagnostik, oft mit Angiographieserien in mehreren Bildebenen, erforderlich. Obwohl der transfemorale Zugang bei sorgfältigem Vorgehen nicht als kontraindiziert gilt, wird vielfach der rechtstransaxillare oder transbrachiale Zugang als risikoärmer angesehen und bevorzugt. Die IV-DSA ist in den meisten Fällen nicht ausreichend. Die CT, zunehmend auch die MRT mit schneller Bildgebung und die transösophageale Sonographie haben einen festen Stellenwert in der initialen Diagnostik und für postoperative Verlaufskontrollen erlangt [123, 209]. Das falsche Lumen neigt rasch zur Thrombosierung in sog. Totwasserzonen und bei fehlendem oder kleinem Re-entry bzw. bei nur wenigen Gefäßabgängen mit nur geringem Durchfluß. (Über Aneurysmen bei der fibromuskulären Dysplasie s. 2.7).

2.2 Arteriovenöse Fistel

Arteriovenöse Fisteln können angeboren, operativ angelegt oder vielfältig traumatisch erworben sein. Zu den letzteren Ursachen zählen perforierende Stich-, Schnitt-, Splitter- und Schußverletzungen, tiefgehende Tierbisse und die diagnostische und therapeutische angiographische Arterienpunktion (s. 1.5 und 1.7). Traumatische Fisteln werden vor allem zervikal, aortal, lumbal, iliakal und an den Extremitäten beobachtet; Aneurysmen und AV-Fisteln an der Oberschenkelinnenseite sind als berufstypische Verletzungsfolge bei Metzgern bekannt. Eine seltene Komplikation der lumbalen Bandscheibenoperation ist die aortokavale Fistel. AV-Fisteln werden planmäßig operativ angelegt als Hämodialysefisteln, nach einer Beckenvenenthrombose und beim peripheren femorokruralen Bypass. Angeborene herznahe Fisteln, wie der offene Ductus Botalli, das aortopulmonale Fenster und Koronararterienfisteln, machen spezielle angiokardiographische Untersuchungstechniken erforderlich. Angeborene arteriovenöse Fisteln kommen in der Lunge häufig im Rahmen des M. Osler, peripher beim Sturge–Weber- und Klippel–Trenaunay-Syndrom und intrakraniell vor [23, 86, 138, 143, 261, 265].

In der Angiographie kommt es bei größeren Fisteln zu einer nahezu zeitgleichen Kontrastierung des arteriellen und venösen Schenkels. Die zuführenden Arterien sind durch den gesteigerten Fluß und die fistelnahe zunehmende Flußgeschwindigkeit [265] erweitert, elongiert und vermehrt geschlängelt; längeres Bestehen der Fistel begünstigt zusätzlich atherosklerotische Wandschäden und eine sekundäre aneurysmatische Degeneration [131].

Häufig wird die lokale Anatomie durch Überlagerung erweiterter, am Hals häufig auch mehrerer zu- und abführender Gefäße, eine nur kurze arteriovenöse Verbindungsstrecke oder direkte arteriovenöse Verbindung oder ein zwischengeschaltetes falsches Aneurysma kompliziert. Daher werden zur exakten Fistellokalisation häufig mehrere Projektionen, ggf. auch eine (super-)selektive Arteriographie erforderlich. Dabei ist auf ein rasch injiziertes, ausreichend hohes KM-Volumen, hohe Bildfolge (3 B/s und mehr) und lange Seriendauer zur Darstellung der venösen Abflüsse besonders zu achten [143]. Wegen der hohen zeitlichen Auflösung wird die Arteriographie heute vorteilhaft als IA-DSA durchgeführt; die IV-DSA reicht präoperativ nicht immer aus.

Die fistelnahen Venen erweitern sich durch den gesteigerten Blutdruck und vermehrten Durchfluß (Phlebektasie); an den Extremitäten können zusätzlich eine Insuffizienz von Venenklappen, eine Strömungsumkehr mit retrogradem, peripher gerichtetem Fluß, Venenstauung und Zunahme des Extremitätendurchmessers auftreten. An den Iliakalvenen wird oft wenige Zentimeter herzwärts einer inguinalen AV-Fistel eine sanduhrförmige, konzentrische Einengung mit poststenotischer Dilatation beobachtet, die wahrscheinlich auf Strömungsphänomene zurückzuführen ist. Bei großem Shuntvolumen kommt es zum Stealphänomen mit Minderversorgung der abhängigen Extremität bzw. Versorgungsgebiete; an der Extremität kann dies zusammen mit der venösen Rückstauung zu akralen Durchblutungsstörungen führen. Kardial finden sich die Zeichen der Volumenbelastung aller Herzhöhlen. Das Ausmaß der Veränderungen hängt entscheidend von Größe, Lokalisation und Durchfluß der AV-Fistel ab [86, 138, 265, 274].

2.3 Degenerative chronische arterielle Obstruktion

Den degenerativen chronischen Obstruktionen liegt mehrheitlich eine Atherosklerose als generalisierte Erkrankung zugrunde. Nach Zeitler [274] lassen sich die *Arterienstenosen* anhand morphologischer Merkmale weiter differenzieren: es können symmetrische/asymmetrische, glatte/unregelmäßige, langstreckig tubulär-zylindrische, sanduhrförmige, ringförmige und Sonderformen unterschieden werden (Abb. 2.2a). Zu letzteren zählen Stenosen durch externe Kompression (Hämatom, Tumor: „encasement"), direkte Tumorinfiltration, Halsrippen, atypische Skalenusansätze und kongenital atypisch verlaufende periphere Gefäße (s. 2.9).

Der *chronische Verschluß* auf dem Boden eines degenerativen oder entzündlichen Gefäßprozesses geht oft mit relativ geringer klinischer Symptomatik einher, wenn sich zuvor ein hämodynamisch wirksamer Kollateralkreislauf ausbilden konnte. Erst bei Mitbeteiligung des Kollateralkreislaufs im Sinne der Grunderkrankung kommt es zur Insuffizienz und klinischen Beschwerden (Abb. 2.2b, c).

Der *Kollateralkreislauf* entsteht durch den funktionellen Reiz der Obliterationen und überbrückt die stenosierten oder verschlossenen Gefäßsegmente, um die distal gelegenen Strombahnabschnitte zu perfundieren; er beweist die

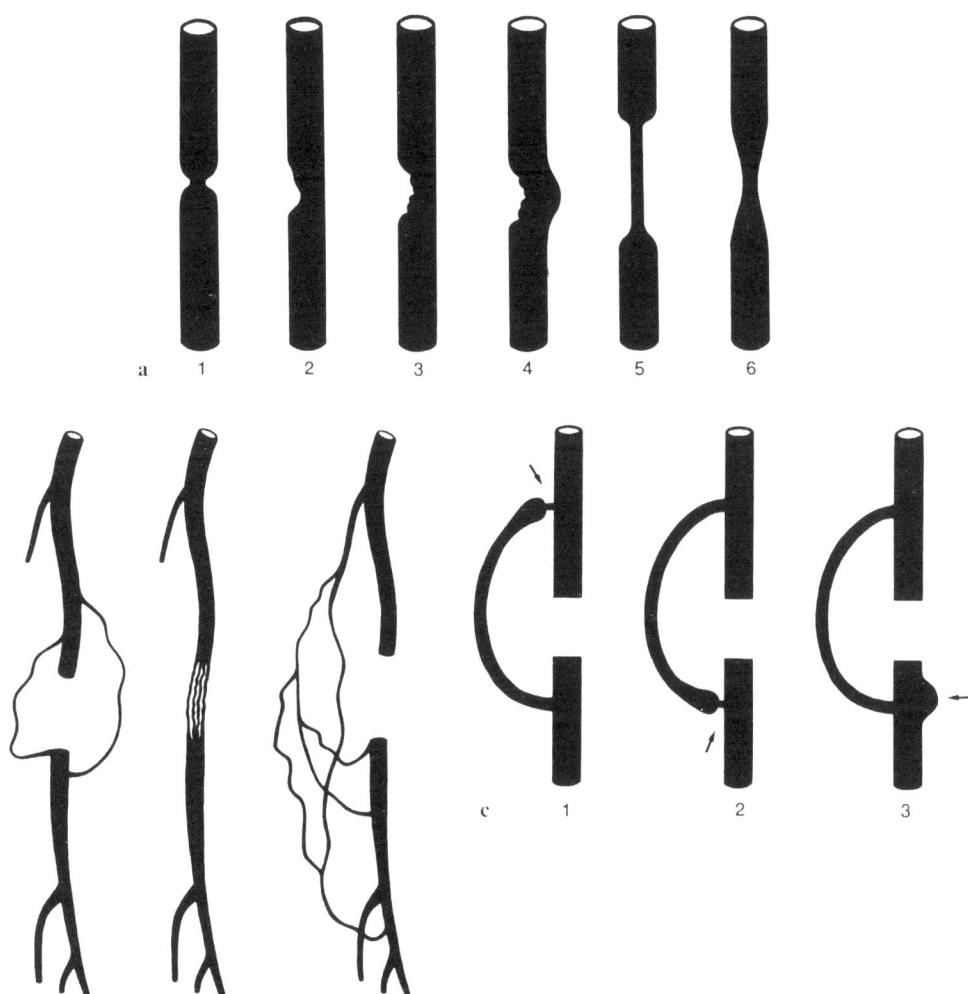

Abb. 2.2 a–c. Angiographische Befunde bei atherosklerotischen Gefäßveränderungen. **a** Angiographische Formen arterieller Stenosen. *1:* Ringstenose, *2:* asymmetrische, glatt begrenzte Stenose, *3, 4:* asymmetrische, irregulär begrenzte Stenose: Verdacht auf Ulzerationen, *5:* segmentale, langstreckige, tubuläre Stenose, *6:* sanduhrförmige Stenose. **b** Kollateralen bei chronischem Arterienverschluß, am Beispiel des Verschlusses der A. femoralis superficialis. *1:* Direkte Kollateralen der A. femoralis superficialis, *2:* Kollateralen im Verlauf des Ursprungsgefäßes, *3:* indirekte Kollateralen der A. femoralis profunda. **c** Angiographische Veränderungen an Kollateralgefäßen. *1:* Stenose am Ursprung der Kollaterale, *2:* Stenose an der Mündung der Kollaterale, *3:* „Sinusphänomen" gegenüber der Einmündung der Kollaterale in die originäre Strombahn. Nach [265]

hämodynamische Wirksamkeit der Obliterationen. Direkte Kollateralen gehen unmittelbar proximal des obliterierten Gefäßsegments ab, indirekte Kollateralen entspringen aus anderen Gefäßen und laufen parallel zum geschädigten Gefäßabschnitt; sie sind in der Regel langstreckig, geschlängelt und bilden ein Netzwerk [274]. Am Abgang und Eintritt von kaliberstarken Kollateralen können relative Einengungen auftreten, die nicht mit atherosklerotischen Stenosen verwechselt werden dürfen. Bei Wiedereinmündung von Kollateralen ins Hauptgefäß können durch Wirbelbildung umschriebene aneurysmatische Gefäßaufweitungen resultieren (Sinusphänomen) [261]. Kollateralen über Vasa vasorum sind selten und typischerweise bei der Endangiitis obliterans anzutreffen [265] (Abb. 2.2 b, c).

Während der angiographische Nachweis symmetrisch ausgebildeter *Stenosen* meist unproblematisch ist, können asymmetrische, exzentrische Stenosen gelegentlich schwierig zu erkennen sein, da in der jeweils gewählten angiographischen Projektion nur die Seitenwände des Gefäßes zur Darstellung kommen. Glatte, in der jeweiligen Projektion an der Vorder- und Hinterwand gelegene exzentrische Stenosen können nicht immer erkannt und manchmal nur an Zonen minderer Kontrastdichte vermutet werden. Daher sind Aufnahmen in mehreren Ebenen oder die Videodensitometrie im Rahmen der quantitativen DSA erforderlich [182]. Sanduhrförmige Stenosen disponieren zum Verschluß, ringförmige Stenosen können degenerativ, traumatisch und angeboren sein. Angeborene Stenosen müssen besonders bei isolierten, glatt konturierten Stenosen des Kindes- bis jungen Erwachsenenalters bedacht werden.

Die hämodynamische Bedeutung einer Stenose hängt nicht nur vom verbleibenden Lumenquerschnitt, sondern entscheidend vom Durchfluß ab, der aber in der Regel weder bekannt noch einfach bestimmbar ist. Die hämodynamische Bewertung einer Stenose und die Bestimmung des klinisch relevanten Stenosegrades ist daher angiographisch schwierig. Technische Voraussetzung zur Beurteilung der Morphologie einer Stenose sind Aufnahmen in 2 möglichst orthogonalen Projektionsebenen. Aus anatomischen Gründen sind allerdings nicht in allen Gefäßregionen (z. B. Niere, Becken, Leiste) orthogonale Projektionen erhältlich. Weitere Einschränkungen ergeben sich auf Übersichtsangiographien (IV-DSA, nichtselektive IA-DSA), die wegen Gefäßüberlagerungen beispielsweise die an Hals und Kopf erforderlichen streng seitlichen Projektionen nicht zulassen. In diesen Fällen werden aushilfsweise ergänzende Serien in schrägen Projektionen durchgeführt, die aber nicht immer zur exakten Diagnose ausreichen.

An der unteren Extremität übernimmt bei Obliterationen der A. femoralis superficialis die A. femoralis profunda als indirektes Kollateralgefäß die Unterschenkelversorgung. Da im sagittalen Strahlengang der Profundaabgang in nur etwa 2 Dritteln der Fälle ausreichend zu übersehen ist, andererseits hier gehäuft Stenosen vorliegen [22, 83, 172], ist bei symptomatischen Patienten die angiographische Darstellung in ergänzenden Schrägprojektionen großzügig zu indizieren [95, 199].

Der Nachweis einer Einengung von mehr als 50% des gemessenen Gefäßdurchmessers in 2 Ebenen, Umgehungskreisläufe, eine poststenotische Dilatation und verzögerte KM-Durchströmung der nachgeschalteten Gefäßterritorien können als verbindliche Hinweise auf eine hämodynamische Bedeutung gewertet werden [3, 86, 137, 261, 265].

Der degenerativ bedingte *Verschluß* weist angiographisch unregelmäßige Konturen auf, in der Regel liegen ein ausgeprägter Kollateralkreislauf und eine Miterkrankung anderer Gefäßabschnitte vor (Abb. 2.3). Die angiographisch nachweisbare Verschlußlänge kann die wahre Ausdehnung des Verschlusses überschätzen, da eine Stase vor der Okklusion die vollständige Kontrastierung bis zum Verschluß verhindert, wodurch eine zu hohe Lokalisation des Verschlusses vorgetäuscht wird. Andererseits kann eine tiefe Einmündung von Kollateralen mit distaler Auffüllung fälschlich eine zu weit nach peripher reichende Okklusion vortäuschen.

2.4 Akuter arterieller Gefäßverschluß: Thrombose und Embolie

Ein akuter Arterienverschluß kann durch die Verschleppung von Thrombusmaterial (Embolie, korrekt: Thromboembolie) oder durch den akuten Verschluß auf dem Boden einer vorbestehenden Gefäßerkrankung (Thrombose) hervorgerufen sein. Die Unterscheidung beider Ursachen ist für Therapiewahl (selektive arterielle Katheterlyse, PTA oder Operation) und Prognose bedeutsam und wird durch klinische und angiographische Befunde erleichtert.

Das der *arteriellen Embolie* zugrundeliegende Thrombusmaterial stammt überwiegend aus dem linken Herzen, wobei Thromben in Aneurysmen des linken Ventrikels nach Herzinfarkt oder des linken Vorhofs bei Mitralvitien (Vorhofflimmern!) zugrunde liegen (Echokardiographie!). Eine bakterielle Endokarditis, gekreuzte Embolien bei offenem Foramen ovale, eine Fibroelastose oder Herztumoren liegen in weniger als 10% vor. Selten sind Tumorthromben, wobei v.a. nach Tumoren des linken Vorhofs (z.B. Myxom) zu suchen ist. Größere verschleppte Thromben bleiben bevorzugt an Gefäßaufzweigungen oder vorbestehenden, meist atherosklerotischen Stenosen hängen; die klinischen Symptome werden von Größe, Lokalisation, allgemeiner Kreislaufsituation und evtl. vorbestehenden Gefäßerkrankungen bestimmt. Die untere Extremität wird von größeren Thromben mit 85% deutlich bevorzugt: allein 46% erfolgen in der Leistenetage, 15% iliakal und 13% popliteal [265]. Durch Anlagerung von Appositions- und Stagnationsthromben tritt rasch ein Verschluß der vor- und nachgeschalteten Gefäße bis zur Ein- und Ausmündung von Kollateralgefäßen auf. Bei ungünstiger Lokalisation (proximal einer Gefäßaufzweigung gelegener oder in diese hineinreichender Thrombus) ist die Entwicklung von Kollateralen nicht oder nur eingeschränkt möglich.

Das Angiogramm (Abb. 2.3) des frischen thromboembolischen Verschlusses zeigt typischerweise die durch den Thrombus hervorgerufene intraluminale Kontrastaussparung mit abruptem, glatt und scharfrandig, herzwärts konvexbogig oder rundlich begrenztem Abbruch („Kuppelzeichen") der KM-Säule im Gefäß bei fehlendem Kollateralkreislauf. Mit zunehmender Apposition

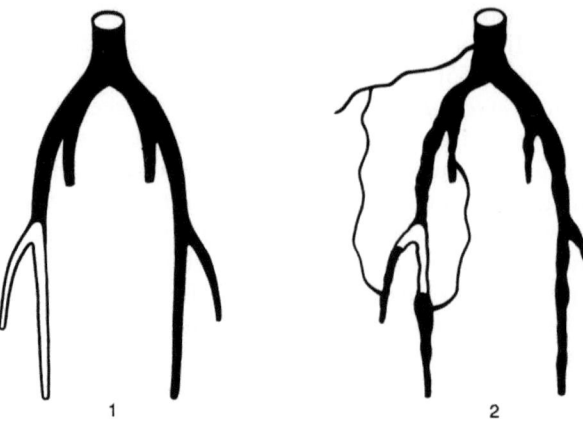

Abb. 2.3. Angiographische Befunde beim akuten Gefäßverschluß. *1:* Akute arterielle Embolie. Kein Kollateralkreislauf, glatte Gefäßkonturen. *2:* Akute arterielle Thrombose auf dem Boden einer atherosklerotischen Vorschädigung des Gefäßsystems. Wandkonturveränderungen. Eröffnung eines durch vorbestehende chronische Lumeneinengung präformierten Kollateralsystems. Nach [265]

kommt es proximal zu einer unregelmäßigen Begrenzung des Verschlusses. Im späteren Verlauf wird durch die zunehmende Thrombusvergrößerung und Eröffnung von Kollateralen die bildmorphologische Abgrenzung zur sekundären Thrombose auf dem Boden einer atherosklerotischen Stenose schwieriger.

Die *arterielle Thrombose* erfolgt akut oder subakut als Komplikation eines primären Gefäßprozesses, wobei in über 90% eine obliterierende Atherosklerose, seltener eine Arteriitis, ein Trauma, Aneurysma oder eine Erfrierung zugrunde liegen. Bei der diabetischen Angiopathie ist bevorzugt die untere, bei der Thrombangiitis obliterans häufig die obere Extremität betroffen. Auch eine externe Kompression oder tumoröse Infiltration können Ursache sein. In der Mehrzahl hat sich durch die vorbestehende Obliteration bereits ein diagnostisch wegweisender Kollateralkreislauf entwickelt. Je akuter die Thrombose klinisch verläuft, desto weniger entwickelt bzw. weniger suffizient ist der Kollateralkreislauf und desto schwieriger ist auch angiographisch die Abgrenzung zur akuten Thrombembolie [3, 86, 137, 138, 265, 274].

2.5 Intoxikation, Ergotismus

Im Gegensatz zur historisch bedeutsamen endemischen Form, die heute kaum mehr beobachtet wird, tritt der Ergotismus derzeit v. a. sporadisch als Folge der übermäßigen Einnahme ergotaminhaltiger Medikamente zur Therapie von Migräne oder postpartualer Blutungen auf [76, 107]. In jüngster Zeit wurde auf das Auftreten des sporadischen Ergotismus bei Konsumenten von

Getreidemehl aus sog. biologischem Anbau hingewiesen. Nikotinabusus hat offensichtlich eine synergistische Wirkung [107].

Die Angiographie zeigt ein im Zusammenhang mit der Anamnese spezifisches Bild: An peripheren Gefäßen mit überwiegend muskulärem Wandaufbau der unteren, seltener der oberen Extremität treten segmental betonte, teils filiforme, teils dorn- oder sanduhrförmig konfigurierte, oft höchstgradige spastische Stenosen bei glatten Gefäßwandkonturen auf, die sich nach Ergotaminkarenz und Therapie mit Nifedipin, Nitraten und/oder Rezeptorenblockern innerhalb weniger Tage prompt und vollständig zurückbilden. Komplette Verschlüsse sind möglich, Umgehungskreisläufe fehlen, sekundäre Thrombosen sind jedoch selten. Die Diagnose kann meist mit der IV-DSA, besser aber arteriographisch gestellt werden, wobei pharmakoangiographisch funktionelle Spasmen von organischen Stenosen unterschieden werden können [76].

2.6 Entzündliche Gefäßerkrankungen

Bei zahlreichen immunologischen Erkrankungen kommt es wohl durch Ablagerung von Immunkomplexen zu entzündlichen Reaktionen an Blutgefäßen, die histopathologisch als nekrotisierende Vaskulitis imponieren. Je nach zugrundeliegender Erkrankung werden Arterien bestimmter Größe und/oder Lokalisation bevorzugt befallen und treten histologisch Riesenzellen, Granulome oder eosinophile Zellinfiltrationen auf. Das Verteilungsmuster und das angiographische Bild können zusammen mit Alter, Geschlecht, Anamnese und Laborbefunden differentialdiagnostische Hinweise geben. Größeres angiographisches Interesse finden der Befall großer Gefäße durch die Arteriitis Takayasu, der Organbefall bei der Panarteriitis nodosa und der Befall der Extremitätengefäße bei einer Vielzahl von Vaskulitiden [259].

2.6.1 Arteriitis Takayasu

Die Takayasu-Arteriitis befällt bevorzugt mittlere und große Arterien; histologisch liegen Riesenzellinfiltrate vor. In 80 bis über 95% erkranken Frauen, besonders im 15.–30. Lebensjahr. Die Thoraxübersichtsaufnahme zeigt in bis zu 67% [272] hinweisende Veränderungen wie segmentale Aortenwandverkalkungen, unregelmäßige Konturen des Aortenschattens und bei chronischen Stenosen oder Verschlüssen der zwerchfellnahen Aortensegmente Usuren der kaudalen Rippen [80].

Angiographisch steht der Nachweis umschriebener, spindelförmiger, konzentrischer, glattrandiger Stenosen von 1–2 cm Länge an Aorta und aortennahen Arterienabschnitten, die zum kurzstreckigen Verschluß neigen, im Vordergrund. Befallene und noch intakte Gefäßabschnitte kommen unmittelbar nebeneinander vor (skip lesions) [80]. Charakteristisch ist die Ausbildung von ausgeprägten Kollateralwegen, die gelegentlich die Vasa vasorum einbeziehen [272] und für die selbst beim kompletten Verschluß oft nur geringen klinischen Symptome [80] verantwortlich sind. Bei Verschlüssen wird das „flammenförmige" Zulaufen des Gefäßes als charakteristisch angesehen, diffuse Gefäßerweiterungen und fusiforme Aneurysmen werden deutlich seltener beobachtet [80].

Nach dem Ausmaß des Befalls werden 4 Typen unterschieden [272]: Typ 1 – ausschließlicher Befall der Aortenbogenäste (10 %), Typ 2 – Befall der thorakalen Aorta und ihrer Äste (18 %), Typ 3 – isolierter Befall der Bauchaorta und ihrer Äste, v. a. der Nierenarterien (4 %) und Typ 4 – Befall der thorakalen und abdominalen Aorta und ihrer Äste (68 %). Somit sind die thorakale Aorta, die aus dem Aortenbogen abgehenden Arterien und die Arterien der oberen Extremität bevorzugt betroffen („pulsless disease" oder „Aortenbogensyndrom" junger Frauen). Yamoto et al. [272] fanden bei 21 Patienten in 86 % einen Befall der Lungengefäße mit Verschlüssen und Perfusionsausfällen ohne erkennbare Bevorzugung einzelner Lungenabschnitte.

Die Veränderungen der Lungenstrombahn, der Aorta und ihrer großen Seitäste können oft schon mit der IV-DSA ausreichend beschrieben werden [156, 272]. Detailliertere Aussagen, insbesondere die Beurteilung der Kollateralwege [169] und die Unterscheidung zwischen hochgradiger Stenose oder Verschluß der A. subclavia, die für die Therapieentscheidung von Bedeutung sein kann (PTA oder Operation), sind jedoch nur mit selektiver Arteriographie zu erhalten, wobei die IA-DSA ausreicht [169].

2.6.2 Panarteriitis nodosa

Die Panarteriitis nodosa (Periaarteriitis nodosa, Polyarteriitis) befällt kleine und mittlere Arterien von Nieren (85 %) und Leber (30–70 %), seltener auch von Pankreas (20–50 %), Herz, Gehirn und Muskulatur [122]. Bei Befall von Leber und Nieren sind angiographisch in über 60 % 1–5 mm große sackförmige Mikroaneurysmen nachweisbar, außerdem in über 80 % arterielle Stenosen und Thrombosen. An der Niere werden regionale Perfusionsunterschiede, ein inhomogenes Nephrogramm und eine unscharfe Mark-Rinden-Grenze beobachtet. Spontane Blutungen sind möglich. Alle Veränderungen, einschließlich der Mikroaneurysmen, können sich unter immunsuppressiver Therapie wieder zurückbilden.

Zum Nachweis ist die selektive Arteriographie der betroffenen Organe erforderlich; wegen des Befalls peripherer Gefäße und der oft sehr kleinen Gefäßläsionen ist die Blattfilmtechnik, ggf. kombiniert mit der Vergrößerungstechnik, bevorzugt einzusetzen [122]. Die IV-DSA ist unzureichend. Die CT liefert als ergänzende Methode durch den Nachweis von bilateral multifokalen intrarenalen oder perirenalen Hämatomen, Nieren- und Leberinfarkten und intra- oder retroperitonealer Blutungen differentialdiagnostisch wichtige Zusatzinformationen.

2.6.3 Thrombendangiitis obliterans

Die Thrombendangiitis obliterans (M. Winiwarter-Buerger) befällt vor allem Männer zwischen dem 20. und 40. Lebensjahr. Nach akutem Krankheitsbeginn sind rezidivierende Verschlechterungen charakteristisch, eine Verschlechterung durch Nikotinkonsum wird als gesichert angesehen. In 40% tritt gleichzeitig eine Phlebitis migrans auf oder geht den arteriellen Symptomen voraus. Typischerweise ist die obere Extremitität befallen, die Veränderungen an der unteren Extremität sind weniger charakteristisch [46, 265]. Bei Angiitiden entstehen durch Einbeziehung der Vasa vasorum größerer Extremitätengefäße in die Kollateralisation relativ typische Kollateralen im Verlauf der Ursprungsgefäße [265]. Die klassischerweise von der Atherosklerose befallenen Gefäßabschnitte sind angiographisch intakt. Es finden sich an der oberen Extremität Verschlüsse der A. radialis und/oder ulnaris am Handgelenk bei meist kräftiger A. interossea am Unterarm, eine Verschmächtigung und segmentale Verschlüsse der Hohlhandbögen und multiple Verschlüsse der Fingerarterien, die zur Peripherie verdämmern. In 50% ist der Daumen, in 75% der 2. Finger, in 80–90% der 3. und 4. Finger, in nur 20% der kleine Finger betroffen [265]. Ein mehr oder weniger symmetrischer Befall beider Hände ist häufig [46].

2.7 Fibromuskuläre Dysplasie

Die fibromuskuläre Dysplasie (FMD) tritt am häufigsten an den Nierenarterien, aber auch an den unpaaren Viszeralarterien, den iliakalen, peripheren und hirnversorgenden Arterien auf. Selten führt sie bei Kindern und jungen Erwachsenen zu einer langstreckigen, hohen abdominalen Aortenstenose [117, 144, 165, 171, 273].

Bei der *fibromuskulären Dysplasie der Nierenarterien* werden nach Harrison u. McCormack [117, 171] nach der Histopathologie, Häufigkeit und klinischen Gesichtspunkten 6 unterschiedliche Formen beschrieben. Luscher et al. [165] unterscheiden vereinfachend die mit über 95% am häufigsten vorkommende „mediale FMD" von der selten anzutreffenden „intimalen Fibroplasie" und „periadventitiellen Fibrose". In etwa 5% treten Dissektionen auf.

Angiographisch zeigt sich häufig eine hochgradige, glattrandige Stenose der Nierenhauptarterie oder der Segmentarterien mit oft erheblicher poststenotischer aneurysmatischer Erweiterung [13]. Charakteristisch für die mediale FMD sind perlschnurartige Stenosen [165, 171], die allerdings mit der IV-DSA leicht übersehen werden können [42]. Die „intimale Fibroplasie" und „periadventitielle Fibrose" imponieren beide mit einer glatt begrenzten, oft langstreckigen Stenose und sind angiographisch nicht voneinander zu trennen [165].

Bei der *fibromuskulären Dysplasie der hirnversorgenden Arterien* [273] sind u. a. Dissektionen beschrieben, bei denen das intramurale Hämatom keinen

Anschluß an das freie Gefäßlumen gewinnt. Angiographisch zeigt sich in diesen Fällen eine langstreckige hochgradige Stenose der A. vertebralis oder der A. carotis interna, die dicht oberhalb der Karotisgabel beginnend bis zum Eintritt in den knöchernen Hirnschädel reicht. Eine bilaterale Erkrankung ist möglich. Eine Befundnormalisierung, aber auch die Ausbildung von Pseudoaneurysmen sind beschrieben [167, 174, 240, 248]. Im akuten und subakuten Stadium liefern der Duplexscan und die MRT wichtige Zusatzinformationen [97].

2.8 Zystische Adventitiadegeneration

Durch Schleim enthaltende Zysten der äußeren Mediaschichten und der Adventitia kommt es zu einer walzenförmigen Auftreibung und Stenosierung, schließlich zum akuten thrombotischen Verschluß des Gefäßes. Betroffen sind meist die A. poplitea, selten die A. iliaca oder Unterarmarterien; Männer in der 3. und 4. Dekade erkranken bevorzugt [6, 38, 138]. Die Erkrankung ist differentialdiagnostisch vom atherosklerotischen Aneurysma abzugrenzen und wird histologisch diagnostiziert. Die Angiographie wird durch Schnittbildverfahren zum Nachweis der Wandveränderungen – Sonographie, dynamische CT, MRT – ergänzt.

2.9 Kompressionssyndrome

Die neurovaskulären *Kompressionssyndrome der oberen Thoraxapertur* sind durch die Druckläsion des Plexus brachialis und zusätzliche Gefäßschädigungen charakterisiert. Hierzu gehören das Halsrippen- bzw. Skalenussyndrom, das kostoklavikuläre Syndrom, und das Schultergürtel- oder Hyperabduktionssyndrom [2, 226]. Die Angiographie erfolgt in Normalstellung und in der im jeweiligen klinischen Provokationstest positiven Arm- und Körperhaltung; sie kann meist als IV-DSA erfolgen. Dadurch wird die wiederholte direkte KM-Injektion in die A. subclavia und damit in die ipsilaterale A. vertebralis vermieden.

Beim *poplitealen Kompressionssyndrom* (popliteal entrapment syndrome) kommt es meist schon im 2. oder 3. Lebensjahrzehnt durch intermittierende Kompression der A. poplitea infolge atypischer Lage der Arterie zu einer protrahierten Intimaschädigung, die zu einer Stenose, schließlich zum Verschluß und zur Aneurysmabildung führen kann [52, 136, 146]. Nach Abrams [3] lassen sich 4 Typen unterscheiden; in 85% läuft die A. poplitea medial um den medialen Gastroknemiuskopf herum oder wird von einem atypischen akzessorischen Muskelansatz des medialen Gastroknemiuskopfes umschlossen, sie biegt bogig nach medial aus und wird, durch Muskelanspannung verstärkt, stenosiert. Die Angiographie ist daher auch in Provokationshaltung durchzuführen, wobei die IV-DSA überwiegend ausreicht. Seltener ist die Kompression der A. poplitea durch den kreuzenden M. popliteus oder bindegewebige Stränge; in diesem Fall kann der Gefäßverlauf im sagittalen Strahlengang unauffällig sein.

3 Angiographie einzelner Gefäßgebiete

3.1 Angiographie des Aortenbogens und der hirnversorgenden Arterien

3.1.1 Indikationen

Die wichtigste Indikation zur Darstellung der hirnversorgenden Gefäße liegt, von neurochirurgischen Fragestellungen – zerebraler Tumor, Blutung oder Gefäßmißbildung –, zervikalen Tumoren und Gefäßverletzungen abgesehen, in der Diagnostik der unterschiedlichen Formen der zerebrovaskulären Insuffizienz. Hierbei ist je nach klinischem Befund, Fragestellung und Therapiekonzept ein abgestuftes diagnostisches Vorgehen anzustreben. Während zum Screening asymptomatischer Personengruppen heute die Doppler- bzw. Duplexsonographie der Karotiden die Methode der Wahl ist, erfordert eine Gefäßoperation ebenso wie eine PTA stets eine präzise angiographische Diagnostik [57, 106, 119, 120, 186, 218, 250].

3.1.2 Fragestellungen und angiographische Befunde bei der zerebrovaskulären Insuffizienz

Für die Indikationsstellung zur Karotisdesobliteration ist entscheidend, daß die klinischen Symptome eindeutig und ausschließlich auf die Karotisläsion bezogen werden können. Diese Zuordnung kann im Einzelfall schwierig sein, wenn akzeptiert wird, daß ein Großteil der transitorisch-ischämischen Symptome durch Embolien hervorgerufen wird [119, 218]. Daher müssen vor einer Karotisdesobliteration weitere atherosklerotische Gefäßläsionen im gleichen Stromgebiet ausgeschlossen werden, die ebenfalls als Ausgangspunkt rezidivierender Embolien in Betracht kommen. Es sind somit vor einer Karotisdesobliteration folgende Befunde zu klären [186]:

1. Exakte Lokalisation, Ausdehnung, Oberflächenbeschaffenheit und Restlumen der Karotisläsion;
2. hämodynamisch wirksame vorgeschaltete Stenosen am Aortenbogen;
3. hämodynamisch wirksame nachgeschaltete Stenosen („Tandemstenosen");
4. parallelgeschaltete Stenosen und Verschlüsse anderer hirnversorgender Arterien;
5. höhergradige atherosklerotische Veränderungen an den Zerebralarterien (bei einem fortgeschrittenen, generalisierten Gefäßleiden ist es fraglich, ob

die Prognose mit einem isolierten operativen Eingriff entscheidend verbessert werden kann);
6. frische oder ältere ischämische Defekte am Hirnparenchym, Zeichen einer zerebralen Mikroangiopathie (die CT kann ausgeprägtere, die MRT auch diskretere Veränderungen nachweisen).

Bei Patienten mit einer zerebrovaskulären Insuffizienz sind die Karotisgabeln und die gabelnahe Interna am häufigsten betroffen [208]. Mit einem kompletten Verschluß ist an der A. carotis communis in etwa knapp 1%, an der A. vertebralis in 4–7% zu rechnen. Auch Abgangsstenosen sind an den Karotiden mit rechts 7,8% und links 13,6% seltener als an den Vertebralarterien mit 11,6–23% [208]. Nachgeschaltete atherosklerotische Läsionen im Karotissiphon sind mit über 60% auffallend häufig, wobei hier ebenso wie im deutlich seltener betroffenen knöchernen Karotiskanal Konturunregelmäßigkeiten und unter 50%ige Lumeneinengungen vorherrschen. In etwa 12% finden sich ulzerös wirkende Segmente im Karotiskanal oder Karotissiphon [208]. Zwischen der Häufigkeit und dem Schweregrad atheromatöser Läsionen in Höhe der Karotisgabel und am intrakraniellen Internasegment besteht kein fester Zusammenhang. Auch in Abwesenheit angiographisch faßbarer atheromatöser Läsionen der Karotisgabel bzw. der gabelnahen Interna zeigen sich in etwa 40% atherosklerotische Veränderungen an den intrakraniellen Internaabschnitten, die aber nur selten (2,8%) hämodynamisch wirksam sind. Höhergradige Lumeneinengungen im Karotiskanal oder Karotissiphon kommen in 5% vor; bei unauffälliger Karotisgabel sind in 3% höhergradige Stenosen im Siphon zu erwarten. Beim Subclavian-steal-Syndrom ist der Nachweis eines perfundierten Restlumens in der A. subclavia für die Therapieentscheidung von Bedeutung: Solange ein Restlumen perfundiert ist, besteht die Indikation zur PTA, beim kompletten Subklaviaverschluß wird meist einem offenen chirurgischen Vorgehen (Desobliteration, Bypass) der Vorzug gegeben [106].

3.1.3 Angiographische Untersuchungstechnik

IV-DSA

Die IV-DSA der hirnversorgenden Gefäße sollte mit zentral-venöser Kontrastmittelinjektion, gepulstem Aufnahmebetrieb und 2 Bildern pro Sekunde oder EKG-Triggerung erfolgen [185, 186] (s. Tabelle 1.2).

Arteriographie und IA-DSA

Die präoperative Arteriographie kann bei Patienten mit zerebrovaskulärer Insuffizienz weitgehend standardisiert in Kathetertechnik erfolgen. Die Untersuchung beginnt als IA-DSA des Aortenbogens [185, 201], gefolgt von einer beidseitigen selektiven Karotisangiographie in mindestens 2 Ebenen, die mit modernen Geräten zunehmend als alleinige IA-DSA, sonst als Blattfilmangiographie durchgeführt wird. Zur besseren Beurteilung der Vertebralarterienabgänge oder zur Klärung von Abgangsstenosen kann leicht mit geringen Kontrastmittelmengen eine selektive IA-DSA der A. subclaviae oder des Truncus brachiocephalicus angeschlossen werden. Wegen der vergleichsweise höheren Komplikationsrate [101] sollte die Indikation zur selektiven Vertebralisangiographie eng gestellt werden [186].

3.1.4 Ergebnisse

IV-DSA

Etwa 90 % der wegen zerebrovaskulärer Insuffizienz durchgeführten IV-DSA sind diagnostisch verwertbar (Abb. 3.1). Qualitätseinschränkungen ergeben sich v.a. durch Gefäßüberlagerungen, Bewegungsartefakte und die geringen Gefäßdurchmesser. Verglichen mit der Arteriographie wird das Ausmaß der Lumeneinengung an der Karotisgabel bei guter Bildqualität in 76% übereinstimmend und in 24% mit hinreichender Genauigkeit beurteilt; in 19% wird der Stenosegrad unterschätzt, in 5% überschätzt; 53% der unter 50%igen Karotisgabelläsionen werden nicht identifiziert. Die Sensitivität der IV-DSA für hämodynamisch wirksame Karotisgabelläsionen (Restlumen unter 50%) beträgt 89–96%, die Spezifität 90–99% (Tabelle 3.1), wobei die diagnostische Sicherheit der Aussage mit wachsendem Stenosegrad steigt [47, 68, 77, 93, 96, 141, 186, 238, 257, 271]. Für Ulzerationen liegt die Sensitivität der IV-DSA unter 40%; lediglich größere Ulzera in stenosierenden Läsionen können nach-

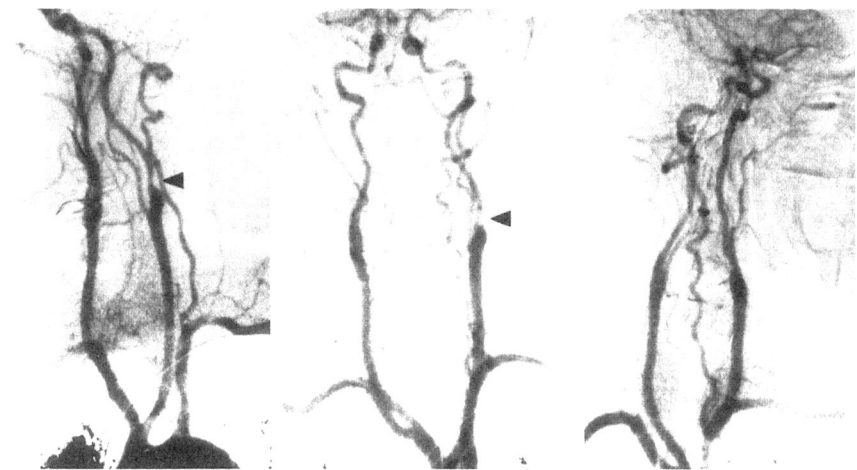

Abb. 3.1 a–c. IV-DSA bei zerebrovaskulärer Insuffizienz. Typische Untersuchung: Einstellung LAO (**a**), a.-p. (**b**) und RAO (**c**). In Übereinstimmung mit dem Dopplerbefund 50- bis 70%ige gabelnahe Internastenose links. Verschluß der rechten Vertebralis, kein Anhalt für höhergradige Tandemstenosen im Bereich des Karotissiphons

Tabelle 3.1. Vergleich der Sensitivität und Spezifität von IV-DSA und Dopplerverfahren bei hämodynamisch wirksamen atherosklerotischen Lumeneinengungen der Karotisgabel und gabelnahen A. carotis interna. (Sammelstatistik, aus [186])

	Sensitivität		Spezifität	
	IV-DSA	Doppler	IV-DSA	Doppler
Stenosen über 50%	89	91	90	94
Stenosen über 70%	82	91	95	96
Komplette Verschlüsse	96	87	99	99

gewiesen werden [47, 96, 129, 140, 186]. Die A. carotis interna nach Eintritt in die knöcherne Schädelbasis, die A. basilaris und die zerebralen Arterien können mit der IV-DSA meist nicht ausreichend beurteilt werden [14, 142, 159, 186, 275]. Pulsationsartefakte mit der unmittelbar angrenzenden linken Lunge können Stenosen, Verschlüsse und Dissektionen der A. subclavia sinistra vortäuschen; bei suffizienter Herzleistung werden eine Perfusionsverzögerung oder ein Sublavian-steal-Phänomen meist erkennbar [185, 196].

Arteriographie und IA-DSA

Die IA-DSA ersetzt die Blattfilmtechnik bei der Aortenbogendarstellung und ist ihr bei Abgangsanomalien und unübersichtlichen topographischen Verhältnissen überlegen [201]. Stealphänomene sind gut demonstrierbar. Katheterwechsel können bei der IA-DSA häufiger entfallen, der KM-Verbrauch verringert sich um mehr als 70% (Abb. 3.2).

Karotisgabelstenosen und -verschlüsse werden von der selektiven Karotisangiographie mit hoher Sicherheit vorhergesagt; dennoch wird der Stenosegrad in 16% unterschätzt. Der Vorteil der selektiven Karotisangiographie gegenüber der venösen oder arteriellen Übersichtsangiographie besteht in der überlagerungsfreien Darstellung der Karotisgabeln im streng seitlichen Strahlengang. Diese ist aus anatomischen [73], pathologisch-morphologischen [251, 279] und geometrischen Gründen [182, 198] zu fordern.

Der Ulkusnachweis und -ausschluß gelingt auch mit der selektiven Angiographie nur mit Treffsicherheiten zwischen 50 und 70% [67, 69, 186, 215]. Daher kann die selektive Arteriographie für die Diagnostik von flachen Plaques und Karotisulzerationen nicht mehr als „goldener Standard" angesehen werden. Die beste Information sind vom kombinierten Einsatz der selektiven Karotisangiographie und des hochauflösenden Ultraschall-B-Bildes zu erwarten [55, 215].

Zur Beurteilung von Karotiskanal, Karotissiphon und intrakraniellen Gefäßen einschließlich spontaner extra- intrakranieller Umgehungskreisläufe ist die selektive Arteriographie erforderlich, die meist als IA-DSA erfolgen kann.

Die nichtselektive IA-DSA der supraaortalen Gefäße mit mehrmaliger Kontrastmittelinjektion in die Aorta ascendens umgeht die zeitaufwendige und komplikationsträchtigere selektive Sondierung der hirnversorgenden Ge-

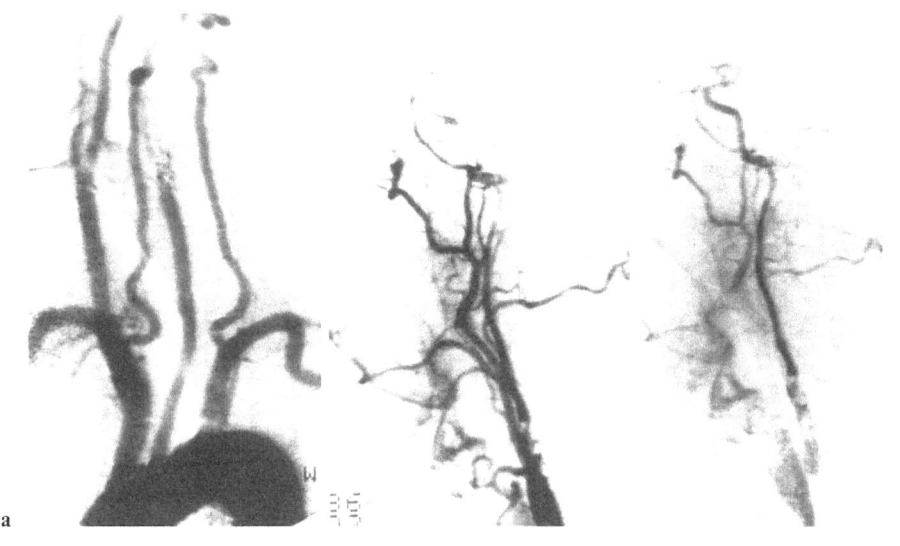
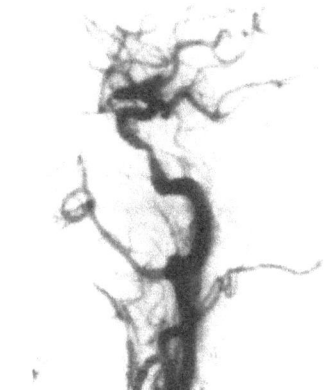

Abb. 3.2 a–d. IA-DSA bei zerebrovaskulärer Insuffizienz. Die Aortenbogenangiographie (30° LAO) zeigt verkalkte atherosklerotische Plaques am Abgang der linken Subklavia (**a**). Erst die selektive Karotisangiographie links zeigt, daß bei massiven Verkalkungen im Gabelbereich die linke Interna noch durchgängig und für eine Desobliteration geeignet ist (**b,c**). In der selektiven Karotisangiographie (**d**) zeigt sich eine operativ nicht zugängliche Stenose vor Eintritt der rechten Interna in den knöchernen Karotiskanal (anderer Patient)

fäße und erlaubt eine ambulante IA-DSA [19, 277]. Sie ist zur Beurteilung hämodynamisch wirksamer Strombahnhindernisse gut geeignet, kann aber aus geometrischen Gründen dorsal gelegene Plaques und Ulzerationen nicht hinreichend genau darstellen [182]. Außerdem ist die Beurteilung der intrakraniellen Strombahnabschnitte durch Gefäßüberlagerungen erschwert. Die nichtselektive IA-DSA kann daher als Alternative zur selektiven Angiographie nur in den Fällen empfohlen werden, in denen eine selektive Sondierung technisch nicht möglich ist oder wegen des Zustandes des Patienten nicht vertretbar erscheint. Auch die komplette Subklaviaverschluß ist zweifelsfrei nur mit selektiver Sondierung des Gefäßabgangs zu belegen (Abb. 3.3) [106, 196].

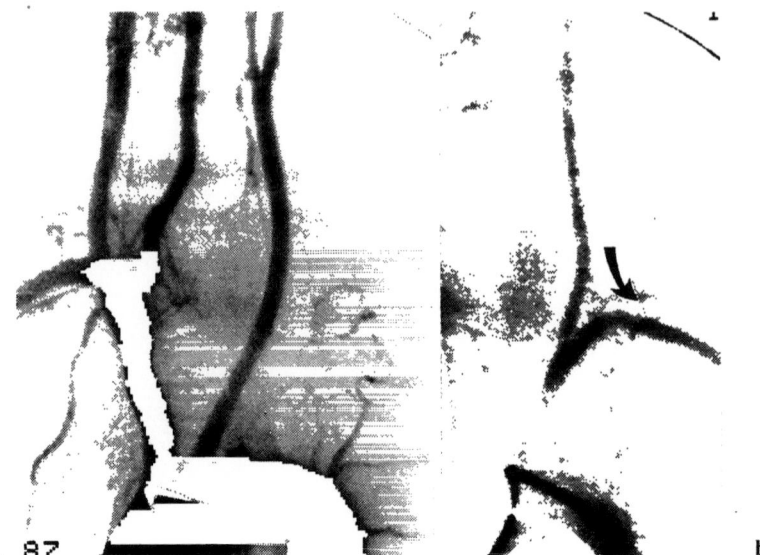

Abb. 3.3a, b. IA-DSA bei zerebrovaskulärer Insuffizienz. Typisches Subclavian-steal-Syndrom. Gegenläufige Kontrastierung der linken Vertebralarterie, verzögerte und abgeschwächte Auffüllung der linken Armstrombahn (**b**, *Pfeil*). Der abgangsnahe komplette Verschluß der A. subclavia (**a**) wird durch die selektive Injektion in den Gefäßabgang dokumentiert (ohne Abb.)

3.1.5 Spezifische Risiken

IV-DSA

Außer den bekannten allgemeinen Nebenwirkungen und Komplikationsmöglichkeiten der IV-DSA (s. Tabelle 1.7) bestehen keine besonderen Risiken. Die IV-DSA ist seltener mit (zugleich weniger schwerwiegenden) Nebenwirkungen verbunden als die selektive Arteriographie der hirnversorgenden Arterien. In der Literatur ist 1 Fall bekannt geworden, bei dem es nach einer IV-DSA der hirnversorgenden Gefäße mit ionischem Kontrastmittel innerhalb weniger Stunden zu einem Apoplex mit Verschluß einer zuvor hochgradig stenosierten Interna kam. Als Ursache wurden eine Exsikkose und erhöhte Viskosität als Folge der hohen Kontrastmittelbelastung diskutiert [1]. In einem symptomatischen Patientengut mit zerebrovaskulärer Insuffizienz wurden nach IV-DSA mit ionischem Kontrastmittel in 6% schwere transitorische neurologische Symptome und in 10% Kopfschmerzen und Schwindel beobachtet [1]. Vereinzelt können TIAs auch nach intravenöser, hochdosierter Injektion von nichtionischem Kontrastmittel auftreten [103]. Insgesamt sind die Häufigkeit und Schwere von Nebenwirkungen bei der IV-DSA deutlich geringer als bei anderen Verfahren zur Karotisangiographie [249].

Arteriographie und IA-DSA

Bei der selektiven zerebralen Arteriographie werden Nebenwirkungen und Komplikationen in 10,7% beobachtet, wobei in nur 1,3% Befindensstörungen über 24 h hinaus anhalten. Neben Blutdruckanstiegen (4,4%) stehen transitorisch-ischämische neurologische Symptome (6,4%) im Vordergrund. Patienten mit Atherosklerose der hirnversorgenden Arterien und Zeichen der zerebrovaskulären Insuffizienz haben gegenüber Patienten mit zerebralen Aneurysmen und Angiomen ein 3-fach höheres Nebenwirkungsrisiko. Die als IA-DSA durchgeführte Aortenbogenangiographie ist mit der geringsten, die selektive Vertebralisangiographie mit der höchsten neurologischen Nebenwirkungsrate belastet [101]. Bei allen DSA-Untersuchungen im Kopf-Hals-Bereich ist die Schilddrüse des Patienten risikorelevantes Organ hinsichtlich der Strahlenexposition [92, 181].

3.1.6 Klinisch-radiologisches Konzept

Da sich im *Stadium I* der zerebrovaskulären Insuffizienz heute in der Regel keine Operationsindikation ergibt [20, 120, 149, 268], ist bei diesen Patienten eine umfassende Darstellung des hirnversorgenden Gefäßsystems nicht erforderlich. Die Dopplerultraschalluntersuchung der am häufigsten betroffenen Karotisgabeln sollte als das risikoärmste Untersuchungsverfahren am Anfang der Diagnostik stehen. Die IV-DSA sollte nur in den Fällen zur Anwendung kommen, in denen die Doppleruntersuchung nicht beherrscht wird oder keine verbindlichen Aussagen erlaubt.

Bei Patienten im *Stadium II* ergibt sich häufiger eine Operationsindikation und wird eine Darstellung aller hirnversorgenden und der intrakraniellen Gefäße mit selektiver arterieller Kathetertechnik erforderlich [4, 14, 57, 129, 250]. Allenfalls bei Patienten mit zerebraler Eingefäßerkrankung, konkordantem klinischem, dopplersonographischem und IV-DSA-Befund sowie fehlenden klinischen und computertomographischen Zeichen des abgelaufenen Hirninfarkts kann ggf. auf die präoperative Arteriographie verzichtet werden [4, 164]. Wenn in mehreren Regionen TIAs auftreten oder nach dem Dopplerbefund eine Mehrgefäßerkrankung unterstellt werden muß, kann die IV-DSA die selektive Arteriographie nicht ersetzen [4].

Wird im akuten *Stadium III* der Nachweis des akuten Karotisverschlusses gewünscht, so kann die IV-DSA den Dopplerbefund mit ausreichender Sicherheit bestätigen; die zeitaufwendigere und risikoreichere selektive Arteriographie kann entfallen.

Soll im *Stadium IV* ein extra- intrakranieller Bypass angelegt werden, ist zur Darstellung der intrakraniellen Gefäße eine selektive Karotisangiographie erforderlich.

Postoperativ lassen sich im frühen postoperativen Verlauf pathologische Flüssigkeitsansammlungen wie Hämatome oder Lymphozelen mit Real-time-Sonographie (B-Bild) dokumentieren. Thrombosierungen und Dissektionen sind mit der Duplexsonographie darstellbar. Extrakranielle Bypass-Systeme lassen sich meist mit der IV-DSA ausreichend beurteilen. Extra-intrakranielle Bypasses lassen sich nur mit Hilfe der selektiven Angiographie vollständig darstellen; die Frage der Durchgängigkeit kann dopplersonographisch beantwortet werden [186, 199].

3.2 Angiographie der oberen Extremität

3.2.1 Indikationen

Es stehen akute und chronische Durchblutungsstörungen der oberen Extremität einschließlich der akuten Embolie, der Engpaßsyndrome der oberen Thoraxapertur und des Raynaud-Syndroms im Vordergrund. Aneurysmen, arteriovenöse Fisteln und Hämodialyseshunts, Traumafolgen und Tumoren sind weitere Indikationen zur Angiographie.

3.2.2 Fragestellungen und angiographische Befunde

Für die Engpaßsyndrome der oberen Thoraxapertur ist eine Kompression der A. subclavia oder A. axillaris bei typischen Provokationsstellungen charakteristisch [2, 146, 226]. Die Differenzierung zwischen organischen Veränderungen (Atherosklerose, Angiitis) und funktionellen Spasmen (Raynaud-Syndrom, Ergotismus) der Handgefäße erfordert eine pharmakoangiographische Untersuchung [147].

3.2.3 Angiographische Untersuchungstechnik

IV-DSA

Die IV-DSA erfolgt mit zentralvenöser Kontrastmittelinjektion und beim Verdacht des Engpaßsyndroms der oberen Thoraxapertur in Normalstellung und in exakt den Stellungen und Haltungen, unter denen sich die klinische Symptomatik bzw. entsprechende dopplersonographische Befunde provozieren lassen [2, 29, 111, 147].

Arteriographie und IA-DSA

Die Handangiographie kann sowohl in transfemoraler Kathetertechnik und Katheterlage in der A. brachialis im proximalen Oberarmdrittel als auch nach Direktpunktion der A. brachialis in Abstromtechnik durchgeführt werden [29, 111]. Im letzteren Fall kann jedoch eine in etwa 13% [103] atypische Gefäßanatomie die vollständige Kontrastierung aller Unterarm- und Handgefäße verhindern und so zu Fehlinterpretationen führen.

Die konventionelle Arteriographie in Vergrößerungstechnik liefert eine bessere Detailauflösung der Handgefäße als die IA-DSA und ist dazu für Bewegungsartefakte weniger anfällig. Andererseits ist die KM-Belastung und damit ein eventuelles Wärmegefühl mit unwillkürlichen Bewegungsreaktionen bei der IA-DSA geringer. Zur Pharmakoangiographie wird die Aufnahmeserie nach intraarterieller Injektion des Alphablockers Tolazolin wiederholt (s. 1.4.2).

3.2.4 Ergebnisse

IV-DSA

Die IV-DSA reicht in der Regel zur Beurteilung von Engpaßsyndromen aus, wiederholte selektive arterielle Injektionen mit entsprechender komplikationsträchtiger Belastung der ipsilateralen Vertebralisstrombahn können dadurch vermieden werden. Die Darstellung der Armgefäße erlaubt bis zur Brachialisaufzweigung den Nachweis hämodynamisch wirksamer Stenosen oder Verschlüsse; bandförmige Stenosen oder traumatische Dissektionen können der IV-DSA jedoch entgehen. Eine ausreichende Beurteilung der Handarterien ist nicht möglich [29, 111].

Arteriographie und IA-DSA

Die Blattfilmangiographie wird weitgehend durch die IA-DSA ersetzt. Lediglich die Vergrößerungsangiographie der Hand erfolgt wegen der besseren Detailauflösung unverändert am aussagekräftigsten mit großformatiger Blattfilmtechnik [29, 111], wenngleich die IA-DSA mit 1024^2-Matrix mittlerweile eine vergleichbare Bildqualität ermöglicht (Abb. 3.4), [21, 110].

3.2.5 Spezifische Risiken

IV-DSA

Außer den bekannten allgemeinen Nebenwirkungen und Komplikationsmöglichkeiten der IV-DSA (s. Tabelle 1.7) bestehen keine besonderen Risiken. Bei Patienten mit eingeschränkter Nierenfunktion ist die IA-DSA wegen der geringeren Kontrastmittelbelastung zu bevorzugen.

Arteriographie und IA-DSA

Bei der selektiven Kathetertechnik sind der KM-Übertritt in die Vertebralisstrombahn und das Embolisationsrisiko zerebraler Gefäße vor allem bei arteriosklerotischen Patienten das wichtigste Untersuchungsrisiko. Bei Feinnadelpunktion der A. brachialis ist das lokale Komplikationsrisiko gering und dürfte deutlich unter den bekannten Risiken des transbrachialen Katheterzugangs von 4,5% [19] liegen.

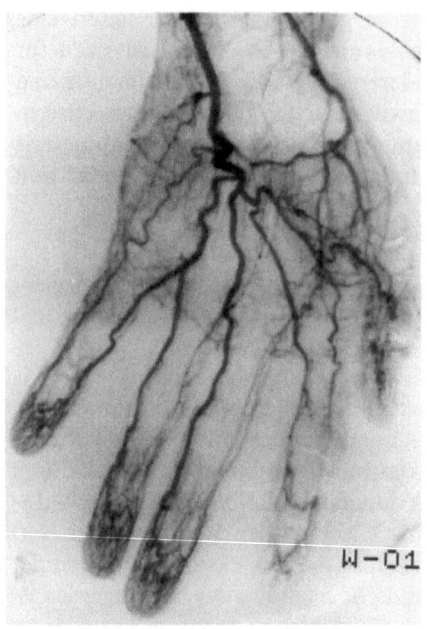

Abb. 3.4. IA-DSA der Hand. Raynaudähnliche Symptomatik, nicht näher klassifizierte multiple Stenosen der kleinen Hand- und Fingerarterien

3.2.6 Klinisch-radiologisches Konzept

Engpaßsyndrome der oberen Thoraxapertur werden am risikoärmsten mit der IV-DSA in den entsprechenden Provokationsstellungen geklärt (Subclaviansteal-Syndrom: s. 3.1). Hämodynamisch bedeutsame Veränderungen der Armgefäße einschließlich akuter embolischer Verschlüsse werden bis zur Ellenbeugenetage gleichfalls bevorzugt mit IV-DSA dargestellt. Die Differenzierung zwischen funktionellen und organischen Veränderungen der Unterarm- und Handgefäße erfolgt mit transfemoraler selektiver Arteriographie oder nach Direktpunktion der A. brachialis in Abstromtechnik. Dabei liefern großformatige Blattfilmaufnahmen in Vergrößerungstechnik und die Pharmakoangiographie die umfassendsten diagnostischen Aussagen.

3.3 Angiographie der abdominellen Aorta und der unteren Extremität

3.3.1 Indikationen

Die häufigsten Indikationen sind chronische und akute Durchblutungsstörungen der unteren Körperhälfte, Aneurysmen, arteriovenöse Fisteln und Kontrollen nach PTA, Lysetherapie oder Operationen [28]. Knochen- und Weichteiltumoren werden heute nur noch selten vor Operation oder Chemoperfusion angiographiert.

3.3.2 Fragestellungen und angiographische Befunde

Beim arteriellen Verschlußleiden vom Becken- und Oberschenkeltyp genügt in der Regel die Darstellung aller Arterien vom Zwerchfell bis zur Unterschenkeltrifurkation [190, 196]. Die Detailauflösung muß ausreichen, um hämodynamisch wirksame Stenosen und Gefäßverschlüsse in diesen Strombahnabschnitten nachzuweisen oder auszuschließen und Vorhandensein und Ausprägung einer eventuellen Kollateralisation retroperitoneal, im Becken, am Oberschenkel und in der Knieregion beurteilbar zu machen. Bei Verschlüssen oder hochgradigen Stenosen im Verlauf der A. femoralis superficialis oder A. poplitea ist für die Differentialindikationsstellung zwischen Operation und radiologischer Intervention insbesondere der Nachweis eventueller Profundaabgangsstenosen bedeutsam [190, 196, 207, 267]. Unabhängig von der Therapiewahl ist eine zumindest orientierende Abschätzung des peripheren Abstroms prognostisch wichtig, da eine schlechte Gefäßperipherie einen primären Rekanalisationserfolg bereits kurzfristig in Frage stellen kann und die Spätergebnisse ungünstiger sind [88, 151].

Wenn bereits aufgrund der klinischen Diagnostik und Verschlußdruckmessung der Verdacht höhergradiger Veränderungen der Unterschenkelgefäße besteht, ein langjähriger Diabetes mellitus und/oder Zeichen einer peripheren Arteriopathie oder Angiitis vorliegen, sowie vor Rekonstruktionen am Unterschenkel müssen auch die Arterien des Unterschenkels distal der Trifurkation bis zum Fuß dargestellt werden [28, 154, 196, 207, 267]. Die Kenntnis dieser Gefäße ist v. a. dann erforderlich, wenn die Indikation zu Eingriffen distal der Kniegelenksebene gestellt werden soll. Aufgrund neuer Kathetertechniken gewinnen radiologische Interventionen auch hier zunehmend an Bedeutung [237].

Liegt ein Bauchaortenaneurysma vor, so sind präoperativ die exakte Ausdehnung nach proximal und die Beziehung zu den unpaaren Viszeralarterien, etwaige Stenosierungen dieser Gefäße sowie der Zustand der Beckenstrombahn bis zum Oberschenkel zu beurteilen, da sich hieraus unterschiedliche operative Konsequenzen (Rohrprothese, aortoiliakale, aortofemorale Prothese, Re-implantation von Viszeralarterien) ergeben [11, 28]. Vor Operation oder Embolisation einer arteriovenösen Fistel ist die exakte Kenntnis der Topographie, insbesondere der zuführenden Gefäße und des venösen Abstroms, erforderlich [143].

3.3.3 Angiographische Untersuchungstechnik

IV-DSA

Bei der Diagnostik der arteriellen Verschlußkrankheit wird mit zentralvenöser KM-Injektion, einem Bildverstärker von mindestens 35 cm Durchmesser und, soweit verfügbar, automatischer Tischverschiebung [82, 85, 112] untersucht. Meist reicht eine Bildfrequenz von 1 Bild pro Sekunde aus, EKG-Triggerung ist nicht erforderlich. Die Darstellung kleiner Unterschenkelgefäße erfordert gelegentlich eine höhere Strahlendosis [204]. Für eine gute Bildqualität sind eine vorherige Darmreinigung, Ruhigstellung mit Buscopan oder Glukagon, ein exaktes Timing der Aufnahmeserien und ausreichender Dichteausgleich an den Beinen erforderlich. Die Indikation zu ergänzenden Schrägserien im Becken und Profundaabgangsbereich sollte großzügig gestellt werden [28, 114, 121, 145].

Bei einem Bauchaortenaneurysma sind neben einer sagittalen und streng seitlichen Projektion häufig zusätzliche Schrägserien erforderlich, um die Lagebeziehung der Nierenarterien zum sog. Aneurysmahals darzustellen. Da das Aneurysma häufig nach links und ventral auslädt, sind RAO-Serien von 30– 50° erforderlich. Nach distal muß die Darstellung die Beckengefäße und die Femoralisgabel miterfassen [11, 28]. Bei einer arteriovenösen Fistel am Oberschenkel oder im Becken wird die Gegenseite 30° angehoben; der Einstrom in die untere Hohlvene wird mit einer 20°-LAO-Einstellung überprüft [28, 143, 216].

Arteriographie und IA-DSA

Die Arteriographie erfolgt üblicherweise transfemoral, bei fehlenden Leistenpulsen bevorzugt translumbal und nur ausnahmsweise über den risikoreicheren [124] transaxillaren Zugang. In jüngster Zeit gewinnt alternativ der transbrachiale Zugang mit F4-Kathetern an Bedeutung. Die technische Vorgehensweise gleicht ansonsten der IV-DSA (s. oben). Die Feinnadelpunktion einer Leistenarterie zur Angiographie in Abstromtechnik [10] ist meist umschriebenen Fragestellungen (v. a. Tumor, Trauma) vorbehalten, da es sich bei der arteriellen Verschlußkrankheit um eine generalisierte Systemerkrankung handelt.

Vorteil der Blattfilmangiographie in Verschiebetechnik ist die detaillierte Darstellung der Gefäße vom Zwerchfell bis zum Unterschenkel mit einmaliger KM-Injektion. Neuerdings sind auch nichtsubtrahierte, digitale Arteriogramme mit automatisierter, durchleuchtungsgesteuerter Tischverschiebung möglich. Bei alleiniger IA-DSA ist keine wesentliche KM-Ersparnis gegenüber der Verschiebetechnik zu erzielen. Vor allem bei Veränderungen im Beckenbereich ist die Aussagekraft der IA-DSA höher als die nichtsubtrahierter Angiogramme. Bei der Arteriographie können routinemäßig Schrägserien des Beckens und der Profundaabgänge – gleiche Seite etwa 30° angehoben – kontrastmittelsparend als IA-DSA angefertigt werden [5, 28, 95, 199].

Die Darstellung einer Extremität in transfemoraler Cross-over-Technik von der Gegenseite ist bei Tumoren, die bis in die Leiste reichen, sowie bei arteriovenösen Fisteln der Leistenregion vorteilhaft.

3.3.4 Ergebnisse

IV-DSA

Trotz ihrer hohen Kontrastauflösung ist die IV-DSA wegen der nach distal geringer werdenden Abmessungen der Gefäße und der durch Verdünnungseffekte herzfern abnehmenden intravasalen Kontrastmittelkonzentration meist nicht in der Lage, die Unterschenkelgefäße jenseits des proximalen Übergangsdrittels der Unterschenkel mit einer tolerablen Strahlenexposition aus-

Angiographie der abdominellen Aorta und der unteren Extremität

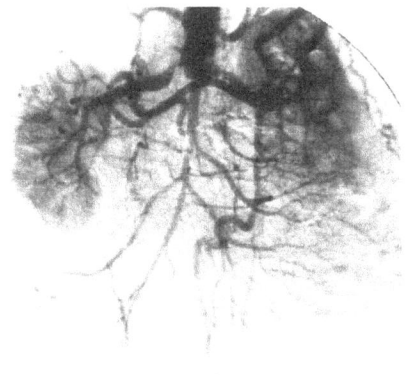
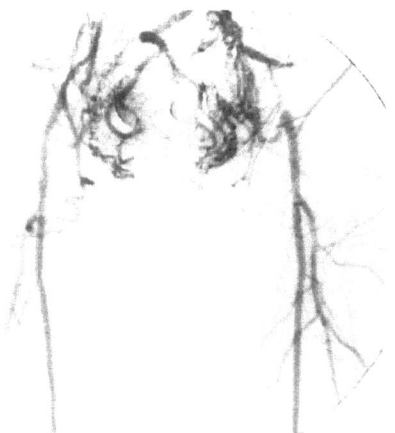
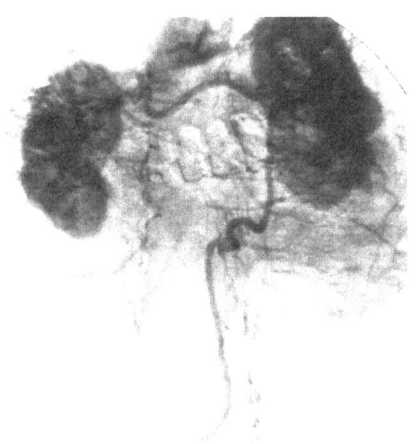

a

b

c

Abb. 3.5 a–c. IV-DSA bei arterieller Verschlußkrankheit der unteren Extremitäten: Bauch-Becken-Etage. Chronischer infrarenaler Bauchaortenverschluß. Hochgradige aortennahe Abgangsstenose der rechten, gering auch der linken Nierenarterie. Freie Durchgängigkeit der A. mesenterica superior, ausgeprägte Riolan-Anastomose (**a**). In der Spätphase gut gefüllte Riolan-Anastomose als Verbindung zur A. mesenterica inferior (**b**). Hierüber Auffüllung des Plexus arteriosus recti (Beckeneinstellung, **c**), langstreckige Stenose der linken A. iliaca externa

reichend darzustellen [28, 114, 196, 256, 267]. Bei 300 Patienten, die wegen eines arteriellen Verschlußleidens vom Becken- und/oder Oberschenkeltyp unter Einschluß des Popliteasegments untersucht wurden, konnte die IV-DSA (Technik: Tabelle 1.2) in 82,4% alle therapierelevanten Fragen beantworten (Abb. 3.5–3.7). In 15,3% konnten einzelne Gefäßabschnitte nur eingeschränkt beurteilt werden; bei etwa jedem dritten dieser Patienten wurde eine zusätzliche Arteriographie erforderlich. Nur 2,3% aller IV-DSA waren in größeren Abschnitten nicht beurteilbar [207].

Im Becken stören Überlagerung von Darminhalt bzw. Darmbewegungen, Ureterperistaltik, Knochenkanten oder eine zu starke Strahlenabsorption und -streuung bei kräftigen Patienten [109]. Eine routinemäßige Vorbereitung der Patienten mit Laxanzien und der Einsatz von Spasmolytika sind unverzichtbar. Die Verwendung eines Kompressoriums verringert die erforderliche Strahlendosis und vermindert Bewegungsartefakte.

Der ungünstige Abgangswinkel der A. femoralis profunda und anatomische Varianten führen zu Einschränkungen in der Beurteilbarkeit der proxima-

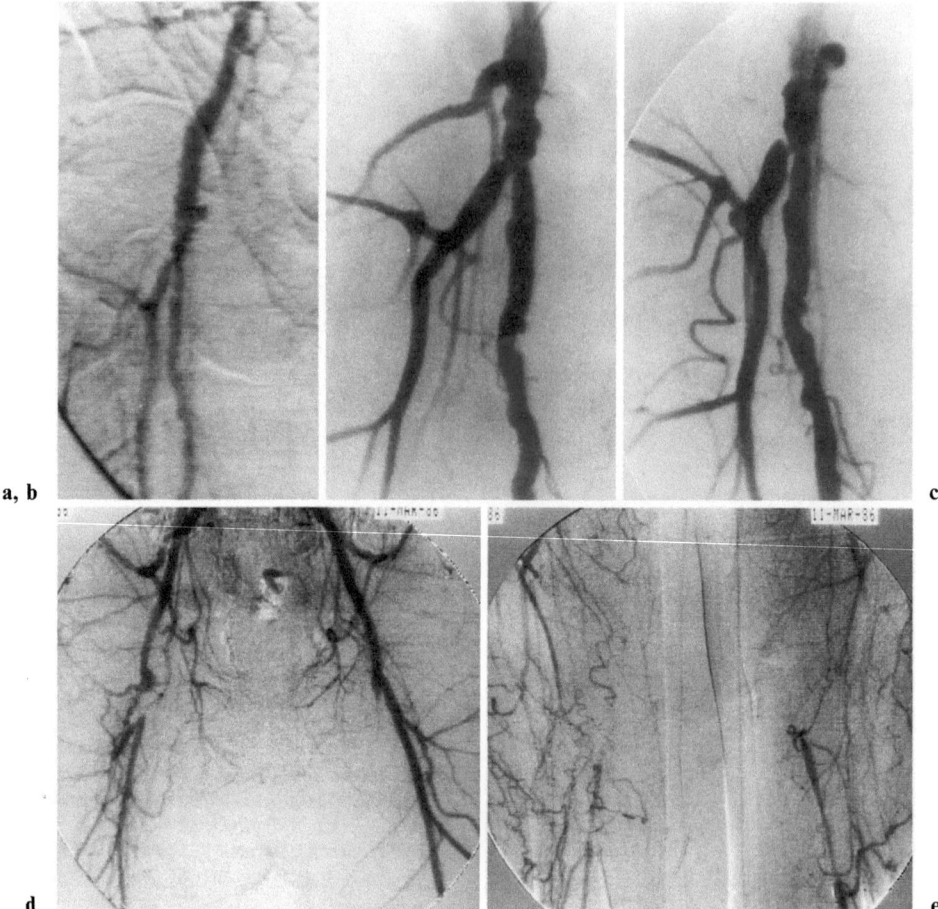

Abb. 3.6a–e. IV-DSA bei arterieller Verschlußkrankheit der unteren Extremitäten: Oberschenkeletage. **a–c** Profundaabgangsstenose. Bei der IV-DSA ist der Abgang der rechten Profunda nicht frei einzusehen (**a**). Die IA-DSA zeigt in p.-a.-Projektion eine nur leichte Einengung am Abgang (**b**). Erst die IA-DSA in 45°-Schrägprojektion läßt die hochgradige Profundaabgangsstenose **c** erkennen. **d, e** Kollateralkreislauf bei schon länger bestehendem Superfizialisverschluß links (IV-DSA). Profundaversorgungstyp mit gut entwickelten Profundakollateralen, keine Profundaabgangsstenose. Rechts bei Z. n. femorofemoralem Bypass und Profundaplastik Verschluß des Bypass und des Anfangssegments der Profunda

len Oberschenkelregion. Nur bei Verwendung einer Tischverschiebung [82, 85, 112] können mit der IV-DSA Schrägeinstellungen der Becken- und Leistenarterien routinemäßig erfolgen, ohne daß die Kontrastmitteltoleranzgrenzen überschritten werden.

Am Oberschenkel und in der Knieregion ist nur dann mit einer eingeschränkten Bildqualität der IV-DSA zu rechnen, wenn nicht kompensierbare

Patientenbewegungen auftreten oder ein ausreichender Dichteausgleich bei stärkerer Muskelatrophie und O-Beinstellung nicht gelingt [196, 204].

Die visuelle Abschätzung des Stenosegrades mit der IV-DSA weicht in allen Regionen in 10,8–12,5% stärker vom arteriographischen Befund ab (Tabelle 3.2). Da die Beckenarterien in allen 3 Bildebenen schräg und nicht selten geschlängelt verlaufen und atherosklerotische Läsionen häufig exzentrisch lokalisiert sind, können unter ungünstigen Abbildungsbedingungen auch bei guter Kontrastierung der Gefäße selbst hochgradige Stenosen übersehen werden, wenn die Darstellung ausschließlich im sagittalen Strahlengang erfolgt [28, 182, 196]. Hieraus und aus den häufigeren Darmgasartefakten [109, 207, 256] erklärt sich, daß im Beckenbereich der Stenosegrad mit IV-DSA und Arteriographie nur in 40% vollständig übereinstimmend beurteilt wird (s. Tabelle 3.2).

Die Unterscheidung zwischen einer hochgradigen Stenose und einem kompletten Gefäßverschluß wird durch die zeitliche Analyse der Gefäßkontrastierung und die Beurteilung der Kollateralen erleichtert, ist aber mit der IV-DSA wegen des begrenzten Jodkontrasts und der dadurch eingeschränkten Ortsauflösung nicht immer möglich. In der Differenzierung zwischen einer 50- bis 99%igen Stenose und einem kompletten Gefäßverschluß liegt die Sensitivität der IV-DSA bei 96%; die Spezifität im Nachweis einer Stenose zwischen 50 und 99% liegt bei 92% [196]. Etwa 8% der Gefäßstenosen werden von der IV-DSA fälschlich als verschlossen angesehen. Hierbei handelt es sich ausschließlich um höchstgradige Stenosen, deren filiformes Restlumen bei der IV-DSA v.a. bei vorgeschalteten hochgradigen Obliterationen oder verminderter Herzauswurfleistung kein ausreichendes Jodsignal mehr liefert. Elektronische Verfahren zur Stenosegradberechnung bestätigen lediglich den optischen Eindruck des Gefäßverschlusses und tragen somit nicht zur Findung der korrekten Diagnose bei [183]; unkritischer Einsatz von Stenosemeßprogrammen kann zu schwerwiegenden Fehleinschätzungen führen [195].

Tabelle 3.2. Visuelle Stenosegradabschätzung bei der IV-DSA der Becken- und Beinarterien (n = 217 mit IV-DSA untersuchte und im Rahmen radiologischer Interventionen oder Kontrollangiographien arteriell überprüfte Gefäßsegmente). (Unter Verwendung von Daten aus [207])

Region	Stenosegradabschätzung, Abweichungen[a]		
	Identisch [%]	Gering [%]	Stark [%]
Beckenarterien	40,0	49,2	10,8
Oberschenkel- und Popliteaarterien	60,2	28,4	11,4
Trifurkation	78,1	9,4	12,5

[a] Geringe Abweichung: Differenz der visuell ermittelten Stenosegrade unter 20%; starke Abweichung: Differenz der visuell ermittelten Stenosegrade > 20% oder Verschluß vs. Stenose verkannt.

52 Angiographie einzelner Gefäßgebiete

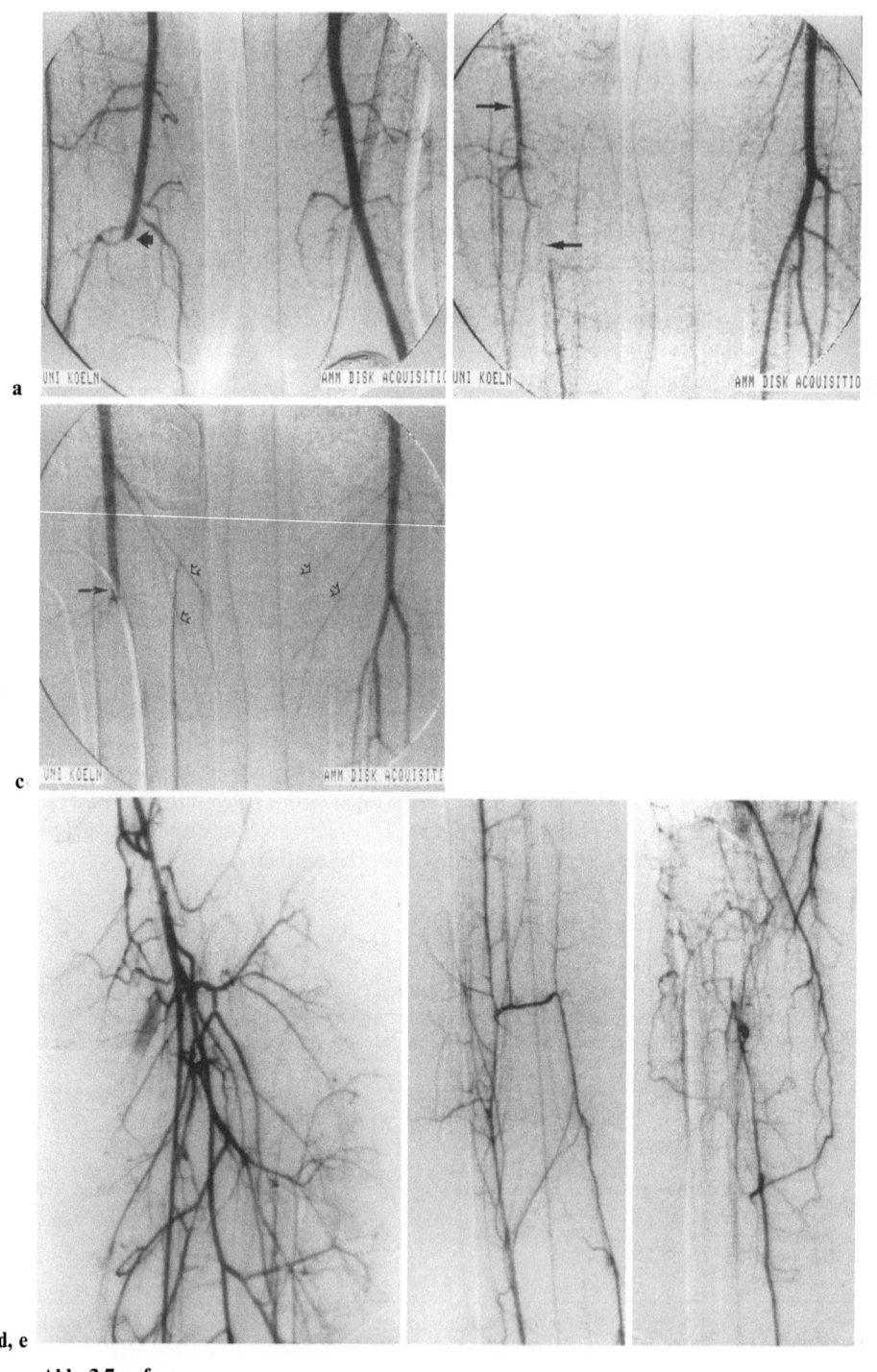

Abb. 3.7 a–f

Arteriographie und IA-DSA

Alle Fragestellungen, die eine Beurteilung der Unterschenkel- und Fußgefäße erfordern, bedürfen der arteriographischen Diagnostik. Diese kann, wiederum unter Ausnutzung der hohen Kontrastauflösung der digitalen Technik, als IA-DSA erfolgen [12] (s. Abb. 3.7). Die IA-DSA ist vor allem bei vorgeschalteten hochgradigen Strombahnhindernissen und langstreckigen Verschlüssen der konventionellen Filmtechnik überlegen [12, 28, 204, 207], wobei eine hochauflösende 1024er Matrix die Bildqualität weiter verbessert [128]. Die detaillierte Darstellung des gesamten Arteriensystems bis zum distalen Unterschenkel und Fuß ist lediglich arteriographisch möglich [12, 28, 114, 275].

3.3.5 Spezifische Risiken

IV-DSA

Außer den bekannten allgemeinen Nebenwirkungen und Komplikationsmöglichkeiten der IV-DSA (s. Tabelle 1.7) bestehen keine besonderen Risiken.

Arteriographie und IA-DSA

Zugangstypisch ist das lokale Komplikationsrisiko beim transaxillaren und transbrachialen Vorgehen höher als bei transfemoraler oder translumbaler Punktion (s. 1.7). Das Vorführen des transfemoralen Katheters wird mit weichen, gebogenen Führungsdrähten und durch hochdruckverwendbare ˉ-F-Straight-Katheter mit multiplen Seitlöchern erleichtert, die den etwas ʰwieriger zu plazierenden Pigtailkatheter überflüssig machen.

Klinisch-radiologisches Konzept

ˉteriellen Verschlußkrankheit der Bauchaorta, der Becken- und Ober-
ˈfäße bis einschließlich der A. poplitea, bei AV-Fisteln und dem

---

-DSA und IA-DSA bei arteriellen Durchblutungsstörungen der unteren
‿n: Knie- und Unterschenkeletage. **a, b** „Thrombose par effort" der rechten
‿.oralis superficialis (→) und des 1. Poplitealsegments (→) nach mehrstündigem Surfen
.nt nur schwacher Kollateralisierung des Verschlusses. Im Vergleich zur Gegenseite lumenverminderte Unterschenkelarterien und kurzstreckiger, am ehesten embolischer Verschluß der A. tibialis posterior (←) (IV-DSA). **c** Akute Embolie rechts in Trifurkationsniveau (→), keine Kollateralen, Rete genus offen. Mitralfehler (IV-DSA). **d, e** Spastisch enggestelltes Gefäßsystem bei Ergotismus. Anamnestisch exzessive Einnahme von ergotaminhaltigen Kopfschmerzmittel, zusätzlich Nikotinabusus. Typisches Gefäßbild mit glatten Konturen und ohne Abbrüche, hervorgerufen durch Spasmus v.a. der Muskelgefäße (IA-DSA). **f** Atherosklerotische arterielle Verschlußkrankheit, hochgradige Veränderungen der Hauptgefäße von Trifurkation und Unterschenkel sowie der Kollateralen mit Kaliberschwankungen, Stenosen und Gefäßabbrüchen (IA-DSA)

Bauchaortenaneurysma ist unter Beachtung der Kontraindikationen und nach Ausschluß primär ungeeigneter Patienten die IV-DSA als risikoarme, ambulant durchführbare Methode etabliert. Neben der geringeren Invasivität liegt ein Vorteil der IV-DSA insbesondere im Becken- und Aortenbereich darin, daß eine direkte Traumatisierung der Angioplastie- oder Operationsbereiche durch Kathetermanöver im Rahmen der diagnostischen Angiographie vermieden wird, und auch bei ausgeprägten Aorten- und Beckenarterienstenosen oder -verschlüssen oft eine erstaunlich gute Gefäßdarstellung bis zur Trifurkation gelingt. Diese Informationen reichen oft aus, um eine Desobliteration oder einen aortoiliakalen oder -femoralen Bypass zu planen, so daß die aufwendigere translumbale oder transaxillare Arteriographie entbehrlich sind. Allerdings kann mit neuen Führungsdrähten und kleineren Kathetern bei noch tastbaren Leistenpulsen auch die transfemorale Arteriographie durchgeführt werden, die eine höhere Bildqualität und geringere Störanfälligkeit als die IV-DSA zuläßt und bei abnehmender lokaler Komplikationsrate zunehmend auch ambulant durchführbar wird. Bei gleichem KM-Verbrauch ergibt die IA-DSA durch zusätzlich mögliche Schrägserien eine höhere Informationsausbeute. Zur Darstellung der Arterien von Unterschenkel und Fuß sowie zur Beurteilung von Tumoren ist die IA-DSA weiterhin erforderlich.

Bei Patienten mit eingeschränkter Nierenfunktion oder Herzauswurfleistung oder instabiler Angina pectoris sollte auf die hohe Kontrastmitteldosen erfordernde und kreislaufbelastende IV-DSA zugunsten des arteriellen Vorgehens verzichtet werden [102]. Dies gilt vor allem dann, wenn die kontrastmittelsparende Tischverschiebung bei der IV-DSA anlagetechnisch nicht möglich ist.

3.4 Angiographie der Nierengefäße

3.4.1 Indikationen

Unter den Indikationen zur Nierengefäßdarstellung steht die Frage der renovaskulären Hypertonie an erster Stelle. Weitere wichtige Indikationen zur Renovasographie sind renale und pararenale Raumforderungen, eine geplante Organlebendspende und der Verdacht der Nierenvenenthrombose.

3.4.2 Fragestellungen und angiographische Befunde im Rahmen der Hypertoniediagnostik

Nierenarterienstenosen sind mehrheitlich der perkutanen transluminalen Katheterdilatation (PTA) zugänglich; bei ungünstiger topographischer Lokalisation, Knick- und Schleifenbildungen sowie einem Nierenarterienverschluß oder -aneurysma kommt auch heute noch ein operatives Vorgehen in Betracht.

Da selbst bei einem klinisch und mit klinisch-pharmakologischen Tests (z. B. Captopriltest) vorausgewählten Patientengut nur etwa 10-15% der angiographisch untersuchten Patienten eine hämodynamisch wirksame Nierenarterienstenose aufweisen, sollte ein weniger invasives radiologisches Verfahren der Arteriographie vorangestellt werden [45, 59, 65, 179]. Letztere kann dann erforderlichenfalls bei einem kleinen Patientenkreis in Kenntnis der renalen und aortopelvinen Gefäßsituation genauer geplant werden und mit den erforderlichen Vorkehrungen in PTA-Bereitschaft erfolgen.

Mit zunehmendem Alter sind Nierenarterienstenosen häufiger atherosklerotisch verursacht; bei jüngeren Patienten liegt häufiger eine fibromuskuläre Dysplasie vor [13, 165, 171] (s. 2.7).

3.4.3 Angiographische Untersuchungstechnik

IV-DSA

Die IV-DSA der Nierengefäße sollte bei der Frage einer Nierenarterienstenose mit zentralvenöser Kontrastmittelinjektion, gepulstem Aufnahmebetrieb und 2 Bildern pro Sekunde oder EKG-Triggerung erfolgen. Die Vorbereitung erfolgt wie zum Urogramm mit Abführen; intravenöse Spasmolyse und abdominelle Kompression verbessern die Bildqualität [206]. Bei nicht zu adipösen, gut kooperierenden und kardial leistungsfähigen Erwachsenen bis zum 30. Lebensjahr kann das Kontrastmittel auch periphervenös injiziert werden [193]. Anschließend kann eine konventionelle Urographie ohne erneute Kontrastmittelinjektion erfolgen [126, 188].

Arteriographie und IA-DSA

Bei unklarer IV-DSA oder Kontraindikationen, im Rahmen radiologischer Interventionen, bei Transplantatnieren sowie bei allen anderen Fragestellungen, insbesondere der Tumordiagnostik und Transplantationsvorbereitung [104], ist eine Arteriographie erforderlich, die meist mit um 50-70% geringerer Kontrastmitteldosis als die IA-DSA erfolgen kann. Die Beurteilung der proximalen Nierenhauptarterien und die Suche nach überzähligen Nierenarterien und Polgefäßen erfolgt mit aortalen Übersichtsangiographien in mehreren Projektionen. In Zweifelsfällen sowie bei Veränderungen der Segment- und Organarterien sowie zur Beurteilung renaler Raumforderungen und der Nierenvenen erfolgt die selektive Renovasographie.

3.4.4 Ergebnisse

IV-DSA

Bis zu 98% der im Rahmen der Hypertonieabklärung durchgeführten IV-DSA sind heute bei adäquater Technik und Patientenauswahl diagnostisch

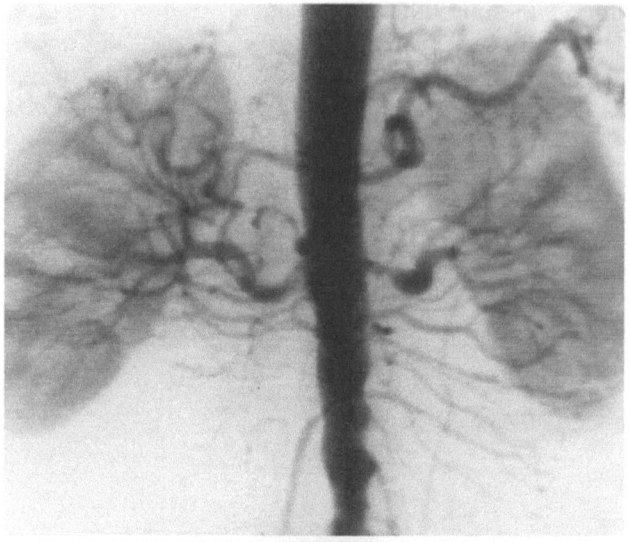
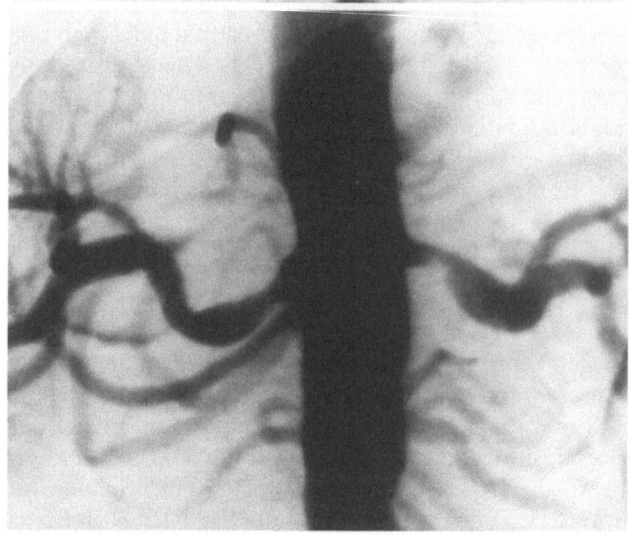

Abb. 3.8a, b. DSA der Niere bei Verdacht auf Nierenarterienstenose. IV-DSA **(a)** und bestätigende IA-DSA **(b)** zeigen hochgradige exzentrische Nierenarterienstenose links sowie mäßige Nierenarterienstenose rechts; letztere ist mit der IA-DSA besser zu beurteilen

verwertbar [204]. Frühere Berichte in der Literatur [9, 49, 60, 65, 66, 126, 193, 235, 252] weisen die IV-DSA der Nierenarterien als im Mittel in 91% der Fälle diagnostisch aus (Abb. 3.8 und 3.9). Qualitätseinschränkungen ergeben sich durch Gefäßüberlagerungen, Bewegungsartefakte und Darmperistaltik bei ungenügender Vorbereitung. Die Sensitivität der IV-DSA muß nach Sammelstatistiken mit etwa 85%, die Spezifität mit 95% angesetzt werden; Treffsicherheit und positiver Vorhersagewert sind höher als beim Isotopennephrogramm [206]. Der negative Vorhersagewert der IV-DSA liegt über 95% und entspricht hierin dem Isotopennephrogramm [13].

Angiographie der Nierengefäße

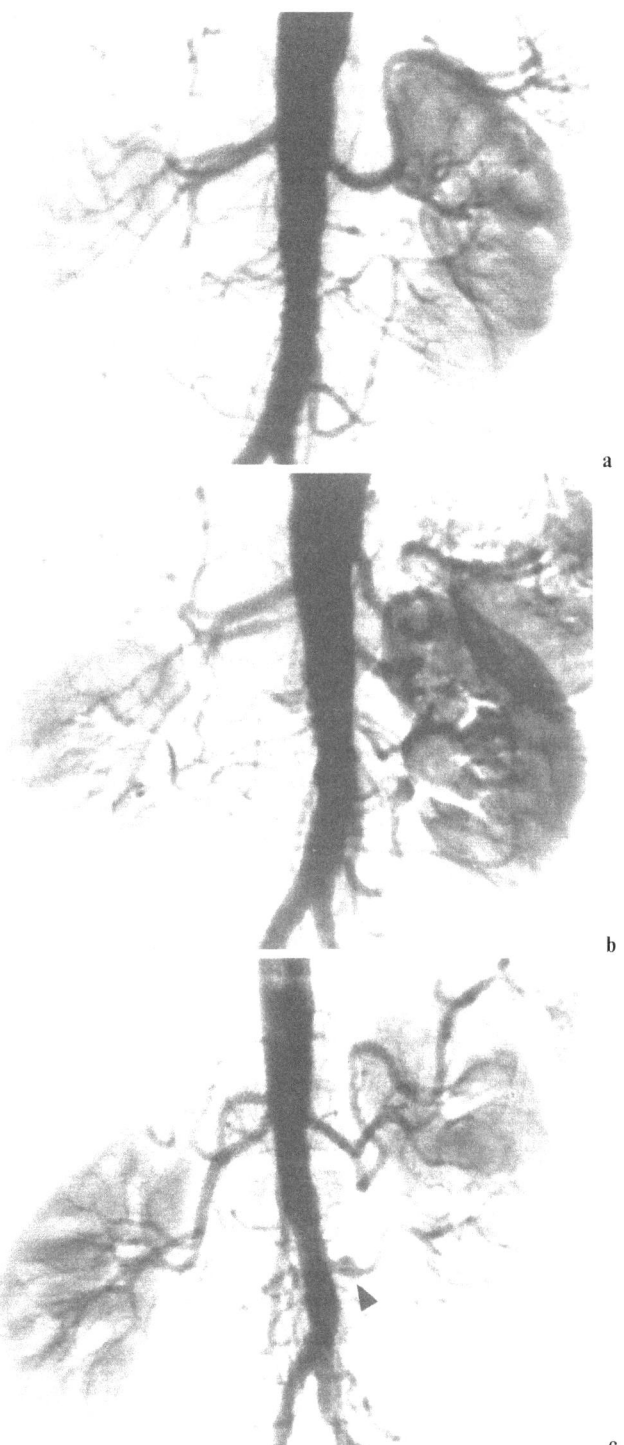

Abb. 3.9 a–c. DSA der Niere bei Verdacht auf Nierenarterienstenose.
a,b Die überlagerungsfreie Darstellung der Nierenarterien erfordert häufig ergänzende Schrägserien, gelegentlich bei Überlagerung mit der A. mesenterica oder superior der A. hepatica auch die Doppelangulation (IV-DSA). Verzögerte Kontrastierung des rechten Nierenparenchyms als indirektes Zeichen. **c** An der unteren Polarterie der linken Niere stellt sich ein kleines Aneurysma dar (anderer Patient, IV-DSA)

Die IV-DSA kann bei einer fibromuskulären Dysplasie mit perlschnurartigen Stenosen [42], bei Stenosen kleiner Arterienäste und an überzähligen Arterien falsch-negativ ausfallen. Aneurysmen und arteriovenöse Fisteln der größeren Nierenarterien sind auch mit der IV-DSA faßbar, nicht hingegen die kleinen Aneurysmen der Organarterien bei der Panarteriitis nodosa oder kongenitale arteriovenöse Fisteln im Nierenparenchym; letztere lassen sich nur selektiv arteriographisch nachweisen. Auch segmentale Perfusionsausfälle nach Embolien und pyelonephritische Narben werden mit der IV-DSA in der Parenchymphase erfaßt. Auf anreichernde para- und extrarenale Raumforderungen (z. B. Phäochromozytom) ist zu achten.

Arteriographie und IA-DSA

Die selektive Arteriographie kann weitgehend als IA-DSA erfolgen und ist zum Nachweis und zur Beurteilung intra- und pararenaler Raumforderungen, arteriovenöser Fisteln und Aneurysmen erforderlich.

3.4.5 Spezifische Risiken

IV-DSA

Außer den bekannten allgemeinen Nebenwirkungen und Komplikationsmöglichkeiten der IV-DSA (s. Tabelle 1.7) bestehen keine besonderen Risiken. Bei Patienten mit eingeschränkter Nierenfunktion ist die IA-DSA wegen der geringeren Kontrastmittelbelastung zu bevorzugen. Die je nach Anlagetyp u. U. relativ hohen Strahlendosen am roten Knochenmark der Lendenwirbelsäule legen jedoch eine strenge Indikationsstellung gerade bei jüngeren Patienten nahe [190, 191, 206].

Arteriographie und IA-DSA

Es bestehen die bekannten lokalen und zugangstypischen Nebenwirkungen und Komplikationsmöglichkeiten der Katheterangiographie (s. 1.7). Die Übersichtsaortographie kann heute dank der IA-DSA und neuentwickelter 4-F-Pigtailkatheter mit minimalem lokalem Trauma und daher zunehmend auch ambulant erfolgen. Bei der selektiven Renovasographie ist eine sorgfältige Katheterlagekontrolle mit Probeinjektion unter Durchleuchtung erforderlich, um Fehlinjektionen v. a. in kleine rückenmarkversorgende Gefäße (A. Adamkiewicz!) mit Gefahr des Querschnitts zu vermeiden [188].

3.4.6 Klinisch-radiologisches Konzept

Schon bei einer Prävalenz von nur 10% liegt der positive Vorhersagewert der IV-DSA bei 55,6%, d. h., daß eine mit der IV-DSA als hämodynamisch wirksam bezeichnete Nierenarterienstenose sich bei der arteriographischen Kontrolle in mehr als der Hälfte der Fälle vom morphologischen Befund her als therapiebedürftig erweist. Mit zunehmender Prävalenz steigt der positive Vorhersagewert rasch an und erreicht bei einer Prävalenz der Nierenarterienstenose von 20% – d. h., ein Fünftel aller untersuchten Patienten haben eine Nierenarterienstenose – mit 73,8% einen hohen Wert, wobei auch der negative Vorhersagewert mit 96,3% weiter hoch bleibt (Tabelle 3.3). Daher ist eine Prävalenz der Nierenarterienstenose im untersuchten Patientengut von etwa 20% anzustreben, um die Zahl der falsch-positiven Befunde, die einer „unnötigen" Arteriographie zugeführt werden müssen, möglichst niedrig zu halten [206]. Auch aus strahlenhygienischen Gründen [190, 206] ist eine derartige Vorauswahl insbesondere jüngerer Patienten wünschenswert.

Eine Selektion der Patienten anhand der Bestimmung des basalen Reninwerts im Serum hat sich nicht bewährt, da auch reninabhängige Hochdruckformen normale oder leicht erhöhte Reninwerte aufweisen können. Die Reninsekretion der Nieren wird durch Angiotensin II permanent gehemmt. Eine Unterbrechung der Umwandlung von Angiotensin I in Angiotensin II durch Blockade des *angiotensin-converting-enzyme* (ACE) mit Hilfe des ACE-Hemmers Captopril hebt diese negative Rückkopplung kurzfristig auf und demaskiert durch einen kräftig überschießenden Reninanstieg die tatsächliche Reninabhängigkeit der Hypertonie. Eine überschießende Reninstimulierbarkeit nach oraler Akutgabe von 25 mg Captopril (z. B. Lopirin 25, Heyden, München; tensobon 25, Schwarz Pharma, Monheim) beweist die Reninabhängigkeit einer bestehenden arteriellen Hypertonie [45, 59, 179].

Dieser klinisch-pharmakologische Vortest ist bei eingeschränkter Nierenfunktion kontraindiziert. Er ist in seiner Aussage eingeschränkt bei beidseitigen hochgradigen Nierenarterienstenosen und wenn er bei Patienten mit schweren therapieresistenten arteriellen Hypertonien unter laufender diuretischer und antihypertensiver Therapie durchgeführt werden muß. Er eignet sich, um die Prävalenz von Nierenarterienstenosen im zur Untersuchung kom-

Tabelle 3.3. IV-DSA und Isotopennephrogramm (ING): Vorhersagewerte. Berechnung für die IV-DSA nach Sammelstatistik, für das Isotopennephrogramm nach Arlart u. Ingrisch [13]. Aus [206]

	Prävalenz [%]	IV-DSA [%]	ING [%]
Positiver Vorhersagewert	50	91,9	80,2
	20	73,8	50,3
	10	55,5	32,0
	5	37,2	18,2
	1	10,3	4,1
Negativer Vorhersagewert	50	86,7	84,0
	20	96,3	95,5
	10	98,3	97,9
	5	99,2	98,9
	1	99,8	99,7

menden Krankengut anzuheben [59, 206]. Da nicht alle Nierenarterienstenosen bei Hypertonikern auch hochdruckwirksam sind, weist der zuvor durchgeführte Captopriltest außerdem die klinische Relevanz eines pathologischen Gefäßbefundes nach. Die Indikation zur PTA einer Nierenarterienstenose kann auch in der Funktionserhaltung oder -verbesserung des Organs bestehen. Die endgültige Entscheidung zur Durchführung der PTA fällt erst bei der in PTA-Bereitschaft durchgeführten Arteriographie.

Seit kurzem verfügbare 4-F-Pigtailkatheter erlauben abdominale Übersichtsaortographien als IA-DSA mit minimalem arteriellen Punktionsrisiko und damit ambulant, stark verringertem Kontrastmittelverbrauch und zugleich besserer Abbildungsqualität als bei der IV-DSA, so daß sich möglicherweise in Zukunft auch für die diagnostische Angiographie bei Verdacht auf renovaskuläre Hypertonie die Indikation zugunsten der IA-DSA verschieben wird.

3.5 Angiographie der Oberbauch- und Darmgefäße

3.5.1 Indikationen

Beim Nachweis und bei der Lokalisations- und Artdiagnostik von tumorösen Prozessen der Leber ist die Angiographie heute weitgehend durch die nichtinvasiven Schnittbildverfahren Sonographie und Computertomographie und die auf sie gestützten gezielten Biopsieverfahren verdrängt worden; sie beschränkt sich überwiegend auf die Beantwortung spezieller Fragen vor operativen oder interventionell-radiologischen Eingriffen. Auch bei Pankreastumoren kann die Angiographie zur exakteren Beurteilung der Resektabilität eingesetzt werden; bei den seltenen neuroendokrinen Tumoren (altes Syn.: Apudome) kann sie zudem artdiagnostische Hinweise geben. Weitere Indikationen zur Angiographie können bei unklarer, vor allem unterer gastrointestinaler Blutung sowie akutem und chronischen mesenterialen Gefäßprozessen und Durchblutungsstörungen gegeben sein.

3.5.2 Fragestellungen und angiographische Befunde

Bei der Suche nach einer gastrointestinalen Blutungsquelle ist erstrangig die Höhenlokalisation zu klären, zusätzlich werden artdiagnostische Hinweise erwartet [211]. Beim akuten Mesenterialgefäßverschluß soll zwischen peripheren und zentralen Embolien, thrombotischen Arterienverschlüssen auf atherosklerotischer Basis und venösen Thrombosen differenziert werden [27]. Chronische mesenteriale Durchblutungsstörungen können durch atherosklerotische Stenosen und Verschlüsse meist mehrerer unpaarer Viszeralarterien, v.a. im aortennahen Abgangsbereich, hervorgerufen sein.

3.5.3 Angiographische Untersuchungstechnik

IV-DSA

Die IV-DSA ist zur Beantwortung aller Fragestellungen ungeeignet, da sie keine überlagerungsfreie Darstellung der viszeralen Arterien und ihrer Äste zuläßt.

Arteriographie und IA-DSA

Verschlüsse oder abgangsnahe Stenosen großer Viszeralarterien sowie Teilungsanomalien am Abgang aus der Bauchaorta können häufig mit der abdominellen Übersichtsaortographie, ggf. in unterschiedlichen Schrägeinstellungen, dokumentiert werden. Zur indirekten Portographie und zum Nachweis peripherer Viszeralarterienverschlüsse oder intestinaler Blutungsquellen ist stets eine selektive Arteriographie erforderlich, die typischerweise in transfemoraler Kathetertechnik durchgeführt wird. Bei der Suche nach einer gastrointestinalen Blutungsquelle ist, sofern nicht Voruntersuchungen die Differentialdiagnosen einengen, eine planmäßige selektive, evtl. auch superselektive viszerale Angiographie erforderlich. Letztere wird durch neue Kathetersysteme (z. B. Tracker) in Kombination mit der IA-DSA erleichtert [211].

Mit Ausnahme schlecht kooperierender, ateminsuffizienter Patienten kann die konventionelle Filmtechnik in allen Fragestellungen durch die IA-DSA unter Verwendung von Bildverstärkern mit mindestens 35 cm Durchmesser und Matrizen von mindestens 512×512 Bildpunkten ersetzt werden, wobei sich die hohe Kontrastauflösung im Rahmen der Suche nach einer intestinalen Blutungsquelle [211] und zur indirekten Portographie [33] als vorteilhaft herausstellt. Die IA-DSA benötigt dabei durchweg die Hälfte der zur Blattfilmangiographie erforderlichen KM-Menge [10, 79, 98, 152, 211]. Die auch bei Verwendung großer Matrizen etwas geringere Ortsauflösung der IA-DSA führt dabei zu keiner Beeinträchtigung der diagnostischen Aussagen [152].

3.5.4 Ergebnisse

Die angiographische Lokalisation einer *gastrointestinalen Blutung* gelingt in der Regel nur im Stadium der aktiven Blutung, wobei ein selektives arterielles Vorgehen Voraussetzung ist. Lediglich von der Aorta oder den Iliakalarterien ausgehende arteriovenöse Fisteln können mit der Übersichtsaortographie geklärt werden. Voraussetzung für den arteriographischen Nachweis der Blutungsquelle sind die selektive KM-Injektion und eine aktive Blutung von mindestens 0,5 ml/min [214], nach experimentellen Untersuchungen von Wenz et al. [266] von 3,0 ml/min; das entspricht etwa 2–9 Konserven Blut/24 h. Bei der aktiven Blutung des unteren Gastrointestinaltrakts werden in der Literatur angiographische Nachweisraten von 39–67% angegeben [148, 244].

Sofern zum Zeitpunkt der Angiographie keine aktive Blutung vorliegt, gelingt die Diagnose angiographisch nur dann, wenn es sich um primär vaskuläre Läsionen wie Angiodysplasien mit und ohne AV-Fisteln [81, 177] oder Aneurysmata handelt, die sich auch im Intervall mit typischen angiomorphologischen Befunden nachweisen lassen. Allerdings konnten Rollins et al. [225] zeigen, daß immerhin 16 von 36 Patienten (44%) mit chronischen Gastrointestinalblutungen unklarer Genese angiographisch eine potentielle Blutungsquelle aufwiesen, von denen jedoch nur in 5 Fällen (14%) eine aktive Blutung erkennbar wurde. Daher sollte unverändert bei intermittierender Blutung oder Stillstand der Blutung in der Regel nicht angiographiert werden. Gegebenenfalls kann bei negativem angiographischem Befund und intermittierender Blutung der Angiographiekatheter unter Perfusion mit heparinisierter Kochsalzlösung intraaortal verbleiben, damit bei erneuter aktiver Blutung umgehend re-angiographiert werden kann [16, 31, 32, 34, 148, 202, 203, 211, 214, 242].

Beim Verdacht der *akuten Darmischämie* ist nur die Angiographie in der Lage, zentrale von peripheren, segmentalen Verschlüssen zu differenzieren und die konservativ zu behandelnde nonokklusive Ischämie auszuschließen. Die IA-DSA hat im Vergleich zur herkömmlichen Blattfilmtechnik den Vorteil der kürzeren Untersuchungszeit und ist in 84% diagnostisch [10]. Dies erleichtert eine großzügigere Indikationsstellung zur Angiographie, die um so gerechtfertigter ist, als die Ischämie in etwa 75% auf einem Hauptstammverschluß der A. mesenterica superior beruht und ein sofortiges operatives Eingreifen erfordert [26, 27].

Die Darstellung von abgangsnahen Stenosen oder Verschlüssen der unpaaren Viszeralarterien bei chronischen Durchblutungsstörungen erfordert stets auch die streng seitlich Projektion, die bei nicht allzu kräftigen Patienten auch mit der IA-DSA gelingt (Abb. 3.10). Steht eine biplane AOT-Anlage zur Verfügung, sollte jedoch der simultanen 2-Ebenen-Blattfilmtechnik der Vorzug gegeben werden. Die Unterscheidung zwischen hochgradiger Stenose und komplettem Verschluß sowie die Klärung komplizierter Perfusionsverhältnisse und von Veränderungen an mehreren Gefäßen machen auch hier selektive Angiographien erforderlich.

Patienten in reduziertem Allgemeinzustand werden unverändert am sichersten mit herkömmlicher Großfilm- oder Mittelformattechnik untersucht. Im Anschluß an den angiographischen Nachweis und die Lokalisation und Charakterisierung der Blutungsquelle besteht die Möglichkeit zur superselektiven arteriellen Infusions- und Embolisationstherapie.

3.5.5 Spezifische Risiken

Es bestehen die bekannten lokalen und zugangstypischen Nebenwirkungen und Komplikationsmöglichkeiten der Katheterangiographie (s. 1.7). Bei allen selektiven Viszeralarteriendarstellungen ist eine sorgfältige Katheterlage-

Angiographie der Oberbauch- und Darmgefäße

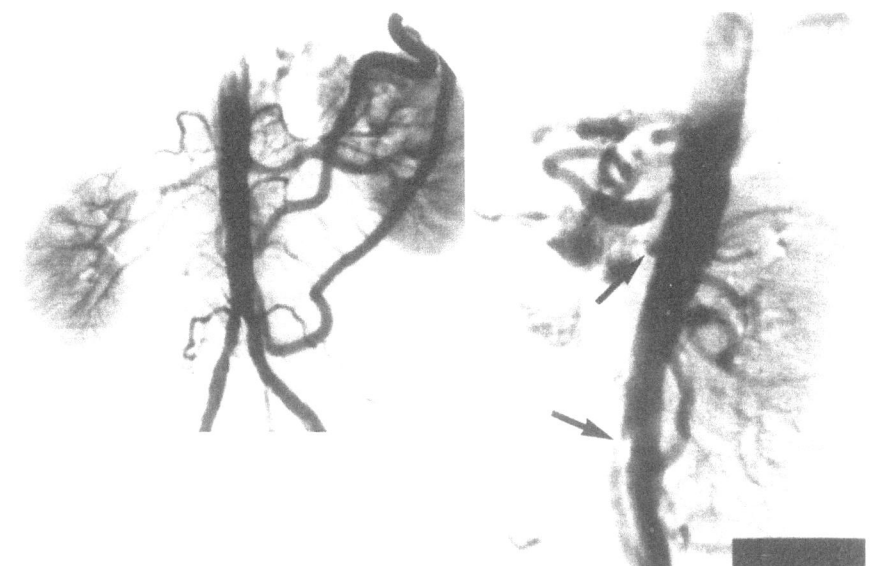

Abb. 3.10a, b. Arteriographie bei arterieller Verschlußkrankheit der Mesenterialgefäße. **a** Auf der abdominellen Übersichtsaortographie (p.-a.) fällt eine kräftige Riolan-Anastomose (IA-DSA) auf. **b** Die ergänzende seitliche abdominelle Übersichtsaortographie zeigt einen vollständigen Verschluß der A. mesenterica superior, eine hochgradige Abgangsstenose des Truncus coeliacus (*Pfeil*) sowie eine Abgangsstenose der A. mesenterica inferior (*Pfeil*)

kontrolle mit Probeinjektion unter Durchleuchtung erforderlich, um Fehlinjektionen v.a. in kleine rückenmarkversorgende Gefäße (A. Adamkiewicz!) mit Gefahr des Querschnitts zu vermeiden.

3.5.6 Klinisch-radiologisches Konzept

Beim Verdacht einer akuten mesenterialen Ischämie ist unverzüglich zu arteriographieren, wobei wegen der kürzeren Untersuchungszeit die IA-DSA zu bevorzugen ist. Akute gastrointestinale Blutungen werden hingegen primär endoskopisch geklärt. Bleibt die Blutungsursache weiterhin unklar, so ist insbesondere bei unterer Gastrointestinalblutung und Hämobilie zu angiographieren; Voraussetzung ist jedoch eine aktive Blutung. Nur Angiodysplasien, Varizen und AV-Fisteln sind auch im Intervall angiographisch nachweisbar. Die Stabilisierung der Vitalfunktionen des Patienten und eine rasche operative Intervention dürfen aber durch die radiologische Diagnostik nicht behindert oder verzögert werden.

3.6 Pulmonalisangiographie

3.6.1 Indikationen

Außer bei der akuten Lungenembolie als wichtigster und häufigster Indikation wird die Pulmonalisangiographie bei Verdacht auf eine anomale Lungengefäßversorgung und bei komplexen Lungenfehlbildungen, bei arteriovenösen Fisteln der Lunge und – heute nur noch in einigen Zentren – zur Klärung der Operabilität von zentral wachsenden Lungen- und Mediastinaltumoren eingesetzt.

3.6.2 Fragestellungen und angiographische Befunde

Typischer Befund der akuten Embolie ist der Nachweis von intravasalen Thromben und von Perfusionsausfällen in der Parenchymphase. Zentral wachsende Tumoren können zur Gefäßkompression und -infiltration führen oder durch den Euler–Liljestrand-Mechanismus zur einseitig minderperfundierten „hellen" Lunge. Gelegentlich werden als Ursache einer akuten Verlegung der Lungenstrombahn maligne Gefäßtumoren wie Pulmonalissarkome entdeckt [155].

3.6.3 Angiographische Untersuchungstechnik

Bei der IV-DSA ist die KM-Injektion in den rechten Vorhof gegenüber der periphervenösen Injektion zu bevorzugen, da sie die bessere Bildqualität verspricht. Sie führt außerdem im Unterschied zur KM-Injektion in die obere Hohlvene nur bei stark erhöhten rechtsatrialen Füllungsdrücken zu einer KM-Überlagerung der zentralen Abschnitte der rechten Pulmonalarterie durch in der oberen Hohlvene persistierendes KM. Es werden 30–40 ml eines vorgewärmten nichtionischen KM mit 300 mg J/ml und einer Flußrate zwischen 15 und 20 ml/s maschinell injiziert; auf eine atraumatische Punktion ist zu achten, um eine evtl. anschließende Lysetherapie nicht zu komplizieren. Über einen nicht zur Druckinjektion zugelassenen Zentralvenenkatheter können bei selektiver Lage DSA-gestützte Lysekontrollen mit Handinjektion des KM erfolgen, jedoch keine regulären Übersichtsangiogramme.

Die Aufnahmen erfolgen zur Verminderung von Bewegungsartefakten in Apnoe, die durch Sauerstoffhyperventilation bei dyspnoischen Patienten bzw. Apnoesteuerung bei intubierten Patienten erleichtert wird. Auf eine sorgfältige Kompensation der Dichteunterschiede im Thorax mit variablen Filterblenden oder Ausgleichskörpern ist zur Vermeidung von Bildartefakten zu achten [205]. Der gepulste Aufnahmebetrieb mit 4 Bildern/s oder EKG-Triggerung mit 2 Aufnahmen pro Herzzyklus versprechen die besten Ergebnisse. Bei EKG-Triggerung mit nur 1 Bild pro Herzzyklus ist eine Boluslänge von mindestens 2 s erforderlich [155, 187]. Eine Katheterpassage durch das rechte Herz bis in die Pulmonalarterie kann bei unklaren Befunden, v.a. an kleineren Ästen, unter EKG-Überwachung angeschlossen werden.

3.6.4 Ergebnisse

Die IV-DSA ist bei der Fragestellung der akuten Lungenembolie in 90–95% diagnostisch [113, 155, 269]. Nach experimentellen Untersuchungen können an narkotisierten Tieren künstliche Embolien von 2–3 mm Durchmesser in 60–83% nachgewiesen werden [48, 220]; unter klinischen Bedingungen ist das Auflösungsvermögen mit einer durchschnittlichen Beurteilbarkeit von Gefäßen 2,8. Ordnung deutlich geringer [155] (Abb. 3.11). Im Vergleich mit der konventionellen Pulmonalisangiographie liegt die Sensitivität der IV-DSA für den Nachweis einer Lugenembolie bei 75–100%, im Mittel bei 86,1% [30, 75, 180, 219]. Die Parenchymphase ist mit der IV-DSA besser als mit der konventionellen Angiographie zu beurteilen [220]. Der Nachweis angiitischer Veränderungen oder kleiner, auch älterer Embolien in peripheren Lungengefäßen ist nur mit selektiven, ggf. superselektiven Pulmonalisangiographien oder in Okklusionstechnik möglich [155].

3.6.5 Spezifische Risiken

Besteht eine akute pulmonale Widerstandserhöhung in der Lungenstrombahn infolge einer akuten embolischen Verlegung, so sind die Drücke im rechten Herzen erhöht und können akute Volumenbelastungen durch eine KM-Injektion zur therapeutisch schlecht beherrschbaren Dekompensation führen. Die mit geringeren KM-Volumina auskommende IV-DSA mindert daher im Vergleich zur konventionellen Technik das Untersuchungsrisiko. Dennoch sollten klinisch instabile Patienten nur unter laufender EKG-Überwachung und möglichst in Anwesenheit eines Intensivmediziners untersucht werden [155].

3.6.6 Klinisch-radiologisches Konzept

Das unverändert mit einer hohen Morbidität und Mortalität belastete Krankheitsbild der akuten Lungenembolie bedarf der unverzüglichen Therapie und damit rascher und sicherer Diagnostik. Klinische Methoden sind für die exakte Diagnosestellung ungeeignet, der Befund der Thoraxübersichtsaufnahme ist im akuten Zustand meist unspezifisch [155]. Der Wert der Ventilations-Perfusions-Szintigraphie ist bei pulmonalen Begleiterkrankungen eingeschränkt, der negative Befund schließt aber eine akute Lungenembolie aus [217].

Die Pulmonalisangiographie ist das sensitivste Verfahren zur Sicherung der Lungenembolie, jedoch ist es bei konventioneller Technik nach Sammelstatistiken mit einer Mortalität von 0,2–0,67% belastet [155]. Die IV-DSA hat sich daher bei exakter Indikationsstellung und unter Beachtung der methodisch bedingten Grenzen des Verfahrens als sinnvolle Alternative zur konventionellen Angiographie durchsetzen können (Abb. 3.11 d).

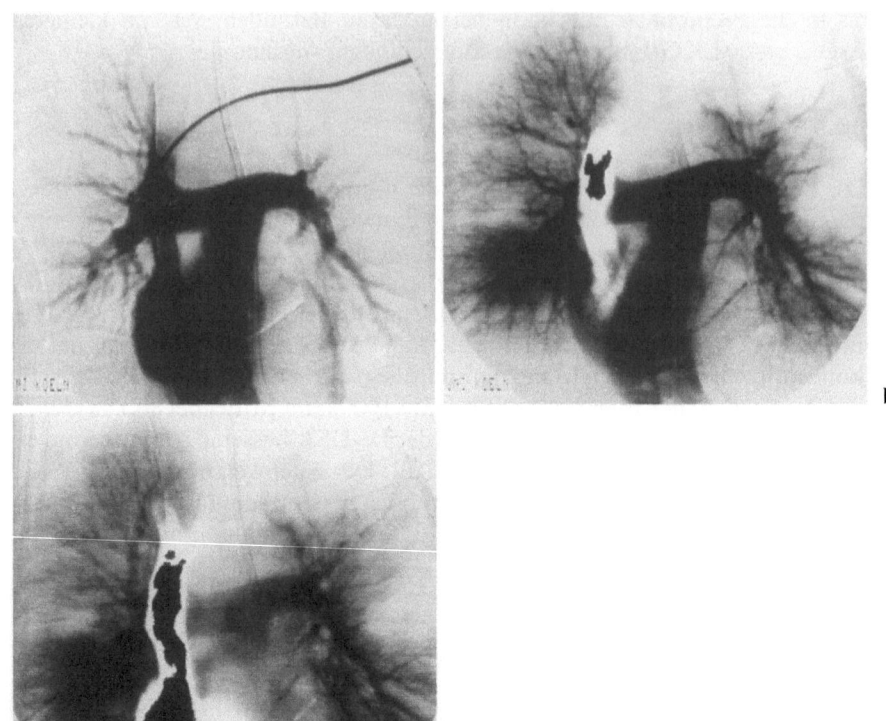

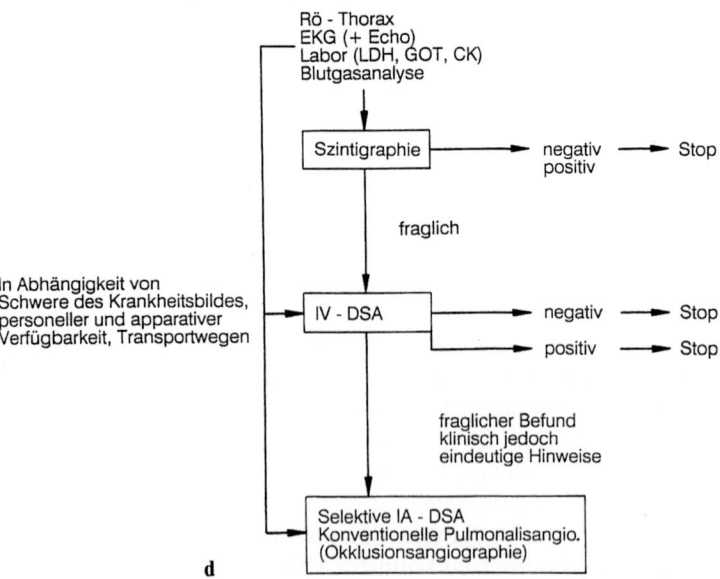

Embolisationen von pulmonalen AV-Fisteln setzen die selektive und superselektive Pulmonalisangiographie voraus, die in DSA-Technik unter laufender EKG-Überwachung erfolgen kann.

3.7 Angiographie von Hämodialyseshunts

3.7.1 Indikationen

Die chronische Hämodialyse setzt einen beliebig oft wiederverwendbaren, ausreichend großen Gefäßzugang voraus, der einen extrakorporalen Blutfluß von mindestens 200 ml/min garantiert. AV-Fisteln zur Hämodialyse, z. B. Brescia-Cimino-Shunts, lassen sich mit einem kleinen operativen Eingriff anlegen und bleiben bei vielen Patienten über Jahre hinweg funktionstüchtig; im Durchschnitt sind je nach Shunttyp 12 Monate postoperativ etwa 65–85% der Fisteln offen und benutzbar. Hingegen werden besonders bei Patienten mit einem Diabetes mellitus oder polyzystischer Nierendegeneration häufiger Shuntrevisionen oder -neuanlagen erforderlich.

Zur Ultraschalluntersuchung von Hämodialyseshunts stehen die klassische Real-time-Sonographie und die farbkodierte Duplexsonographie zur Verfügung. Die Real-time-Sonographie stellt den Zustand des Gefäßes, insbesondere die Wanddicke, intravasale Thromben, Aneurysmen sowie ein Hämatom oder einen Abszeß in der Umgebung des Shunts dar. Die technisch deutlich aufwendigere und teurere farbkodierte Duplexsonographie erlaubt in Erweiterung der konventionellen Duplexsonographie eine Echtzeitdarstellung des Blutflusses und gestattet eine exakte Quantifizierung des integralen Volumenflusses. Dadurch gelingt bei nicht zu komplizierten Verhältnissen rasch eine eindeutige Differenzierung zu- und abführender Gefäße und die Unterscheidung zwischen echoarmen Intimapolstern und frischen Thromben.

„Goldstandard" der Diagnostik von fehlfunktionierenden Hämodialysefisteln ist unverändert die Angiographie. Sie stellt die Basis für die Entscheidung dar, ob eine operative Revision oder PTA in Betracht kommt oder ob eine Neuanlage des Shunts nicht zu umgehen ist [71, 157].

Abb. 3.11 a–d. Pulmonalisangiographie. **a–c** Akute Lungenembolie. Multiple beidseitige embolische Gefäßverschlüsse in der arteriellen Phase (**a**) und entsprechende Perfusionsausfälle in der kapillaren (**b**) und venösen (**c**) Phase (DSA). Überlagerung des rechten Pulmonalarterienhauptstammes durch Reflux des rechtsatrial injizierten Kontrastmittels in die obere Hohlvene als Ausdruck der akuten pulmonalarteriellen Drucksteigerung mit rechtsventrikulärer Insuffizienz. **d** Flußdiagramm zum diagnostischen Vorgehen beim Verdacht der Lungenembolie

3.7.2 Fragestellungen und angiographische Befunde

Häufige Probleme bei Hämodialysefisteln [71, 194, 198] sind ein abnehmender Durchfluß unter Dialyse bis hin zum Verschluß der Fistel oder der arterialisierten venösen Punktionsstrecke und zunehmende Schwierigkeiten bei der Punktion. Fast immer liegt die Ursache auf der venösen Seite, in Form einer Thrombosierung der Shuntvene oder Kompression durch ein Hämatom, oder in etwa 15% [157] in einer shuntfernen, gelegentlich auch zentralvenösen Stenose. Mit letzterem Problem ist typischerweise an der Mündung der V. subclavia in die V. brachiocephalica zu rechnen, wenn schon über längere Zeit hier ein großlumiger Sheldon-Katheter zur Dialyse gelegen hat [56, 258]. Bestehen schon initial Shuntprobleme, liegt nicht selten ein operationstechnisches Problem – schwachkalibrige Gefäße, Knickstenose, zu kurzstreckiger präfaszialer Verlauf bei Brachialisfistel – vor. Arterielle Stenosen der shunttragenden Extremität oder am Abgang aus dem Aortenbogen sind Ausdruck einer begleitenden allgemeinen schweren Atherosklerose.

Vergleichsweise seltener sind eine zu große Fistel, gleichfalls meist ein primäres operationstechnisches Problem, und eine periphere venöse Hypertonie, die durch eine Behinderung des (zentral-)venösen Abstroms zusätzlich begünstigt wird. Schmerzen unter der Dialyse können durch ein Stealphänomen bei zu großem Fluß und zusätzlichen peripheren arteriellen Stenosen erklärt werden. Periphere Mikroembolien sind selten; sie treten vor allem dann auf, wenn – insbesondere bei unübersichtlichen anatomischen Verhältnissen – wiederholt der arterielle Schenkel punktiert wird oder eine Shuntinfektion vorliegt [71, 198].

3.7.3 Angiographische Untersuchungstechnik

Die Angiographie wird heute durch die DSA-Technik erheblich vereinfacht und ist auch für die Patienten risikoärmer durchführbar. Dabei stehen folgende Untersuchungstechniken zur Verfügung (Abb. 3.12):

1. DSA-gestützte Shuntphlebographie mit Direktpunktion,
2. „klassische" IV-DSA,
3. selektive IA-DSA.

Shuntphlebographie

Die Shuntvene wird atraumatisch mit einer feinen Nadel (z. B. 0,8-mm-„Butterfly") oder – bei unmittelbar anschließend im gleichen Zentrum erfolgender Dialyse – mit der Dialysenadel punktiert. Unter kurzfristigem (!) übersystolischem Stau am Oberarm wird verdünntes KM (10–20 ml, 150 mg J/ml) injiziert. Unter Echtzeitkontrolle werden mit DSA der venöse Schenkel und retrograd über die Fistel der arterielle Schenkel kontrastiert, und nach Lösen der Stauung wird der venöse Abstrom beobachtet und dokumentiert. Bei unübersichtlicher Topographie sind mehrere Serien der Fistelregion in unter-

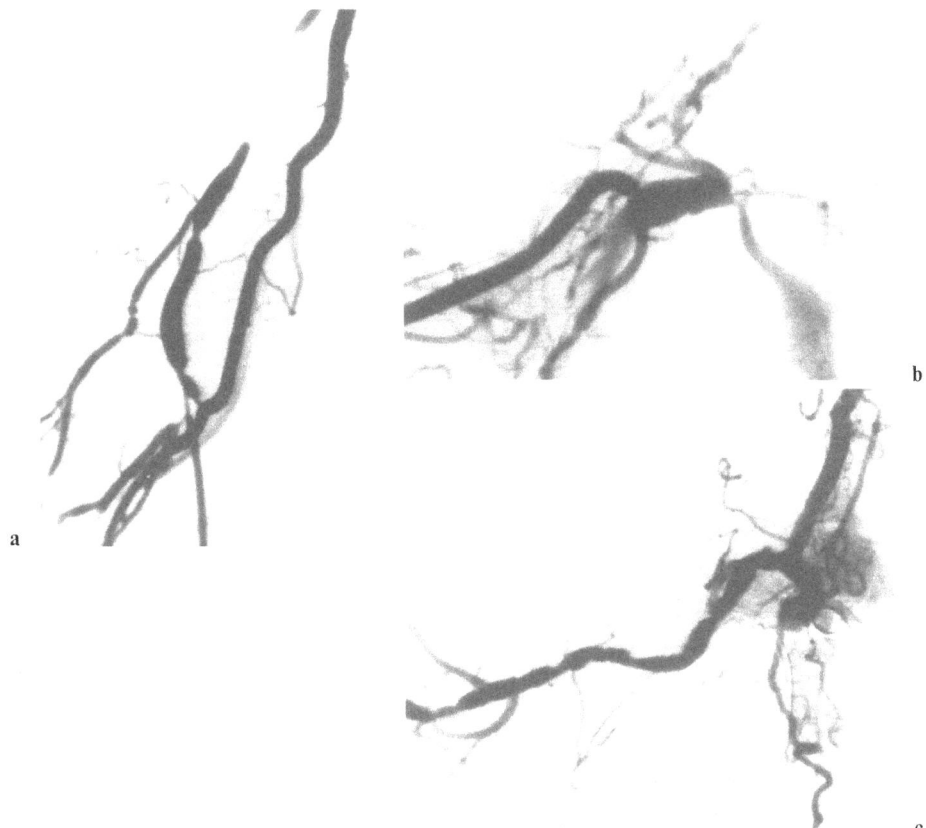

Abb. 3.12a–c. Angiographische Befunde bei Funktionsstörungen von Hämodialyseshunts. **a** Shuntphlebographie (venöse DSA). Umschriebene shuntnahe Stenose und hochgradige langstreckige Stenose der Shuntvene einige Zentimeter distal. **b** Shuntphlebographie (venöse DSA). Zentrale Venenstenose bei Zustand nach wiederholten Sheldon-Kathetern rechts in der Vorgeschichte. Die Stenose wurde perkutan dilatiert, ein Rezidiv mit Stent versorgt. **c** Arteriographie der shunttragenden Extremität (IA-DSA). Multiple vorgeschaltete atherosklerotische Stenosen der Arterien des shunttragenden rechten Arms

schiedlichen Projektionen und, zur Verfolgung des Abstroms bis nach zentralvenös, zusätzliche Einstellungen mit wiederholter KM-Injektion erforderlich [194, 198].

IV-DSA

Für die IV-DSA sollte stets ein femoralvenöser Katheterzugang gewählt werden, um die Venen am Arm für spätere Shuntanlagen möglichst zu schonen [194, 198].

Arteriographie und IA-DSA

Die Arteriographie erfolgt bevorzugt über einen transfemoralen Zugang. Bevor die shunttragende Extremität etagenweise selektiv dargestellt wird, ist stets eine Übersichtsdarstellung des Aortenbogens vorzunehmen, um Abgangsstenosen nicht zu übersehen. Alle Serien erfolgen zeit- und kontrastmittelsparend als IA-DSA [194, 198].

3.7.4 Ergebnisse

Shuntphlebographie

Die DSA-gestützte Shuntphlebographie kann die weitaus am häufigsten anzutreffenden venösen Stenosen und Thrombosen sowohl shuntnahe als auch shuntfern und zentralvenös nahezu immer lokalisieren; die Durchgängigkeit der Fistel und die unmittelbar shuntnahe arterielle Situation lassen sich ebenfalls meistens übersichtlich beurteilen (Abb. 3.12a, b). Sie zeichnet sich durch eine gut steuerbare lokale KM-Konzentration und damit eine der arteriellen Injektion vergleichbar hohe Detailauflösung aus und ist von der Herzleistung unabhängig.

IV-DSA

Die IV-DSA stellt den Shunt unter „physiologischen" Perfusionsverhältnissen dar. Die Zahl der Serien ist durch die KM-Gesamtdosis begrenzt, die Detailerkennbarkeit wegen der geringeren lokalen KM-Konzentration eingeschränkt. Bei verringerter Herzauswurfleistung liefert sie keine brauchbaren Ergebnisse. Die IV-DSA kann selten bei atypischer Shuntlage und erschwerten lokalen Punktionsmöglichkeiten indiziert sein.

Arteriographie und IA-DSA

Die Arteriographie bleibt als invasivstes der Verfahren der Lösung besonderer Fragestellungen vorbehalten. Sie wird bei Verdacht auf arterielle Stenosen (Abb. 3.12c) und bei fehlenden Punktionsmöglichkeiten an der shunttragenden Extremität sowie selten bei unübersichtlichen topographischen Verhältnissen, die sich mit der Shuntphlebographie nicht klären lassen, erforderlich.

3.7.5 Spezifische Risiken

Wegen der KM-Belastung wird ab einem injizierten KM-Volumen von, je nach KM-Konzentration, 30–50 ml eine Dialyse am gleichen Tag erforderlich; hierbei können etwa 60% des injizierten KM wieder entfernt werden.

Shuntphlebographie

Die DSA-gestützte Shuntphlebographie ist das risikoärmste Verfahren zur Shuntdarstellung. Der Zugang an der venösen Punktionsstelle ist wenig traumatisierend und für den Patienten gewohnt; im Gegensatz zur femoralvenösen und -arteriellen Punktion sind unter der anschließenden Dialyse keine Blutungskomplikationen zu erwarten, andere Venen werden geschont. Die Untersuchung ist unabhängig von der Herzleistung, systemische Komplikationen sind selten, die Kontrastmittelbelastung begrenzt.

IV-DSA

Nachteilig sind der aufwendigere femoralvenöse Zugang, der höhere Kontrastmittelverbrauch, der geringere lokale Kontrast im Fistelbereich und die damit verbundene schlechtere Detailauflösung, die begrenzte Anzahl von Aufnahmeserien und die Abhängigkeit von einer suffizienten Herzauswurfleistung.

Arteriographie und IA-DSA

Es bestehen die typischen Komplikationsmöglichkeiten, die mit der transfemoralen Punktion und mit der selektiven Sondierung der supraaortalen Äste und Injektion von KM in hirnversorgende Gefäße verbunden sind (s. 1.7). Die Gefahr der Nachblutung unter anschließender Dialyse und Heparinisierung ist am höchsten; daher wird der Katheter oft erst einige Stunden nach der Dialyse und Neutralisierung der Heparinwirkung und nach Möglichkeit vom Untersucher selbst gezogen (Nachbeobachtung!).

3.7.6 Klinisch-radiologisches Konzept

Im Vergleich zur Angiographie besitzt die farbkodierte Duplexsonographie [157] eine hohe Sensitivität in der Beurteilung der zuführenden Arterie, der unmittelbaren Anastomose und der shuntnahen Venenabschnitte. Läsionen der zentralen Venenabschnitte werden nur zu etwa einem Drittel erkannt. Negative Befunde besitzen einen hohen Vorhersagewert, die positiven Vorhersagewerte sind niedriger [157]. Die farbkodierte Duplexsonographie kann daher nur im negativen Fall verwertet werden; bei pathologischen Befunden ist stets die Shuntangiographie erforderlich, da ein Sechstel der Fälle falsch-positiv ist und nur die Angiographie auch die Stenosen und Verschlüsse der fistelfernen Venen ausreichend darstellen kann [157].

Daher ist die Shuntangiographie, vorzugsweise in Direktpunktion mit dünner Nadel und DSA-gestützt durchgeführt, unverändert der „Goldstandard". Sie allein gewährleistet die für die Planung operativer und interventioneller Korrektureingriffe unabdingbare Sicherheit und Übersichtlichkeit. Bestehen danach noch Unklarheiten, ist die direkte Shuntpunktion aus lokalen Gründen nicht durchführbar oder ist ein Problem auf der arteriellen Seite anzunehmen, so sollte die selektive Katheterangiographie der shunttragenden Extremität erwogen werden [196, 198].

Literatur

1. Aaron JO, Hesselink JR, Oot R, Jones RL, Davis KR, Taveras JM (1984) Complications of intravenous DSA performed for carotid artery disease: a prospective study. Radiology 153: 675-678
2. Abendroth D, Fürst H, Becker HM (1984) Syndrom der engen oberen Thoraxapertur – „Thoracic-outlet-" -Syndrom. Dtsch med Wochenschr 109: 334-340
3. Abrams HL (ed) (1983) Angiography. Little Brown Boston
4. Ackerman RH, D'Alton JG, Davis KE, Hesselink JR, Donnan GA, Taveras JM (1983) Complementary roles of a noninvasive test battery and DSA in evaluating carotid artery disease. AJNR 4: 757-758
5. Ahovuo J, Lepäntalo, Kinnunen J, Edgren J, Saaringen O, Lindfors O, Töttermann S (1990) How many projections are really needed in angiographic assessment of the femoral bifurcation? Röntgenblätter 43: 530-532
6. Alder W, Zwicker H (1977) Zur Diagnose der zystischen Adventitiadegeneration. ROFO 126: 331-334
7. Altin RS, Flicker S, Naidech HJ (1989) Pseudoaneurysm and arteriovenous fistula after femoral artery catheterization: association with low femoral punctures. AJR 152: 629-631
8. Amplatz K (1963) Translumbar catheterization of the aorta. Radiology 81: 927-931
9. Arlart IP (1984) Venöse digitale Subtraktionsangiographie der Nieren in der Hypertoniediagnostik. ROFO 140: 10-15
10. Arlart IP (1985) Mesenterikographie: Rolle der intraarteriellen DSA bei akuter Verschlußkrankheit. ROFO 143: 59-63
11. Arlart IP (1986) Abdominelles Aortenaneurysma: Diagnostische Bedeutung der transvenösen DSA. Röntgenpraxis 39: 206-211
12. Arlart IP (1989) Möglichkeiten und Grenzen der konventionellen Arteriographie und der DSA beim femoro-cruralen Gefäßverschluß. Röntgenblätter 42: 251-256
13. Arlart IP, Ingrisch H (1984) Renovaskuläre Hypertonie – Radiologische Diagnostik und Therapie. Thieme, Stuttgart
14. Arlart IP, Regel E, Friedrich JM (1984) Venöse digitale Subtraktionsangiographie (DSA) in der Diagnostik arteriosklerotischer Erkrankungen der supraaortischen extrakraniellen Gefäße. Radiologe 24: 164-170
15. Arzneimittelkommission der Deutschen Ärzteschaft (1986) Zur Anwendung nichtionischer Röntgenkontrastmittel. Dtsch Ärztebl 83: 2090
16. Athanasoulis CA, Waltman AC, Novelline RA (1976) Angiography, its contribution to the emergency management of gastrointestinal hemorrhage. Radiol Clin North Am 14: 265
17. Bach R, Schieffer H (1990) Katheterdiagnostik via Arteria femoralis- Technik, Hindernisse, Komplikationen. Springer, Berlin Heidelberg New York London Paris Tokyo Hong Kong Barcelona
18. Bagg MNJ, Horwitz TA, Bester L (1986) Comparison of patient responses to high- and low-osmolarity contrast agents injected intravenously. AJR 147: 185-187
19. Barnett FJ, Lecky DM, Freiman DB, Montecalvo RM (1989) Cerebrovascular disease: outpatient evaluation with selective carotid DSA performed via a transbrachial approach. Radiology 170: 535-539
20. Barnett HJM, Plum F, Walton JN (1984) Carotid endarterectomy: an expression of concern. Stroke 15: 941-943
21. Bauer T, Rauber K, Rau S (1990) Differentialdiagnostik akraler Durchblutungsstörungen mittels intraarterieller DSA der Hand. ROFO 152: 271-276
22. Beales JSM, Adcock FA, Frawley JS, Nathan BE, McLachan MSF, Martin P, Steiner RE (1971) The radiological assessment of disease of the profunda femoris artery. Br J Radiol 44: 854-859

Literatur

23. Benz-Bohm G, Neufang KFR, Mennicken U (1985) A.v. Mißbildung im Bereich der Vena Galeni bei einem Neugeborenen. Nachweis durch Sonographie und digitale Subtraktionsangiographie. ROFO 142: 579–581
24. Bergman AB, Neiman HL (1978) Computed tomography in the detection of retroperitoneal hemorrhage after translumbar aortography. AJR 131: 831–833
25. Bettmann MA (1990) Ionic versus nonionic contrast agents for intravenous use: are all the answers in? Radiology 175: 616–618
26. Beyer D (1985) Akute Darmischämie – Mesenterialinfarkt. In: Beyer D, Mödder U (Hrsg) Diagnostik des akuten Abdomens mit bildgebenden Verfahren. Springer, Berlin Heidelberg New York Tokyo, S 261–275
27. Beyer D, Köster R (1984) Bildgebende Diagnostik akuter intestinaler Durchblutungsstörungen. Ein klinisch-radiologisches Konzept. Springer, Berlin Heidelberg New York Tokyo
28. Beyer D, Neufang KFR (1988) Abdominella Aorta und Arterien der unteren Extremität. In: Neufang KFR, Beyer D (Hrsg) Digitale Subtraktionsangiographie in Klinik und Praxis. Springer, Berlin Heidelberg New York London Paris Tokyo, S 204–245
29. Beyer D, Neufang KFR (1988) Arterien der oberen Extremität. In: Neufang KFR, Beyer D (Hrsg) Digitale Subtraktionsangiographie in Klinik und Praxis. Springer, Berlin Heidelberg New York London Paris Tokyo, S 194–203
30. Blinder RA, Coleman RE (1985) Evaluation of pulmonary embolism. Radiol Clin North Am 23: 391–405
31. Boley SJ (1971) Vascular disorders of the intestine. Appleton Century-Crofts, New York
32. Boley SJ, Sprayregen S, Sammantano RJ (1977) The pathophysiologic basis for the angiographic signs of vascular features of the colon. Radiology 125: 615
33. Braun SD, Newman GE, Dunnick NR (1985) Digital Splenoportography. AJR 144: 1003–1004
34. Briley CA jr, Jackson DC, Johnsrude IS, Mills SR (1980) Acute gastrointestinal hemorrhage of small-bowel origin. Radiology 136: 317–319
35. Brismar J, Jacobsson BF, Jorulf H (1991) Miscellaneous adverse effects of low-versus high-osmolarity contrast media: a study revised. Radiology 179: 19–23
36. Brody WR (1984) Digital radiography. Raven, New York
37. Bundesärztekammer, Vorstand der (1990) Empfehlungen zur Patientenaufklärung. Dtsch Ärztebl 87: B-940–942
38. Bunker SR, Lauten GJ, Hutton JE jr (1981) Cystic adventitial disease of the popliteal artery. AJR 136: 1209–1212
39. Burbank FH (1983) Determinants of contrast enhancement for intravenous digital subtraction angiography. Invest Radiol 18: 308–316
40. Burbank FH, Brody WR, Hall A, Keyes G (1982) A quantitative in vivo comparison of six contrast agents by digital subtraction angiography. Invest Radiol 17: 610–616
41. Busch HP, Strauss LG, Freimarck RD (1984) Messung der Abbildungseigenschaften von DSA-Anlagen. ROFO 141: 92–96
42. Busch HP, Strauss LG, Hoevels J, Georgi M (1984) Fibromuscular dysplasia, a pitfall in intravenous digital subtraction angiography. Eur J Radiol 4: 42–43
43. Caldas JP (1931) Artériographie en série avec l'appareil radiocaroussel. J Radiol 18: 34–39
44. Caro JJ, Trindade E, McGregor M (1991) The risks of death ad of severe nonfatal reactions with high- vs low-osmolarity contrast media: a meta-analysis. AJR 156: 825–832
45. Case DB, Atlas SA, Lavagh JH (1979) Reactive hyperrhinaemia to angiotensin blockade identifies renovascular hypertension. Clin Sci 57: 313s–316s
46. Castaneda-Zuniga WR, Amplatz K (1981) Buerger's disease. In: Teplick JG, Haskin ME (eds) Surgical radiology. Saunders, Philadelphia, pp 1553–1555
47. Chilcote WA, Modic MT, Pavlicek WA, Little JR, Furlan AJ, Duchesneau PM, Weinstein MA (1981) Digital subtraction angiography of the carotid arteries: a comparative study in 100 patients. Radiology 139: 287–295

48. Chiles C, Guthaner DF, Djang WT (1983) Detection of pulmonary emboli in dogs using digital subtraction angiography. Invest Radiol 18: 507–511
49. Clark RA, Alexander ES (1983) Digital subtraction angiography of the renal arteries: prospective comparison with conventional angiography. Invest Radiol 18: 6–10
50. Claussen CD, Linke G, Felix R, Lochner B, Weinmann H-J, Wegener OH (1982) Bolusgeometrie und -dynamik nach intravenöser Kontrastmittelinjektion – Studien mit Hilfe der Chronographie. ROFO 137: 212–216
51. Cohan R, Dunnick NR (1987) Intravascular contrast media: adverse reactions. AJR 149: 665–670
52. Collins PS, McDonald PT, Linm RC (1989) Popliteal artery entrapment syndrome. J Vasc Surg 10: 484–490
53. Curry NS, Schabel SI, Reiheld CT, Henry WD, Savoca WJ (1991) Fatal reactions to intravenous nonionic contrast material. Radiology 178: 361–362
54. Cusmano J, Gallagher J (1963) Single arm percutaneous intravenous aortography. AJR 89: 269–274
55. Daiss, W, Diener C, Thron A, Rosenberg M (1984) Diagnostik extrakranieller Stenosen und Verschlüsse – Vergleich von Dopplersonographie, Duplex-Scan und Angiographie. Dtsch med Wochenschr 109: 1595–1599
56. Daniell, SJN, Dacie JE (1988) Percutaneous transluminal angioplasty of brachiocephalic vein stenoses in patients with dialysis shunts. Radiology 169: 280
57. Dawson DM (1983) Carotid-vertebral digital subtraction angiography – a neurologist's view. Cardiovasc Intervent Radiol 6: 201–202
58. Dawson P, Hewitt P, Mackie IJ, Machin SJ, Amin S, Bradshaw A (1986) Contrast, coagulation, and fibrinolysis. Invest Radiol 21: 248–252
59. Degenhardt S, Friedrich H, Wambach G et al. (1989) Der Stellenwert des Captopriltests in der Hypertoniediagnostik. Klin Wochenschr 67: 1077–1084
60. Deininger HL, Beil D, Schmidt C, Bolsinger G (1986) Die digitale Subtraktionsangiographie (DSA) und andere nicht-invasive Verfahren zur Beurteilung der renalen Zirkulation und Hypertonie. ROFO 144: 510–516
61. Doenicke A (1985) Anwendung von H_1- und H_2-Rezeptor-Antagonisten in Anästhesie und Chirurgie – Eine multizentrische Studie. Doenicke A, Lorenz W (Hrsg) Histamin und Histamin-Rezeptor-Antagonisten. Springer, Berlin Heidelberg New York Tokyo, S 292–301
62. Dos Santos R, Lamas AC, Caldas JP (1931) Artériographie des membres et de l'aorte abdominale. Masson, Paris
63. Dotter CT, Rösch J, Erlandson M, Busch W, Ogilvie R (1985) Iopamidol arteriography: discomfort and pain. Radiology 155: 819–821
64. Ducos Delahitte M, Marc-Vergnes JP, Rascol A, Guiraud B, Manelfe C (1980) Intravenous angiography of the extracranial cerebral arteries. Radiology 137: 705–711
65. Dunnick NR, Ford KK, Moore AV, Braun SD, Miller GA (1983) Digital subtraction angiography in the evaluation of renovascular hypertension. Radiology 149(P): 51
66. Dunnick NR, Svetkey LP, Cohan RH et al. (1989) Intravenous digital subtraction renal angiography: use in screening for vascular hypertension. Radiology 171: 219–223
67. Edwards JH, Kricheff II, Riles T, Imparato A (1979) Angiographically undetected ulceration of the carotid bifurcation as a cause of embolic stroke. Radiology 132: 369–373
68. Eickelboom BC, Ackerstaff RGA, Ludwig JW, Moll FL, de Vries AR, Vermeulen FEE (1983) Digital video subtraction angiography and duplex scanning in assessment of carotid artery disease: comparison with conventional angiography. Surgery 94: 821–825
69. Eickelboom BC, Riles TS, Mintzer R, Baumann FG, DeFillip G, Lin J, Imparato AM (1983) Inaccuracy of angiography in the diagnosis of carotid ulceration. Stroke 14: 882–885
70. Eisenberg RL, Bank WO, Hedgock MW (1981) Renal failure after major angiography can be avoided with hydration. AJR 136: 859–861

71. Erasmi H, Neufang KFR, Schmitz-Rixen T, de Vleeschauwer P, Horsch S (1985) Erfahrungen mit der digitalen Subtraktionsangiographie (DSA) bei Dialyse-Shunt-Komplikationen. Vasa 14: 144–148
72. Ewen K (1983) Das somatische Strahlenrisiko in der Röntgendiagnostik. Strahlentherapie 159: 765–771
73. Faller A (1964) Zur Kenntnis der Gefäßverhältnisse der Carotisteilungsstelle. Schweiz med Wochenschr 45: 1156–1157
74. Fareed J, Walenga JM, Saravia GE, Moncada RM (1990) Thrombogenic potential of nonionic contrast media? Radiology 174: 321–325
75. Ferris EJ, Holder JC, Lim WN et al. (1984) Angiography of pulmonary emboli: digital studies and balloon occlusion cineangiography. AJR 142: 369–373
76. Fischbach R, Gross-Fengels W, Schmidt R (1990) Der Ergotismus: Eine gelegentlich verkannte Ursache der akuten Extremitätenischämie. Röntgenblätter 43: 213–219
77. Fischer GG, Anderson DC, Farber R, Lebow S (1985) Prediction of carotid disease by ultrasound and digital subtraction angiography. Arch Neurol 42: 224–227
78. Fischer P, Schultz E (1983) Zum Auflösungsvermögen der digitalen Videosubtraktionsangiographie (DVSA) – Zusammenhang zwischen Gefäßkaliber und Kontrastmittelkonzentration. ROFO 138: 45–49
79. Flannigan BD, Gomes AS, Stambuk EC, Lois JF, Pais SO (1983) Intra-arterial digital subtraction angiography: comparison with conventional hepatic arteriography. Radiology 148: 17–21
80. Formanek G, Amplatz K (1981) Takayasu's arteriitis. In: Teplick JG, Haskin ME (eds) Surgical radiology. Saunders, Philadelphia, pp 1544–1553
81. Fowler DL, Fortin D, Wood WG, Pinkerton JA, Koontz PG (1979) Intestinal vascular malformations. Surgery 86: 377–385
82. Frank T, Voigt W (1984) Venöse digitale Subtraktionsarteriographie der Becken-Bein-Region mit Schrittverschiebung. Röntgenblätter 37: 373–376
83. Freiman DB, Oleaga JA, Ring EJ (1979) Angiography of the femoral bifurcation – Prediction of the correct oblique projection. Radiology 131: 254
84. Friedrich M, Sörensen R (1982) Intravenöse Subtraktionsangiographie (ISA). ROFO 136: 705–716
85. Fritschy P, Terrier F (1988) Intravenöse digitale Subtraktionsangiographie der unteren Extremitäten kombiniert mit Schrittverschiebung (Zwei-Felder-DSA). ROFO 148: 279–284
86. Frommhold H, Bücheler E (1981) Aorta und periphere Gefäße. In: Schinz HR, Baensch WE, Frommhold W, Glauner R, Uehlinger E, Wellauer J (Hrsg) Lehrbuch der Röntgendiagnostik Bd II/Tl 2: Skelett, Weichteile und Gefäße. Thieme, Stuttgart, S 759–839
87. Galanski M, Kassir I, Laumen B (1986) Art und Häufigkeit von Komplikationen bei Angiographien der supraaortalen und zerebralen Gefäße unter Einsatz nichtionischer Kontrastmittel. Zentralbl Radiol 132: 360
88. Gallino A, Mahler F, Probst P, Nachbur B (1984) Percutaneous transluminal angioplasty of the arteries of the lower limb: a 5 year follow up. Circulation 70: 619–623
89. Gawel M, Burkett M, Rose FC (1980) Platelet activation following cerebral angiography. Acta Neurol Scand 61: 240–243
90. Georgi M (1985) Einführung in die Angiographie. Springer, Berlin Heidelberg New York Tokyo
91. Gerstman BB (1991) Epidemiologic critique of the report on adverse reactions to ionic and nonionic media by the Japanese Committee on the Safety of Contrast Media. Radiology 178: 787–790
92. Gilgenbach R, Schröder U, Heuser L (1990) Strahlenexposition bei der Angiographie der hirnversorgenden Arterien – Ein Vergleich zwischen intraarterieller DSA und Blattfilmtechnik. ROFO 153: 418–422
93. Glover JL, Bendick PJ, Jackson VP, Becker GJ, Dilley RS, Holden RW (1984) Duplex ultrasonography, digital subtraction angiography and conventional angiography in assessing carotid atherosclerosis. Arch Surg 119: 664–669

94. Gmelin E, Rinast E (1988) Translumbar catheter angiography with a needle-sheath system. Radiology 166: 888–889
95. Gmelin E, Liepe B, Borgis KJ, Tänzer B, Weiss HD (1984) Intraarterielle DSA der Femoralisgabel als Ergänzung zur konventionellen Becken-Bein-Arteriographie. Röntgenblätter 37: 337–380
96. Gmelin E, Borgis CJ, Kummer D, Tänzer B, Weiss HD (1985) Vergleich von Doppler-Ultraschall, intravenöser DSA und konventioneller Filmangiographie bei der Diagnostik stenosierender Veränderungen im Bereich der Karotisgabel. ROFO 142: 52–56
97. Goldberg HI, Grossman RI, Gomori JM, Asbury AK, Bilaniuk LT, Zimmerman RA (1986) Cervical internal carotid artery dissecting hemorrhage. Diagnosis using MR. Radiology 158: 157–161
98. Grabbe E, Witte G, Jend H-H, Bücheler E (1984) Die angiographische Oberbauchdiagnostik mit Hilfe der DSA – Eine Alternative zur konventionellen Arteriographie? ROFO 140: 3–9
99. Greenfield AJ (1982) Percutaneous transluminal angioplasty of the femoral, popliteal, and tibial vessels. In: Athanasoulis C, Pfister C, Greene R, Robertson G (eds) Interventional radiology. Saunders, Philadelphia
100. Gross-Fengels W (1989) Medikamentöse Zusatztherapie bei radiologischen Interventionen. In: Friedmann G, Steinbrich W, Gross-Fengels W (Hrsg) Angioplastie, Embolisation, Punktion, Drainagen – Interventionelle Methoden der Radiologie. Schnetztor, Konstanz, S 11–22
101. Gross-Fengels W, Mödder U, Beyer D, Neufang KFR, Godehardt E (1987) Komplikationen brachiocephaler Katheterangiographien bei Verwendung eines nichtionischen Kontrastmittels. Radiologe 27: 83–88
102. Gross-Fengels W, Neufang KFR, Beyer D, Steinbrich W (1987) Komplikationen der IV DSA: Ergebnisse bei 500 Patienten. Röntgenblätter 40: 281–285
103. Gross-Fengels W, Neufang KFR, Beyer D (1988) Sicherheit und Nebenwirkungen der DSA. In: Neufang KFR, Beyer D (Hrsg) Digitale Subtraktionsangiographie in Klinik und Praxis. Springer, Berlin Heidelberg New York London Paris Tokyo, S 65–79
104. Gross-Fengels W, Neufang KFR, Hesse U, Grundmann R (1988) DSA in der postoperativen Diagnostik von Patienten mit Nierentransplantaten. ROFO 149: 565–570
105. Gross-Fengels W, Neufang KFR, Siebert C, Lanfermann H, Steinbrich W (1990) Unerwünschte Kontrastmittelnebenwirkungen bei der i.v. DSA – Vergleich von zwei nichtionischen Kontrastmitteln. Röntgenblätter 43: 144–149
106. Gross-Fengels W, Steinbrich W, Erasmi H, Neufang KFR, Lanfermann H, Zanella FE (1990) Die perkutane transluminale Angioplastie (PTA) der Arteria subclavia: Technik, Ergebnisse, Risiken. Röntgenblätter 43: 203–212
107. Hagen B (1986) Gefäßveränderungen bei sporadischem Ergotismus – Epidemiologie, Pathogenese, Klinik und Diagnostik unter besonderer Berücksichtigung der angiographischen Dokumentation. Radiologe 26: 388–394
108. Hagen B, Vowinkel M (1980) Computertomographische Dokumentation retroperitonealer Hämatome nach translumbaler Aortographie. ROFO 133: 496–501
109. Hall JR, Hacking PM, Layzell T (1985) Comparison of venous digital subtraction angiography and aortography in patients with peripheral vascular disease of the lower limbs. Clin Radiol 36: 315–319
110. Harder T, Herter M, Köster O, Ludwig M, Klinkner J (1989) Digitale Subtraktionsangiographie der Hand. ROFO 151: 82–88
111. Harder T, Lackner K, Franken T (1983) Digitale Subtraktionsangiographie (DSA) der oberen Extremität. ROFO 139: 609–615
112. Harder T, Herter M, Lackner K (1984) Intravenöse digitale Subtraktionsangiographie der Beinarterien mit Tischverschiebung. ROFO 140: 690–694
113. Harder T, Lackner K, Vatter J (1984) Digitale Subtraktionsangiographie der Lunge. ROFO 140: 425–430
114. Harder T, Lackner K, Herter M, Leipner N (1987) Digitale Subtraktionsangiographie (DSA) und Blattfilmangiographie der Becken- und Beinarterien. ROFO 146: 438–446

115. Harrington DP (1983) Renal digital subtraction angiography. Cardiovasc Intervent Radiol 6: 214–223
116. Harrington DP, Boxt LM, Murray PD (1982) Digital subtraction angiography: overview of technical principles. AJR 139: 781–786
117. Harrison EG, McCormack LJ (1971) Pathologic classification of renal arterial disease in renovascular hypertension. Mayo Clin Proc 46: 161–167
118. Haschek E, Lindenthal TO (1896) Ein Beitrag zur praktischen Verwertung der Photographie nach Röntgen. Wien Klin Wochenschr 9: 63–64
119. Heiss W-D (1986) Ansatzpunkte zur Therapie zerebraler Durchblutungsstörungen. Dtsch Med Wochenschr 111: 186–191
120. Heiss W-D (1986) Carotis-Endarterektomie: Schlaganfallprophylaxe bei symptomatischen und asymptomatischen Stenosen?, Dtsch Med Wochenschr 111: 1867–1868
121. Hendrickx P, Luska G, Fischer M, Stegmann T (1985) Periphervenöse DSA der Unterschenkelarterien bei AVK-Patienten. ROFO 143: 341–346
122. Hermanutz KD, Wahlen A, Sobbe A (1975) Die klinische Bedeutung der Angiographie bei der Diagnostik der Panarteriitis nodosa. Röntgenblätter 28: 339–348
123. Herter M, Harder T, Leipner N, Krahe T, Orellano L (1987) Computertomographie und Angiographie bei der Aortendissektion. ROFO 147: 124–131
124. Hessel SJ, Adams DF, Abrams HL (1981) Complications of angiography. Radiology 138: 273–281
125. Higgins CB, Gerber KH, Mattrey RF, Slutsky RA (1982) Evaluation of the hemodynamic effects of intravenous administration of ionic and nonionic contrast materials. Radiology 142: 681–686
126. Hillman BJ (1985) Digital radiology of the kidney. Radiol Clin North Am 23: 211–226
127. Hinshaw DB jr, Triolo PJ, Thompson JR, Hasso AN, Bird CR, Smith DC (1982) Intravenous serial xerographic carotid arteriography. AJR 138: 1155–1158
128. Hinz A, Langer M, Zwicker C (1989) Arterielle digitale Subtraktionsangiographie der unteren Extremität mit hochauflösender 1024er Bildmatrix. Röntgenblätter 42: 257–261
129. Hoffman MG, Gomes AS, Pais SO (1983) Limitations in the interpretation of intravenous carotid digital subtraction angiography. AJNR 4: 1167–1170
130. Hoffmeister HM, Fuhrer G, Platten HP, Heller W (1987) Komplementaktivierung nach intravaskulärer Kontrastmittelgabe: Vergleich zwischen ionischen und nichtionischen Röntgenkontrastmitteln. ROFO 147: 673–657
131. Huber R, Erasmi H, Huber P, Gross-Fengels W (1989) Chirurgische Therapie iatrogener Arterienverletzungen in der Leiste. Chir Praxis 41: 339–340
132. Hwang MH, Piao ZE, Mordock DK, Messmore HL, Giardina JJ, Scanlon PJ (1990) Risk of thromboembolism during diagnostic and interventional cardiac procedures with nonionic contrast media. Radiology 174: 453–457
133. Hynes DM, Gershater R, Edmonds EW (1984) Radiation does implications of digital angiographic systems. AJR 143: 307–312
134. Illescas FF, Baker ME, McCann R, Cohan RH, Silverman PM, Dunnick NR (1986) CT evaluation of retroperitoneal hemorrhage associated with femoral arteriography. AJR 146: 1289–1292
135. Ingrisch H, Holzgreve H, Sommer B, Westerburg KW, Frey KW (1980) Technik der Nierenarteriendarstellung im Rahmen des Ausscheidungsurogrammes. Bolustechnik–Zeitbestimmung–Simultantomographie. ROFO 132: 422–427
136. Insua JA, Young JR, Humphries AW (1970) Popliteal artery entrapment syndrome. Arch Surg 101: 771–775
137. Kadir S (1986) Diagnostic angiography. Saunders, Philadelphia
138. Kappert A (1989) Lehrbuch und Atlas der Angiologie. Huber, Bern
139. Katayama H, Yamaguchi K, Kozuka T, Takashima T, Seez P, Matsuura K (1990) Adverse reactions to ionic and nonionic contrast media. A report from the Japanese Committee on the Safety of Contrast Media. Radiology 175: 621–628
140. Kaye AH, Little JR, Bryerton B, Modic MT (1983) Intravenous digital subtraction angiography in the assessment of patients for carotid endarterectomy. J Neurosurg 59: 835–838

141. Kempczinski RF, Wood GW, Beriatzky Y, Pearce WH (1983) A comparison of digital subtraction angiography and noninvasive testing in the diagnosis of cerebrovascular disease. Am J Surg 146: 203–297
142. Kempter H, Felix R, Aviles C, Kazner E (1984) Zerebrale Durchblutungsstörungen – Abklärung mittels intravenöser digitaler Subtraktionsangiographie und Computertomographie. ROFO 141: 140–144
143. Kersjes W, Harder T, Steudel A, Orellano L (1988) Digitale Subtraktionsangiographie (DSA) bei erworbenen arteriovenösen Fisteln der Extremitäten. ROFO 148: 550–555
144. Keßler M (1982) Fibromuskuläre Dysplasie der A. brachialis. Radiologe 22: 185–187
145. Kinnison M, Perler BA, White jr. RJ (1984) Tailored approach for evaluation of peripheral vascular disease: intravenous digital subtraction angiography. AJR 142: 1205–1209
146. Klooster NJJ, Kitslaar P, Janevski BK (1988) Popliteal entrapment syndrome. ROFO 148: 624–626
147. Kobinia GS, Olbert F, Russe OJ, Denck H (1980) Chronic vascular disease of the upper extremity: radiologic and clinical features. Cardiovasc Intervent Radiol 3: 25–41
148. Kohler B, Riemann JF (1989) Diagnose der gastrointestinalen Blutung. Dtsch Med Wochenschr 114: 548–551
149. Krämer G, Grönniger J, Süß W, Hopf HC (1986) Carotis-Thrombendarterektomie: Hoffnungen und nachweisbare Wirkungen. Dtsch Med Wochenschr 111: 1815–1817
150. Kramann B, Christen N (1978) Die intravenöse Arteriographie im Xeroxbild: Eine nicht-invasive Methode zur Darstellung peripherer Gefäße. ROFO 128: 319–323
151. Krepel V, van Andel G, van Erp W, Breslau P (1985) Percutaneous transluminal angioplasty of the femoropopliteal artery: initial and long-term results. Radiology 156: 325–328
152. Krestin GP, Beyer D, Neufang KFR (1988) Oberbauchorgane und Mesenterialgefäße. In: Neufang KFR, Beyer D (Hrsg) Digitale Subtraktionsangiographie in Klinik und Praxis. Springer, Berlin Heidelberg New York London Paris Tokyo, S 274–290
153. Kristen H, Huber P, Gross-Fengels W, Erasmi H (1988) Das Popliteaaneurysma. Eine Differentialdiagnose der akuten Extremitätenischämie. Dtsch Med Wochenschr 113: 2013–2016
154. Kubal WS, Crummy AB, Turnipseed WD (1983) The utility of digital subtraction arteriography in peripheral vascular disease. Cardiovasc Intervent Radiol 6: 241–249
155. Kuhn M, Gross-Fengels W, Neufang KFR, Krüger J (1990) Bedeutung der i.v. DSA für die Diagnostik der akuten Lungenembolie. Röntgenblätter 43: 188–194
156. Lacombe P, Frija G, Kieffer E, Dubourg O, Shouman E, Thomas D, Heran J, Bismuth V (1986) Intravenous digital subtraction angiography in Takayasu's disease. A report of 32 cases. Eur J Radiol 6: 202–205
157. Landwehr P, Tschammler A, Schäfer RM, Lackner K (1990) Wertigkeit der farbkodierten Duplexsonographie der Dialyseshunts. ROFO 153: 185–191
158. Lanfermann H, Benz-Bohm G, Schaper J, Gross-Fengels W (1990) Multiple Aneurysmen unbekannter Ätiologie im Kindesalter – Komplikationen und diagnostische Möglichkeiten. Röntgenblätter 43: 224–228
159. Langer M, Fiegler W, Hedde JP, Roßdeutscher R, Felix R, Hepp W (1984) Diagnostische Aussagekraft der intravenösen digitalen Subtraktionsangiographie des supraaortalen extrakraniellen Gefäßsystems. ROFO 141: 624–628
160. Langer M, Golde G, Fiegler W, Felix R (1984) Strahlenbelastung des Untersuchers bei der digitalen Subtraktionsangiographie im Continuous-mode-Verfahren. ROFO 141: 544–545
161. Lederer W, Dingler W-H, Gaa J, Brand H, Zöller W, Deininger HK (1989) Die Wertigkeit des transbrachialen Zugangsweges für die arterielle Gefäßdarstellung unter Verwendung von 4-F-Kathetern. ROFO 151: 674–677
162. Lippert H, Pabst R (1985) Arterial variations in man – classification and frequency. Bergmann, München
163. Lüning M, Felix R (Hrsg) (1989) Komplexe bildgebende Diagnostik–Abdomen. VEB Thieme, Leipzig, S 281–283

Lusby RJ, Ehrenfeld WK (1982) Carotid artery surgery based on digital subtraction angiography. Am J Surg 144: 211-214
165. Luscher TF, Lie JT, Stanson AW, Houser OW, Hollier LH, Shepos SG (1987) Arterial fibromuscular dysplasia. Mayo Clin Proc 62: 931-952
166. Lysholm E (1931) Apparatus and technique for roentgen examination of the skull. Acta radiol (Stockh) [Suppl] 12
167. Mas JL, Bousser MG, Hasboun D, Paplane D (1987) Extracranial vertebral artery dissections: a review of 13 cases. Stroke 18: 1037-1047
168. Mason RA, Arbeit LA, Giron F (1985) Renal dysfunction after angiography. JAMA 253: 1001-1004
169. Matsunaga N, Hayashi K, Aikawa H et al. (1987) Digital subtraction angiography in Takayasu arteritis. Acta Radiol Scand 28: 247-252
170. McClennan BL (1987) Low-osmaolality contrast media: premises and problems. Radiology 162: 1-8
171. McCormack LJ, Poutasse EF, Meaney TF (1966) A pathologic-arteriographic correlation of renal arterial disease. Am Heart J 72: 188-198
172. McDonald EJ jr, Malone JM, Eisenberg RL (1976) Arteriographic evaluation of the femoral bifurcation: value of the ipsilateral anterior oblique projection. AJR 127: 955-956
173. Modic MT, Weinstein MA, Pavlicek WA, Gallagher J, Duchesneau PM, Buonocore E, Meaney TF (1983) Intravenous digital subtraction angiography: peripheral versus central injection of contrast material. Radiology 147: 711-715
174. Mokri B, Sundt TM, Houser OW, Piepgras DG (1986) Spontaneous dissection of the cervical internal carotid artery. Ann Neurol 19: 126-138
175. Moll R, Habscheid W, Landwehr P (1991) Häufigkeit des Aneurysma spurium der Arteria femoralis nach Herzkatheteruntersuchung und PTA. ROFO 154: 23-27
176. Moniz E (1927) L'encéphalographie artérielle: son importance dans la localisation des tumeurs cérébrals. Rev Neurol (Paris) 34: 72-90
177. Moore JD, Thompson NW, Appelman HD, Foley D (1976) Arteriovenous malformations of the gastrointestinal tract. Arch Surg 111: 381-388
178. Mützel W, Speck U (1983) Tolerance and biochemical pharmacology of iopromide. In: Taenzer V, Zeitler E (eds) Contrast media. Thieme, Stuttgart, pp 11-17
179. Muller FB, Sealey JE, Case DB et al. (1986) The Captopril test for identifying renovascular disease in hypertensive patients. Am J Med 80: 633-644
180. Musset D, Rosdso J, Petit Pretz P et al. (1988) Acute pulmonary embolism: diagnostic value of digital subtraction angiography. Radiology 166: 455-459
181. Mustafa AA, Janeczek J (1989) Organ doses from cardiac and carotid digital subtraction angiography. Br J Radiol 62: 838-842
182. Neufang KFR (1986) Zur Geometrie exzentrischer Gefäßstenosen bei unterschiedlichen Projektionen – Bedeutung für die angiographische Beurteilung des Stenosegrades, insbesondere mit der Digitalen Subtraktionsangiographie. Digit Bilddiagn 6: 187-191
183. Neufang KFR (1988) Physikalisch-technische Grundlagen der DSA – Röntgenphysik und Apparatetechnik. In: Neufang KFR, Beyer D (Hrsg) Digitale Subtraktionsangiographie in Klinik und Praxis. Springer, Berlin Heidelberg New York London Paris Tokyo, S 1-47
184. Neufang KFR (1988) Strahlenschutz. In: Neufang KFR, Beyer D (Hrsg) Digitale Subtraktionsangiographie in Klinik und Praxis. Springer, Berlin Heidelberg New York London Paris Tokyo, S 48-53
185. Neufang KFR (1988) Aortenbogen und hirnversorgende Arterien. In: Neufang KFR, Beyer D (Hrsg) Digitale Subtraktionsangiographie in Klinik und Praxis. Springer, Berlin Heidelberg New York London Paris Tokyo, S 81-123
186. Neufang KFR (1989) Indikationen zur venösen und arteriellen Digitalen Subtraktionsangiographie (DSA) bei der zerebrovaskulären Insuffizienz – Ein klinisch-radiologisches Konzept. Med Welt 40: 247-257

187. Neufang KFR, Beyer D (1988) Grundlagen und Technik der venösen Kontrastmittelinjektion bei der IV DSA. In: Neufang KFR, Beyer D (Hrsg) Digitale Subtraktionsangiographie in Klinik und Praxis. Springer, Berlin Heidelberg New York London Paris Tokyo, S 55–64
188. Neufang KFR, Beyer D (1988) Niere. In: Neufang KFR, Beyer D (Hrsg) Digitale Subtraktionsangiographie in Klinik und Praxis. Springer, Berlin Heidelberg New York London Paris Tokyo, S 246–273
189. Neufang KFR, Beyer D (1988) Venensystem. In: Neufang KFR, Beyer D (Hrsg) Digitale Subtraktionsangiographie in Klinik und Praxis. Springer, Berlin Heidelberg New York London Paris Tokyo, S 315–331
190. Neufang KFR, Ewen K (1983) Die Strahlenexposition bei der digitalen Subtraktionsangiographie (DSA) der Nieren und des Aortenbogens. ROFO 139: 300–303
191. Neufang KFR, Ewen K (1986) Somatic and genetic radiation exposure of the patient in digital subtraction angiography. Eur J Radiol 6: 222–225
192. Neufang KFR, Ewen K (1989) Geräte- und untersuchungstechnische Einflußgrößen der Strahlenexposition bei der Digitalen Subtraktionsangiographie (DSA). Röntgenblätter 42: 180–186
193. Neufang KFR, Friedmann G (1986) How good is the image quality of renal venous DSA under routine conditions? – A critical analysis of 300 examinations. Eur J Radiol 6: 291–295
194. Neufang KFR, Gross-Fengels W (1988) Hämodialyseshunts. In: Neufang KFR, Beyer D (Hrsg) Digitale Subtraktionsangiographie in Klinik und Praxis. Springer, Berlin Heidelberg New York London Paris Tokyo, S 332–346
195. Neufang KFR, Gross-Fengels W (1990) Vorgetäuschte Stenose der A. femoralis communis durch Palakos nach Hüftgelenksendoprothese – Eine mögliche Fehlerquelle bei der DSA-gestützten Stenosegradbestimmung. Röntgenblätter 43: 329–331
196. Neufang KFR, Gross-Fengels W (1991) Ist die IV DSA zur Planung radiologischer Interventionen bei akuten und chronischen arteriellen Obstruktionen der Becken- und Beinstrombahn ausreichend? Aktuel Radiol 1: 288–293
197. Neufang KFR, Peters PE, Kallenberg A (1982) Angiographie im hohen Lebensalter – Untersuchungstechnik und Ergebnisse. Röntgenblätter 35: 1–8
198. Neufang KFR, Erasmi-Körber H, Wimmer G (1983) Verfahren der Shuntdarstellung bei Dialysepatienten unter besonderer Berücksichtigung der digitalen Subtraktionsangiographie (DSA). Röntgenblätter 36: 145–151
199. Neufang KFR, Friedmann G, Peters PE, Mödder U (1983) Indikationen zur intraarteriellen digitalen Subtraktionsangiographie (IA-DSA) bei Gefäßprozessen. ROFO 139: 160–166
200. Neufang KFR, Mödder U, Lorenz R (1984) Röntgendiagnostik der Venen der oberen Körperhälfte mit digitaler Subtraktionstechnik – Digitale Subtraktionsphlebographie (DSP). Röntgenblätter 37: 8–12
201. Neufang KFR, Peters PE, Friedmann G, Fritze C (1984) Die Aortenbogenangiographie in der präoperativen Diagnostik zerebraler Gefäßerkrankungen – Vergleich von konventioneller Technik und intraarterieller DSA. ROFO 141: 43–49
202. Neufang KFR, Beyer D, Peters PE (1985) Obere gastrointestinale Blutung. In: Beyer D, Mödder U (Hrsg) Diagnostik des akuten Abdomens mit bildgebenden Verfahren – ein klinisch-radiologisches Konzept. Springer, Berlin Heidelberg New York Tokyo, S 280–283
203. Neufang KFR, Beyer D, Peters PE (1985) Untere gastrointestinale Blutung. In: Beyer D, Mödder U (Hrsg) Diagnostik des akuten Abdomens mit bildgebenden Verfahren – ein klinisch-radiologisches Konzept. Springer, Berlin Heidelberg New York Tokyo, S 284–290
204. Neufang KFR, Beyer D, Friedmann G (1986) Die transvenöse Digitale Subtraktionsangiographie am Digitron bei arterieller Verschlußkrankheit der unteren Körperhälfte. electromedica 54: 60–71
205. Neufang KFR, Born HJ, Pfeiler M (1986) Optimierung der Bildqualität bei der DSA mit Hilfe variabler Filteranordnungen (DSA-Filter). electromedica 54: 153–157

206. Neufang KFR, Degenhardt S, Mödder U (1987) Diagnostik der renovaskulären Hypertonie mit venöser DSA: Bildqualität und Aussagekraft 1987 – Eine Standortbestimmung. ROFO 147: 257–261
207. Neufang KFR, Gross-Fengels W, Beyer D (1987) Bedeutung der Untersuchungstechnik und Bildnachverarbeitung für die Qualität der venösen DSA der unteren Extremität. In: Riemann HE, Kollath J (Hrsg) Digitale Radiographie 1986. Schnetztor, Konstanz, S 221–229
208. Neufang KFR, Dorlars D, Gross-Fengels W (1989) Verteilungsmuster atheromatöser Läsionen der Karotisstrombahn – Bedeutung für die angiographische Strategie bei der zerebrovaskulären Insuffizienz. Vasa 18: 304–311
209. Neufang KFR, Theissen P, Deider S, Sechtem U (1989) Thorakale Aortendissektion – Stellenwert von MRT und CT in der Verlaufskontrolle nach prothetischem Aortenersatz. ROFO 151: 659–665
210. Neufang KFR, Dorlars D, Gross-Fengels W (1990) Einfluß der Geometrie atherosklerotischer Karotisläsionen auf deren angiographische Darstellbarkeit – Eine arteriographische Studie. Röntgenblätter 43: 11–15
211. Neufang KFR, Gross-Fengels W, Lorenz R (1990) Radiologische Diagnostik bei Blutungen des Gastrointestinaltraktes. Röntgenblätter 43: 229–236
212. Neumayer K, Schreyer H, Justich E, Lammer J, Bone G, Ladurner G (1985) Senkung der Komplikationsrate zerebraler Angiographien durch eine standardisierte Untersuchungsmethode. ROFO 142: 166–169
213. Novak D, Weber J (1976) Pharmakoangiographie mit Angiotensin. ROFO 124: 301–309
214. Nusbaum M, Baum S (1963) Radiographic demonstration of unknown sites of gastrointestinal bleeding. Surg Forum 14: 374
215. O'Donnell jr TF, Erdoes L, Mackey WC et al. (1985) Correlation of B-Mode ultrasound imaging and arteriography with pathologic findings at carotid endarterectomy. Arch Surg 120: 443–449
216. Picus D, Totty WG (1984) Iatrogenic femoral arteriovenous fistulae: evaluation by digital vascular imaging. AJR 142: 567–570
217. PIOPED (1990) Value of the ventilation-perfusion scan in acute pulmonary embolism – Results of a Prospective Investigation of Pulmonary Embolism Diagnosis (PIOPED). JAMA 263: 2753–2759
218. Poeck K (1986) Moderne Diagnostik und Therapie beim Schlaganfall. Dtsch Med Wochenschr 111: 1369–1378
219. Pond GD, Ovitt TW, Capp MP (1983) Comparison of conventional pulmonary angiography with intravenous digital subtraction angiography for pulmonary disease. Radiology 147: 345–350
220. Reilly RF, Smith CW, Price RR, Patton JA, Diggs J (1983) Digital subtraction angiography: limitations for the detection of pulmonary emboli. Radiology 149: 379–382
221. Reiser UJ (1984) Study of bolus geometry after intravenous contrast medium injection: dynamic and quantitative measurements (chronogram) using an x-ray CT device. J Comput Assist Tomogr 8: 251–262
222. Robb GP, Steinberg J (1939) Visualization of the chambers of the heart, the pulmonary circulation and the great blood vessels in man. AJR 41: 1–17
223. Robertson HJF (1987) Blood clot formation in angiographic syringes containing nonionic contrast media. Radiology 163: 621–622
224. Röntgen WC (1895) Über eine neue Art von Strahlen. Sitzungsber Physikmed Ges Würzburg 137: 132–141
225. Rollins ES, Picus D, Hicks ME, Darcy MD, Bower BL, Kleinhoffer MA (1991) Angiography is useful in detecting the source of chronic gastrointestinal bleeding of obscure origin. AJR 156: 385–388
226. Roos DB (1976) Congenital anomalies associated with thoracic outlet syndrome. Anatomy, symptoms, diagnosis, and treatment. Am J Surg 132: 771–779
227. Roubin G, Chin H, Lembo NJ, Douglas JS, King SB (1988) A prospective trial comparing non-ionic and ionic contrast agents in patients undergoing PTCA. 3rd International Iopamidol Symposium, Washington, D.C.

228. Rubin DL, Burbank FH, Bradley BR (1983) An experimental evaluation of central vs. peripheral injection for intravenous digital subtraction angiography (IV DSA). Invest Radiol 19: 30–35
229. Ruzicka F (1982) The history of intravenous arteriography. In: Mistretta CA, Crummy AB, Strother CM, Sackett JF (eds) Digital subtraction arteriography: an application of computerized fluoroscopy. Year Book Medical Publishers, Chicago, pp 1–6
230. Saddekni S, Sos TA, Srur M, Cohn DJ (1985) Contrast administration and techniques of digital subtraction angiography performance. Radiol Clin North Am 23: 275–291
231. Schlolaut KH, Franken T, Harder T (1985) EKG-getriggerte DSA des Aortenbogens und der supraaortalen Halsgefäße. Röntgenblätter 38: 275–278
232. Schlund GH (1990) Aufklärung und Haftung bei der Angiokardiographie in Klinik und Praxis. Cor Vasa 4: 183–190
233. Schmid-Schönbein H (1985) Hämorheologische Effekte von ionischem und nichtionischem Röntgenkontrastmittel bei normalem und pathologischem menschlichem Blut. In: Zeitler E (Hrsg) Klinische Pharmakologie der Kontrastmittel. Schnetztor, Konstanz, S 184–197
234. Schmiedel E (1987) Pharmakodynamik und Verträglichkeit von Röntgenkontrastmitteln. Röntgenblätter 40: 1–8
235. Schörner W, Kempter H, Banzer D, Aviles C, Weiss T, Felix R (1984) Transvenöse digitale Subtraktionsangiographie (DSA) zur Abklärung der Nierenarterienstenose bei arterieller Hypertonie. Radiologe 24: 171–176
236. Schultz E, Fischer P (1983) Zum Auflösungsvermögen der digitalen Subtraktionsangiographie (DSA) – Messungen zur Schwärzung bei verschiedenen Gefäßkalibern und Gefäßverengungen in Abhängigkeit von der Kontrastmittelkonzentration. ROFO 139: 196–199
237. Schwarten DE, Cutdiff WB (1988) Arterial occlusive disease below the knee: treatment with percutaneous transluminal angioplasty performed with low-profile catheters and steerable guide wires. Radiology 169: 71–74
238. Seeger JF, Carmody RF, Goldstone J (1984) Intravenous digital subtraction angiography of the nearly occluded internal carotid artery. AJR 142: 791–796
239. Seldinger SJ (1953) Catheter replacement of the needle in percutaneous arteriography. Acta Radiol (Stockh) 39: 368–376
240. Sellier N, Chiras J, Benhamou M, Bories J (1983) Spontaneous dissection of the internal carotid artery. Clinical, radiological and evolutive aspects. A propos of 46 cases. J Neuroradiol 10: 243–259
241. Shetty PC, Krasicky GA, Sharma RP, Vemuri BR, Burke MM (1985) Mycotic aneurysms in intravenous drug abusers: the utility of intravenous digital subtraction angiography. Radiology 155: 319–321
242. Sing AK, Agenant MA, Hausman R, Tijtgat GN (1980) Vascular ectasis (angiodysplasias) of the cecum and ascending colon. ROFO 132: 534–541
243. Smith DC, Mitchell DA, Peterson GW, Will AD, Mera SS, Smith LL (1989) Medial brachial fascial compartment syndrome: anatomic basis of neuropathy after transaxillary arteriography. Radiology 173: 149–154
244. Sones PJ jr, Olliver TW jr (1984) Vascular interventional techniques in liver disease. In: Bernhardino, ME, Sones PJ jr (eds) Hepatic radiography. MacMillan New York, p 290
245. Speck U, Press WR, Mützel W (1983) Albuminuria following renal arteriography with various ionic and non-ionic contrast agents in the rat. In: Tänzer V, Zeitler E (eds) Contrast media. Thieme, Stuttgart, pp 25–29
246. Spijkerboer AM, Scholten FG, Mali WPTM, van Schaik JPJ (1990) Antegrade puncture of the femoral artery: morphologic study. Radiology 176: 57–60
247. Steinberg I, Finby N, Evans JA (1959) A safe and practical intravenous method for abdominal aortography, peripheral arteriography and cerebral angiography. AJR 82: 758–772
248. Steinke W, Aulich A, Hennerici M (1989) Diagnose und Verlauf von Carotisdissektionen. Dtsch Med Wochenschr 114: 1869–1875

249. Stevens JM, Barter S, Kerslake R, Schneidau A, Barber C, Thomas DJ (1989) Relative safety of intravenous digital subtraction angiography over other methods of carotid angiography and impact on clinical management of cerebrovascular disease. Br J Radiol 62: 813–816
250. Strandness DE jr (1983) Carotid-vertebral digital subtraction angiography – a surgeon's view. Cardiovasc Intervent Radiol 6: 203–204
251. Sundberg J (1981) Localisation of atheromatosis and calcification in the carotid bifurcation: a post mortem radiographic investigation. Acta Radiol (Stockh) 22: 521–528
252. Tifft CP (1983) Renal digital subtraction angiography – a nephrologist's view. A sensitive but imperfect screening procedure for renovascular hypertension. Cardiovasc Intervent Radiol 6: 231–232
253. Tomac B, Hebrang A (1990) Selektive ambulante transbrachiale intraarterielle DSA der supraaortalen Arterien. ROFO 152: 191–195
254. Trerotola SO, Kuhlman JE, Fishman EK (1990) Bleeding complications of femoral catheterization: CT evaluation. Radiology 174: 37–40
255. Trerotola SO, Kuhlman JE, Fishman EK (1991) CT and anatomic study of postcatheterization hematomas. Radiographics 11: 247–258
256. Triller J, Jegge P, Fritschy P, Fuchs WA (1987) Die peripher venöse und peripher arterielle digitale Subtraktionsangiographie der unteren Extremität. Digit Bilddiagn 7: 5–14
257. Turnipseed WD, Sackett JF, Strother CM, Crummy AB, Mistretta CA (1983) A comparison of standard cerebral angiography with non-invasive Doppler imaging and intravenous angiography. Arch Surg 117: 419–421
258. Vanherweghem JL, Yassine T, Goldman M (1986) Subclavian vein thrombosis: a frequent complication of subclavian vein cannulation for hemodialysis. Clin Nephrol 26: 235–238
259. Vasquez JJ, San Martin P, Barbado FJ et al. (1981) Angiographic findings in systemic necrotizing vasculitis. Angiology 32: 773–779
260. Verordnung über den Schutz vor Schäden durch Röntgenstrahlen (Röntgenverordnung–RöV) (1987) Bundesgesetzblatt Teil 1: 114–133
261. Vollmar J (1975) Rekonstruktive Chirurgie der Arterien. Thieme, Stuttgart
262. Von Lichtenberg A, Swick M (1929) Klinische Prüfung des Uroselektans. Klin Wochenschr 8: 2089–2091
263. Wangemann BU, Wisser G (1990) Prophylaxe des „Kontrastmittelzwischenfalls" durch Allgemeinanästhesie? Radiologe 30: 141–144
264. Weigert F, Lössl P, Eggemann F (1984) Möglichkeiten der konventionellen intravenösen Subtraktionsangiographie (ISA). Röntgenblätter 37: 1–7
265. Wenz W, Beduhn D (1976) Extremitätenarteriographie. Springer, Berlin Heidelberg New York
266. Wenz W, Roth FJ, Brückner U (1969) Die Angiographie bei der akuten Gastrointestinalblutung. Experimentelle Voraussetzungen und klinische Ergebnisse. ROFO 110: 616–629
267. Whittemore AD (1983) Digital subtraction angiography in peripheral vascular disease – a surgeon's view. Cardiovasc Intervent Radiol 6: 250–251
268. Widder B, Kornhuber HH (1987) Wann ist die Operation von Carotisstenosen noch indiziert? Dtsch Med Wochenschr 112: 405–407
269. Witte G, Grabbe E, Bücheler E (1983) Digitale Subtraktionsangiographie (DSA) bei akuter Lungenembolie. ROFO 6: 616–619
270. Wolff H, Schaltenbrand G (1939) Die perkutane Arteriographie der Gehirngefäße. Zentralbl Neurochir 4: 233–239
271. Wood GW, Lukin RR, Tomsick TA (1983) Digital subtraction angiography with intravenous injection: assessment of 1,000 carotid bifurcations. AJR 140: 855–859
272. Yamato M, Lecky JW, Hiramatsu K, Kohda E (1986) Takayasu arteriitis: radiographic and angiologic findings in 59 patients. Radiology 161: 329–334
273. Zanella FE, Friedmann G (1984) Die fibromuskuläre Dysplasie der A. carotis interna. ROFO 141: 53–56

274. Zeitler E (1974) Aortoarteriographie. In: Heberer G, Rau G, Schoop W (Hrsg) Angiologie-Grundlagen, Klinik und Praxis. Thieme, Stuttgart, S 243
275. Zeitler E (1984) Derzeitiger Stand der digitalen Subtraktionsangiographie (DSA). Digit Bilddiagn 4: 145-152
276. Ziedses des Plantes BG (1935) Subtraktion. Eine röntgenographische Methode zur separaten Abbildung bestimmter Teile des Objektes. ROFO 52: 69-79
277. Zimmermann RD, Goldman MJ, Auster M, Chen C, Leeds NE (1983) Aortic arch digital arteriography: an alternativ technique to digital venous angiography and routine arteriography in the evaluation of cerebrovascular insufficiency. AJNR 4: 266-270
278. Zocholl G, Lotz R, Drexler M, Erbel R, Schild H (1987) Unzureichend Formstabilität eine DSA-Pigtailkatheters als Komplikationsursache – Fallbeobachtung und Untersuchung zum Mechanismus. ROFO 146: 62-65
279. Zwicker C, Langer M, Mäurer J, Hepp W (1986) Angiomorphologie arteriosklerotischer Gefäßveränderungen im Bereich der Karotisbifurkation. Röntgenblätter 39: 209-215

Teil II Radiologische Interventionen

4 Perkutane transluminale Angioplastie (PTA)

4.1 Grundlagen

4.1.1 Historische Entwicklung

Das Verfahren der perkutanen transluminalen Angioplastie von arteriosklerotischen Läsionen geht auf Charles Dotter und Mel Judkins zurück [72]. Diese perkutanen Behandlungen wurden zunächst nicht mit einem Ballonkatheter, sonder mit teleskopartigen, koaxialen Kathetersystemen durchgeführt. Nach Passage der Stenosen oder Verschlüsse mit einem Führungsdraht wurde das betroffene Segment zunächst durch einen 2,6 mm (entspricht 8 French) im Durchmesser betragenden, geraden Katheter gedehnt. Über diesen 8-F-Katheter wurde anschließend zur weiteren Dilatation ein 12-F-Katheter vorgeschoben. Durch dieses Verfahren war eine maximale Aufdehnung des Gefäßinnenlumens auf 4 mm möglich [298]. Die perkutane Gefäßrekanalisation wurde in den USA zunächst mit Zurückhaltung aufgenommen und Charles Dotter von einigen Kollegen als „crazy Charlie" tituliert. Van Andel und Zeitler verbesserten das ursprüngliche Verfahren durch die Entwicklung eines an der Spitze schmalen, nach proximal stufenlos breiter werdenden Katheters, wodurch ein weniger traumatisierendes Vorgehen ohne Katheterwechsel möglich wurde.

Der Wunsch, anstelle von tangentialen Scherkräften eine mehr radiär ausgerichtete Kraft im Stenosebereich zu applizieren und neben Femoralarterien auch die kaliberstärkeren Iliakalgefäße zu behandeln, führte 1973 zur Entwicklung eines Ballonkatheters durch Porstmann [214]. Dieser Ballon, der an den Fogarty-Katheter erinnerte, wies im entfalteten Zustand eine nahezu kugelige Form auf. Da sich reine Latexballons als zu instabil erwiesen und die Tendenz hatten, dem Widerstand der Stenose auszuweichen, versah Porstmann seine Latexballons korsettartig mit 4 Teflonstreifen. Die ungünstige kugelige Ballonform und die ungleichmäßige Kraftverteilung standen jedoch einer erfolgreichen Anwendung dieses Kathetertyps entgegen.

Der entscheidende Durchbruch gelang 1974 dem in Dresden geborenen Andreas Grüntzig. Er entwickelte zusammen mit H. Hopff einen Doppellumenkatheter, der aus einem Grundkatheter bestand, über den ein dünnwandiges Plastikschlauchstück gezogen wurde. Als Material verwandte er ein festeres Polyvinylchlorid (PVC). Durch diesen form- und druckstabilen Ballontyp konnten stärkere radiäre Kräfte auf die Gefäßwand ausgeübt und effektivere Dilatationen durchgeführt werden. Weitere Meilensteine der PTA waren, nach erfolgreichen tierexperimentellen Erprobungen, die 1977 und 1978 durch Grüntzig durchgeführten koronaren und renalen Dilatationsbehandlungen [118–121].

4.1.2 Prinzip der Ballonangioplastie

Dotter und Judkins gingen davon aus, daß eine zu erzielende Gefäßerweiterung auf einer Kompression der atherosklerotischen Plaques beruhe. Sie postulierten, daß diese in Media und Adventitia hineingepreßt würden, wobei die intakten äußeren Wandschichten als eine Art Widerlager dienen sollten. Ferner vermuteten sie, daß es durch die Kompression zu einer Volumenabnahme des Plaques mit Austritt von flüssigen Bestandteilen käme [72]. Diese Plaquekompression und longitudinale Umverteilung wurde auch als „remolding" oder „cold-flow" bezeichnet.

Bis Anfang der achtziger Jahre wurde dieses Konzept von den meisten Arbeitsgruppen akezptiert [118–121]. Klinische und pathomorphologische Erfahrungen sprechen aber dafür, daß atherosklerotische Plaques eine teilweise sehr harte Konsistenz aufweisen und nicht komprimierbar sind. Gegen das Konzept der Plaquekompression spricht ferner die Tatsache, daß die Ballonangioplastie auch bei nicht atherosklerotischen Läsionen, z. B. bei narbigen, postoperativen oder kongenitalen Stenosen wirksam sein kann [175, 205, 234]. Diese Widersprüche gaben Anlaß zu weiteren Untersuchungen.

Nach Castaneda-Zuniga [50] kommt es bei der PTA zu einer Überdehnung der gesamten Gefäßwand. Bei fortschreitender Dilatation wird zunächst eine oberflächliche Rißbildung, später eine Fragmentation der atherosklerotischen Plaques erkennbar. Lefzenartige Intima- bzw. Plaqueeinrisse bleiben bei mittelgradiger Dilatation umschrieben, reichen u. U. aber bereits aus, um zu einer Zunahme des Gefäßquerschnitts zu führen [36, 50, 92, 93, 166, 167, 306]. Mit größerem relativen Ballondurchmesser und steigendem Dilatationsdruck nehmen auch die morphologischen Veränderungen der Gefäßwand zu [306]. Der Intimaeinriß reicht bis zur Tunica media, und es kommt zu einer meist semizirkulären Trennung der beiden Wandschichten. In stenosierten Gefäßen wirken nichtkomprimierbare Plaques als eine Art Widerlager und verstärken den Druck auf die Gefäßwand bei der Angioplastie. Überschreitet der Ballondurchmesser bzw. -querschnitt den ursprünglichen Gefäßdurchmesser um mehr als 10%, ist an atherosklerotischen Gefäßen mit einer bleibenden Dilatation der Media und Adventitia zu rechnen.

Die für eine erfolgreiche PTA notwendige Überdehnung sämtlicher Wandschichten wird anhand eines weiteren Versuchs verdeutlicht: Umgibt man eine atherosklerotisch stenosierte Arterie mit einem eng anliegenden Glaszylinder, der die Überdehnung des Gefäßes verhindert, ist eine Lumenerweiterung in der Regel nicht möglich [50]. Die bei der Dilatation des Ballons auftretenden Beschwerden sollen auf eine Adventitiaüberdehnung zurückgehen. Becker et al. [24] wiesen darauf hin, daß bei ansprechbaren, kooperativen Patienten ein

Grundlagen

Fehlen dieses temporären Druck- bzw. Schmerzgefühls als sicheres Zeichen einer Unterdilatation gewertet werden kann. Bleiben diese Schmerzen dagegen in unverminderter Stärke nach Ballonentleerung bestehen, kann eine Adventitiaruptur vorliegen.

In nicht atherosklerotisch veränderten Gefäßen ist eine deutliche Überdehnung der Gefäßwand möglich, ohne daß daraus eine bleibende Erweiterung des Gefäßdurchmessers resultiert. Die Arbeitsgruppe um Amplatz führte Ballonangioplastien an gefäßgesunden Kaninchen durch. Erst bei mehr als 25- bis 50%iger Überdehnung konnte eine bleibende Erweiterung angiographisch dokumentiert werden [306].

Bei erheblicher Gefäßtraumatisierung durch die PTA kann es zu einer Mediafibrose kommen. Die initiale Initimaproliferation verringert durch Bildung einer Neointima die Thrombogenität der Gefäßwand im Angioplastiebereich, eine überschießende Intimaproliferation kann jedoch im weiteren Verlauf Ursache einer Restenose sein. Im Tierversuch zeigten die Vasa vasorum nach Ballonangioplastie eine starke Regenerationsfähigkeit. Zollikofer [306] erklärt damit, warum es auch bei stärkerer Überdehnung nicht zur Aneurysmabildung kommt. Aufgrund der oben beschriebenen Zusammenhänge kann die Ballonangioplastie als lokalisierte, kontrollierte Gefäßverletzung angesehen werden [36]. Sanborn et al. [236] sprachen von einer umschriebenen, therapeutischen Aneurysmabildung durch die PTA.

4.1.3 Material

Selektivkatheter

Zur Sondierung der jeweiligen Gefäßabschnitte stehen zahlreiche Typen von Selektivkathetern zur Verfügung. Für die A. subclavia wird vorzugsweise ein 6-F-Sidewinder- oder Headhunterkatheter verwandt. Für die Nierenarterien eignen sich besonders Cobra- oder Sidewinderkatheter. Diese erlauben auch eine Sondierung der kontralateralen Beckenstrombahn in der sogenannten Cross-over-Technik. Im Extremitätenbereich kommen in der Regel leicht vorgebogene 5-F-Multipurposekatheter zur Anwendung.

Führungsdrähte

Sie sind aus 3 Hauptkomponenten aufgebaut:

1. Äußerer, gewickelter Spiraldraht (spring-guide) aus qualitativ hochwertigem, rostfreien Stahl.
2. Dünner, sehr reißfester Sicherheitsdraht (safety wire), der innen im Spiraldraht verläuft und am proximalen und distalen Ende fixiert ist. Der Sicherheitsdraht verhindert bei Bruch des Spiraldrahts eine Embolisation von Drahtfragmenten und steht einer unerwünschten Streckung der Spiralwindungen entgegen.

3. Innen liegender Kern (Seele). Dieser Kern (mandrel core) ist entweder mit den anderen Komponenten fest verbunden (fixed core) oder läßt sich koaxial im Inneren des Spiraldrahts vor- und zurückführen (movable core).

Für die Ballonangioplastie haben folgende Spezialkonstruktionen besondere Bedeutung:

Bentson-Draht: Dieser Führungsdraht zeichnet sich durch eine 8–15 cm lange, sehr weiche Spitze (floppy tip) aus. Der Kern verjüngt sich nach distal. Durch diese konische Form des Kerndrahts wird die Steifigkeit der Spitze nach distal stufenlos verringert. Im Gegensatz zu anderen Führungsdrähten ist die Spitze deutlich weicher. Abrupte Änderungen der Steifigkeit, die eine Knickbildung begünstigen, treten nicht auf. Nach eigenen Erfahrungen ist dieser Draht wesentlich weniger traumatisierend als z. B. der Rosen- oder Newton-Draht. Bei vorsichtiger, durchleuchtungskontrollierter Manipulation ist mit dem Bentson-Draht eine Gefäßperforation praktisch ausgeschlossen. Die Passage von hochgradigen exzentrischen Stenosen wird wesentlich erleichtert. Kunststoffummantelte Titankonstruktionen (Terumo) bieten weitere Vorteile.

Steuerbare Führungsdrähte: Sie weisen einen steiferen, torsionsstabilen Kerndraht auf, der mit einem vorgeformten gebogenen Spiraldraht fest verbunden ist. Dadurch läßt sich eine Drehstabilität erzielen, d. h. Bewegungen des proximalen Drahtendes werden besser auf die distale Drahtspitze übertragen. Durch Anzahl und Lage der Befestigungspunkte von Kern und Spiraldraht läßt sich bei der Herstellung die Drehstabilität variieren. Besonders dünne torsionsstabile Führungsdrähte besitzen Spitzen aus Gold- oder Platindraht.

Austauschdrähte: Für den technischen Erfolg einer Ballonangioplastie ist die primäre, atraumatische intravasale Passage der Obstruktion von entscheidender Bedeutung. Im weiteren Ablauf muß der Ballonkatheter nachgeführt und sicher in der Obstruktion plaziert werden. Dieser Vorgang wird durch einen sog. Austauschdraht (heavy-duty exchange wire, z. B. Amplatz-Draht) erleichtert, der über den bereits distal der Obstruktion liegenden Selektivkatheter eingewechselt wird. Die Spitzen dieser Drähte sind relativ weich und unterschiedlich lang. Der proximale Abschnitt des Drahts ist durch einen rigiden, starken Kern versteift. Ballonkatheter können mit Hilfe dieser Drähte auch in stark gewundenen Gefäßabschnitten oder über einer steilen Aortenbifurkation plaziert werden.

Dilatationskatheter

Die ersten Dilatationskatheter bestanden aus Latex, ließen sich nur bei sehr weichen Läsionen verwenden und neigten zur Ruptur, da sie sich in Richtung des geringsten Widerstandes ausdehnten und nicht formstabil waren. PVC-Ballons waren form- und druckstabiler und ließen erstmals die Behandlung auch härterer fibrotischer Läsionen zu. Allerdings neigten auch sie bei höheren

Drücken zur Deformierung und Größenzunahme. Der Sicherheitsabstand zwischen nominellem Arbeitsdruck und Berstungsdruck war relativ gering. (Die Zunahme des Ballondurchmessers in Abhängigkeit vom Dilatationsdruck wird auch als „Compliance" bezeichnet.) In der Folgezeit wurde der Versuch unternommen, die Ballons mit eingewebten Nylonfäden zu verstärken. Beim Zerreißen dieser integrierten Netze wurden, wenngleich erst bei hohen Drücken, umschriebene traumatisierende Ballonierungen der Angioplastiekatheter gesehen [307, 308].

Verschiedene Hersteller bieten heute Dilatationskatheter mit unterschiedlichen Ballondimensionen an. Die Ballonlängen variieren von 1,7–10 cm, die Durchmesser von 2–15 mm. Ferner können Sonderanfertigungen geordert werden. Der Ballondurchmesser wird in der Regel so gewählt, daß er dem angiographisch bestimmten, regulären Durchmesser des betroffenen Gefäßes entspricht oder diesen um maximal 1 mm überschreitet. Inwieweit ein deutlich größerer Ballon gewählt werden sollte, ist Gegenstand kontroverser Diskussionen [263]. Die maximale Druckbelastbarkeit der Ballons liegt meist zwischen 4 und 18 bar.

4.1.4 Technische Durchführung

Neben einer allgemeinen körperlichen Untersuchung setzt jede PTA eine umfassende, vorzugsweise schriftlich dokumentierte Aufklärung und Einwilligung des Patienten voraus. Über die medikamentöse Vor-, Zusatz- und Nachbehandlung wird an anderer Stelle berichtet. Bei der technischen Durchführung lassen sich die folgenden Vorgehensweisen unterscheiden:

Methode A: Der obstruierte Gefäßbereich wird unter Zuhilfenahme eines geeigneten Selektivkatheters passiert. Nach erfolgreicher intraluminaler Passage wird ein gerader Ballonkatheter nachgeführt.

Methode B: Mit einem entsprechend vorgeformten, relativ starren Führungskatheter wird der Gefäßbereich sondiert. Ein kleinerer, innen liegender Ballonkatheter wird koaxial durch den Außenkatheter vorgeschoben (Mutter-Tochter-System).

Methode C: Zur Sondierung von spitzwinklig abgehenden Gefäßen wird ein bereits vorgeformter (z.B. Sidewinderkonfiguration) Ballonkatheter verwandt. Der sonst übliche Katheterwechsel entfällt.

Methode D: Die primäre Passage und anschließende Dilatation erfolgt mit einem Führungsdraht, auf den außen ein Dilatationsballon montiert ist (Tegtmeyer: „Guide wire angioplasty" [262]).

Eine qualitativ hochwertige prätherapeutische Arteriographie gestattet die exakte Vermessung und Markierung der Obstruktion. Eine IV-DSA als Voruntersuchung reicht zur definitiven Therapieentscheidung nicht aus. Zwar kann bereits in der ambulanten Phase ein Therapieplan ausgestellt werden, das Ergebnis der IV-DSA muß jedoch obligat durch eine arterielle Darstellung prätherapeutisch überprüft werden. Bei angiographisch nicht eindeutigen Befunden kann insbesondere im Beckenbereich eine blutige transstenotische Druckmessung erfolgen. Ein Ruhegradient von ≥ 20 mmHg gilt als hämodynamisch relevant. Belastungsbedingungen lassen sich z. B. durch i.a.-Gabe von Vasodilatanzien (20 mg Tolazolin-Lsg.; 20 ml Papavarin) imitieren. Ein Druckgradient von 18 % soll nach Peene [211] die Therapiebedürftigkeit anzeigen.

4.1.5 Medikamentöse Zusatztherapie im Rahmen der PTA

Im Rahmen einer PTA können sich komplexe, zum Teil unerwünschte pathophysiologische Veränderungen ereignen. Einige dieser Mechanismen lassen sich medikamentös beeinflussen [60]. Eine pharmakologische Zusatztherapie erleichtert daher die Durchführung der PTA, mindert das Behandlungsrisiko und soll den Therapieerfolg langfristig sichern.

Medikamentöse Zusatztherapie zur Verringerung thrombembolischer Komplikationen

Bei der medikamentösen Prophylaxe arterieller Gefäßverschlüsse nach PTA muß zwischen frühen Verschlüssen bzw. Neuverschlüssen, die noch während des Eingriffes oder in den ersten Tagen danach auftreten, und der Prävention von Spätverschlüssen unterschieden werden [299]. Früh- bzw. Wiederverschlüsse im Rahmen einer PTA lassen sich durch folgende pathophysiologische Mechanismen erklären:

1. Durch die Ballonangioplastie wird ein erhebliches lokales Gefäßtrauma induziert, das mit Deendothelialisierung, Intima- und Plaqueeinrissen sowie einer irreversiblen Intima- und Mediaüberdehnung einhergeht. Die verletzten Gefäßabschnitte werden rasch von Thrombozytenaggregaten bedeckt. Eine so induzierte, fortschreitende parietale Thrombosierung kann zum akuten Gefäßverschluß nach PTA führen, insbesondere bei reduziertem Flow im Angioplastiebereich [53].
2. Darüber hinaus ist eine rein mechanische Verlegung des Gefäßlumens durch abgelöste atherosklerotische Plaques oder Fremdkörper (Teile von Führungsdraht, Selektivkatheter, Ballonkatheter) möglich.
3. Der Ballonkatheter kann das primär stenosierte Restlumen vollständig verlegen, so daß bei ungenügendem oder behindertem Kollateralfluß eine Stase mit sekundärer Thrombose entsteht.
4. Eine Thrombosierung wird über eine Behinderung des arteriellen Zustroms aufgrund großlumiger, proximal plazierter Einführungsbestecke (sog. Schleusen) und zu straff angelegter Kompressionsverbände begünstigt.
5. Darüber hinaus besteht eine Wechselwirkung zwischen Thrombose und Spasmus, auf die weiter unter näher eingegangen wird.

Grundlagen

Zur medikamentösen Prophylaxe von Frühverschlüssen werden vor allem Thrombozytenaggregationshemmer, Heparine, Fibrinolytika, Rheologika und Spasmolytika eingesetzt.

Acetylsalicylsäure (ASS). ASS führt bereits nach einmaliger Applikation relativ niedriger Dosen (100 – 150 mg/d) zur Inhibierung des Enzyms Zyklooxygenase. Diese Zyklooxygenase steuert die Synthese von bestimmten Endoperoxyden, die wiederum Vorläufer der wirkungsvollen Plättchenaggregation Thromboxan A_2 und Prostazyklin sind. Eine Hemmung des Prostazyklins ist jedoch nur bedingt erwünscht, da diese Substanz als sehr potenter Vasodilatator gilt. In Dosierungen von 500 mg/d führt ASS zu einer leichten Gerinnungshemmung. In noch höheren Dosierungen ist die Adhäsionsneigung der Thrombozyten an Oberflächen vermindert [284].

Die optimale Dosierung von ASS zur Sekundärprophylaxe der Arteriosklerose ist derzeit Gegenstand weiterer Untersuchungen. Hach sprach sich bis zur Vorlage weiterer Studien für die Beibehaltung hoher Dosierungen aus [124]. Über die Wirksamkeit niedrig dosierter ASS zur Nachbehandlung von renalen oder peripheren perkutanen Angioplastien liegen derzeit noch keine klinischen Untersuchungen vor.

Dipyridamol potenziert die Wirkung des Adenosins durch Hemmung des Adenosinabbaus. Adenosin bewirkt eine Gerfäßdilatation [248]. Erhöhte Spiegel von Cyclo-AMP inhibieren wiederum die Thrombozytenaggregation. In Kombination mit ASS kommt es zu einer synergistischen Abschwächung der Thrombozytenfunktionen [201].

Zur Vorbehandlung mit ASS und Dipyridamol sind in der Literatur folgende Empfehlungen häufig zu finden: Eine Prämedikation erfolgt mit mindestens 2mal 500 mg ASS p.o., am Vortag beginnend. Ersatzweise kann kurz vor der PTA eine i.v.-Injektion von mindestens 1000 mg ASS erfolgen. Alternativ wird mit mindestens 660 mg ASS und 150 mg Dipyridamol prämediziert [298].

Brewer et al. [42] wiesen darauf hin, daß bei Patienten mit einem sog. Blue-toe-Syndrom (thrombembolischer Verschluß der distalen Unterschenkelgefäße) eine kurzfristige Prämedikation nicht ausreicht. Sie empfahlen bei diesem Krankheitsbild [161] eine mindestens 6- bis 12wöchige medikamentöse Vorbehandlung [42].

Heparin ist aus einer heterogenen Gruppe von Polysacchariden zusammengesetzt. Heparin hat einen antikoagulativen Effekt, der aus der Interaktion mit Antithrombin III erklärt wird. Antithrombin III wiederum inaktiviert Thrombin. Da Heparin die Bildung des Komplexes aus Antithrombin III und Thrombin begünstigt, führt eine Heparinapplikation zur Erniedrigung des zirkulierenden Antithrombins III. Daraus kann ein paradoxer Heparineffekt entstehen, der allerdings bei einer Gesamtdosis von weniger als 10000 IE nicht zu erwarten ist. Gleiches gilt für eine heparininduzierte Thrombozytenaggregation. Im Rahmen einer PTA ist hingegen die hemmende Wirkung des Hepa-

Tabelle 4.1. Medikamentöse Zusatzbehandlung (Frühphase nach PTA)

Autoren	Ort	ASS [mg]	Dipyridamol [mg]	Dextran [ml]	Heparin [IE]	Ergebnis [%]
Zeitler (1976)	Ext.	1500	–	–	5000 i.a.	4,6 Früher Wiederverschluß
		1500 (prä)	–	–	5000 + 5000 1–1,5 tsd/h für 1–2 d	7,0 Früher Wiederverschluß
		–	–	–	5000 + 5000 1–1,5 tsd/h für 1–2 d	21 Früher Wiederverschluß
Hess (1978)	Ext.	990	225	–		84 Offen n. 14 d
		990	–	–		70 Offen n. 14 d
Schwartz (1988)	Cor	990	225	500	10.000 + 200–500/h 3–12 h	1,6 Akuter Infarkt
		–	–	500	10.000 + 200–500/h 3–12 h	6,9 Akuter Infarkt

rins auf die Proliferationsneigung von glatten Gefäßmuskelzellen erwünscht [34, 282].

Nahezu alle Arbeitsgruppen sprechen sich für eine intraarterielle oder intravenöse Gabe von 5000–10000 IE Heparin aus. Wallace et al. [282] konnten schon 1972 zeigen, daß sich mit dieser Dosierung bei der Arteriographie ein deutlicher, 1–3 h anhaltender systemischer Effekt erzielen läßt, der die Inzidenz thrombembolischer Komplikationen reduzieren dürfte. Vergleichende Untersuchungen über die Vorteile einer intraarteriellen oder intravenösen Applikation von Heparin im Rahmen einer PTA liegen nicht vor. Die Mehrzahl der Autoren bevorzugt die intraarterielle Heparingabe.

Von einer Antagonisierung des Heparins mit Protaminsulfat wird nach PTA im allgemeinen abgesehen [297], es sei denn, lokale Blutungskomplikationen sind nicht anders zu beherrschen [201]. Die Interaktionsmöglichkeit von ASS und Heparin mit verstärkter Blutungsneigung sind zu beachten.

Tabelle 4.1 zeigt die Frühergebnisse von 3 Arbeitsgruppen in Abhängigkeit von der medikamentösen Zusatztherapie. Zeitler et al. [299] wiesen nach, daß der Vorbehandlung mit ASS für die Vermeidung eines frühen Wiederverschlusses entscheidende Bedeutung zukommt. Schwartz et al. [245] kamen in einer kürzlich publizierten Untersuchung zu ähnlichen Ergebnissen. Bei der Koronardilatation konnten sie durch eine Vorbehandlung mit 990 mg ASS und 225 mg Dipyridamol die akute Infarktrate signifikant auf 1,6% senken (Placebogruppe: 6,9%).

Spasmolytika, Vasodilatanzien. Gefäßspasmen können die erfolgreiche Durchführung einer radiologischen Intervention beeinträchtigen oder vollständig

Grundlagen

Tabelle 4.2. Anwendung von Vasodilatantien bzw. Spasmolytika bei perkutanen transluminalen Angioplastien

Autoren	Substanz	Handelsname	Dosis	Applikation
Greenfield (1982)	Tolazolin	Priscol	25 mg	i.a.
	Lidocain	Lidocain-Lsg.	50 mg	i.a.
Beinart (1983)	Heparin	Thrombophob	4000 IE	i.v.
			2000 IE	i.a.
Katzen (1984)	Nitroglyc.	Nitro-Mack	0,1–0,2 mg	i.a.
	Nitroglyc.	Nitrolingual	0,3–0,4 mg	s.l.
	Nifedipin	Adalat	10–30 mg	s.l.
	Lidocain	Lidocain-Lsg.	100 mg	i.a.
Kadir (1984)	Reserpin	Serpasil	0,1–1 mg	i.a.
	Phentolamin	Regitin	0,1 mg/min	i.a.
Tegtmeyer (1986)	Verapamil	Isoptin	2,5 (+ 2,5)mg	i.a.
Schwartz (1988)	Diltiazem	Dilzem	60 mg	p.o.

verhindern. Spasmen reduzieren den Flow und begünstigen die sekundäre Thrombosierung. Darüber hinaus gehen arterielle Thrombosen häufig mit Spasmen einher. Gefäßspasmen werden bei der koronaren, renalen und poplitealen PTA zum Teil in mehr als 25% beobachtet [27]. LeVeen et al. [168] prüften tierexperimentell die Wirksamkeit verschiedener Spasmolytika. Die Autoren kamen zu folgenden Ergebnissen: Eine Prämedikation mit Heparin konnte Spasmen verhindern, Verapamil konnte diese lösen. Eine Prophylaxe mit Verapamil war nur in Gegenwart von Heparin wirksam. Tolazolin erhöhte den Flow im dilatierten Bereich durch eine Senkung des peripheren Gefäßwiderstandes. Eine direkte Beeinflussung von Spasmen erschien unwahrscheinlich. Prazosin zeigte in der Untersuchung von LeVeen et al. [168] auf bereits eingetretene Gefäßspasmen keine Wirkung.

Zur Vermeidung weitergehender Komplikationen müssen Vasodilatanzien bzw. Spasmolytika sofort verfügbar sein. In Tabelle 4.2 sind die Empfehlungen einiger Autoren zusammengefaßt. Häufig werden Lidocain, Nitroglycerin, Tolazolin oder Verapamil intraarteriell appliziert. Inzwischen ist auch Nifedipin zur intraarteriellen Anwendung zugelassen.

Infusionslösungen. Im eigenen Arbeitsbereich gilt die Regel, keine radiologische Intervention ohne sicheren venösen Zugang durchzuführen. Im Notfall geht so keine Zeit mit dem Legen eines Venenkatheters verloren, wobei die Venenpunktion durch eine Kreislaufdepression zusätzlich erschwert sein kann. Darüber hinaus wird durch die Applikation von Infusionslösungen eine ausreichende Hydratation gewährleistet. Die Patienten sind zum Zeitpunkt der Intervention in der Regel seit mehr als 12 h nüchtern, d.h., in diesem Zeitraum sollte keine Aufnahme fester Speisen erfolgen, Wasser oder ähnliche Getränke sind bis 2 h vor der Untersuchung erlaubt. Vorbereitungen mit Laxanzien verstärken zusätzlich die Dehydratation, die zu verschlechterter Blutrheologie und verschlechterter renaler Kontrastmittelbelastbarkeit führt. Eisenberg et al. [76] sowie Kerstein et al. [154] wiesen auf die entscheidende Bedeutung einer ausreichenden Hydratation für die renale Kontrastmitteltoleranz hin. Als besonders gefährdet müssen Patienten mit schlecht einstellbarem Diabetes mellitus angesehen werden. Neben Elektrolyt- und Basislösungen setzen einige Arbeitsgruppen bei Gefäßinterventionen niedermolekulare Dextranlösungen ein. Sie vermindern die Viskosität des Blutes, reduzieren Sludgephänomene und schwächen die Aggregationsneigung von Thrombozyten und Erythrozyten ab. Dextrane (z. B. Rheomacrodex) können allerdings erhebliche anaphylaktische Reaktionen auslösen sowie initial die Blutviskosität erhöhen. Zur Verbesserung der Rheologie können ferner Stärkelösungen appliziert werden (z. B. Plasmasteril).

Medikamentöse Therapie zur Vermeidung von Restenosen und erneuten Verschlüssen in der Spätphase nach PTA

Eine erneute Verschlechterung anigoraphischer Befunde und der klinischen Symptomatik ist in der Spätphase nach PTA unter anderem durch folgende pathophysiologische Mechanismen erklärbar [79]:

1. Fortschreiten der Grunderkrankung mit Stenosen oder Verschlüssen proximal und distal sowie im unmittelbaren Angioplastiebereich.
2. Zunehmende Proliferation der nach PTA von der Media in die Intima einwachsenden glatten Muskelzellen. Diese Proliferation wird durch Thrombozytenablagerungen im PTA-Bereich stimuliert und kann über mehrere Monate progredient verlaufen.
3. Thrombembolische Ereignisse unabhängig von der Grunderkrankung und der vorangegangenen Angioplastie.

Zur medikamentösen Langzeitprophylaxe nach PTA liegen in der Literatur sehr unterschiedliche und noch unvollständige Angaben vor [83]. Einige Autoren empfehlen eine Therapiedauer von 2–3 Wochen, andere sprachen sich für eine 12monatige oder unbegrenzte Nachbehandlung aus [13, 39]. Zur Sekundärprophylaxe der Arteriosklerose werden ASS-Dosierungen von 320–1500 mg/d empfohlen, wobei bis zur Vorlage weiterer Studien für die Beibehaltung der höheren Dosierung votiert wird. Andere Untersucher vermuten, daß nach PTA eine Tagesdosis ASS von 100 mg ausreicht [248]. Aus Tabelle 4.3 sind die Spätergebnisse einiger Arbeitsgruppen in Abhängigkeit von der medikamentösen Nachbehandlung zu entnehmen.

Staiger et al. [256] beobachteten 1 Jahr nach femoropoplitealer bzw. iliakaler PTA die höchste Durchgängigkeitsrate (79%) unter einer Monotherapie von ASS, die niedrigste Durchgängigkeitsrate (64%) in der Gruppe ohne spezifische Nachbehandlung.

Hess et al. [129] sahen nach 2 Jahren bei 44 Patienten keine eindeutigen Unterschiede zwischen der Marcumar- und Asasantingruppe.

Bei 44 von uns selbst untersuchten Patienten wurde der klinische Stadienverlauf nach PTA in Abhängigkeit von der medikamentösen Nachbehandlung prospektiv geprüft. Nach 6 Monaten ergab sich zwischen den Gruppen mit Aggregationshemmern, Cumarinderivaten oder ohne spezifische Nachbehandlung kein signifikanter Unterschied (p > 0,2). Allerdings traten gastroin-

Grundlagen

Tabelle 4.3. Ergebnisse der medikamentösen Nachbehandlung in der Spätphase nach PTA (*M* Monate, *AP* Angina pectoris)

Autoren	Ort	ASS [mg]	Dipyridamol [mg]	Cumarine	Ergebnis [%]
Staiger et al. (1980)	Extr.	1500	–	–	79 Offen nach 12 M.
		990	225	–	75 Offen nach 12 M.
		–	–	–	64 Offen nach 12 M.
Hess u. Mietaschk (1982)	Extr.	990	225	–	56,5 Offen nach 24 M.
		–	–	x	71,4 Offen nach 24 M.
Thornton et al. (1984)	Cor	325	–	–	21 Restenosen (AP > 6 M.)
		–	–	x	44 Restenosen (AP > 6 M.)
Schwartz et al. (1988)	Cor	990	225	–	37,7 Restenosen n. 4–7 M.
		–	–	–	38,8 Restenosen n. 4–7 M.

testinale Nebenwirkungen bei 13,3 % der mit Thrombozytenaggregationshemmern nachbehandelten Patienten auf.

Eine noch andauernde, umfangreiche, multizentrische prospektive Studie (GAMS) soll Aufschluß über die geeignete medikamentöse Behandlung nach femoropoplitealer und iliakaler PTA bringen.

4.1.6 Derzeitiges Behandlungsschema

Unter Berücksichtigung der Mitteilungen anderer Arbeitsgruppen und der eigenen Ergebnisse findet derzeit folgende medikamentöse Zusatztherapie Verwendung:

1. Eine medikamentöse Vorbehandlung mit Thrombozytenaggregationshemmern ist obligat. Spätestens am Vortag der PTA erhalten die Patienten in der Regel 500 mg ASS p.o. oder 660 mg ASS p.o. und 150 mg Dipyridamol p.o.
2. Auf eine ausreichende orale oder intravenöse Flüssigkeitszufuhr wird exakt geachtet.
3. Nach Passage des Angioplastiebereiches werden 5000 (bis 8000) IE Heparin intraarteriell appliziert.
4. Die prophylaktische Applikation von Spasmolytika bzw. Vasodilatanzien erfolgt bei peripheren Dilatationen im Extremitätenbereich (distal der Patella oder der Ellenbeuge), renalen Angioplastien im distalen Drittel der Nierenarterien oder weiter peripher und bei Shunt-PTA mit Sondierung des arteriellen Shuntschenkels.
5. Auf eine Antibiotikaprophylaxe im Rahmen der PTA wird verzichtet.
6. Die medikamentöse Behandlung nach PTA besteht in der Regel in der Gabe von ASS in Kombination mit Dipyridamol, wobei die höhere Dosierung

beibehalten wird (ca. 500 mg ASS). Die Nachbehandlung wird für mindestens 6 Monate empfohlen.
7. Eine protrahierte Applikation von Heparin wird in der Regel nicht durchgeführt.
8. Bei kooperationsfähigen Patienten mit rekanalisierten langstreckigen Verschlüssen im unteren Extremitätenbereich (insbesondere bei vermindertem peripheren Ausstrom) wird – eine geeignete berufliche Situation vorausgesetzt und unter Beachtung entsprechender Kontraindikationen – eine Nachbehandlung mit Cumarinderivaten empfohlen.
9. Die Patienten werden eindringlich auf die Vermeidung von Risikofaktoren hingewiesen und ggf. zur Teilnahme an Gefäß- bzw. Koronarsportgruppen angehalten.

4.2 PTA der Aorta abdominalis

4.2.1 Art und Häufigkeit abdomineller Aortenobstruktionen, Indikationen und Kontraindikationen zur PTA der Aorta abdominalis

Isolierte arteriosklerotische Stenosen und Verschlüsse der infrarenalen Aorta sind nach De Bakey seltener als periphere Obstruktionen [63]. Fokale Einengungen der Aorta abdominalis ohne nachgeschaltete Veränderungen werden insbesondere bei 35–50-jährigen Patientinnen mit langjährigem Nikotinabusus und auffallend kleinkalibrigen Gefäßen beobachtet. De Laurentis et al. [68] führten 204 aortoiliakale Gefäßrekonstruktionen bei Patienten mit arteriosklerotischen Läsionen durch. 18 (8,8%) wiesen eine auffällige Verschmälerung der Aorta abdominalis und/oder der Beckenstrombahn auf. 17 der 18 Patienten waren Frauen mit mehrjähriger Raucheranamnese. Isolierte Stenosen der suprarenalen Aorta abdominalis sind eine Rarität und werden überwiegend bei Patienten mit kongenitalen Koarktationen beobachtet.

Die klinische Symptomatik ist bei infrarenalen Aortenstenosen durch belastungsabhängige Schmerzen im Oberschenkel- bzw. Gefäßbereich und eine bilaterale Abschwächung der Leistenpulse charakterisiert. Das zugrundeliegende arterielle Verschlußleiden wird bei den relativ jungen Patienten dennoch häufig verkannt und die Beschwerden z. B. als vertebragen gedeutet. Ferner kann zusätzlich eine Impotentia coeundi vorliegen und so auf die vaskuläre Ursache der Beschwerden hinweisen.

4.2.2 Besonderheiten bei der technischen Durchführung

Die ersten Dilatationen in diesem Gefäßabschnitt wurden mit singulären, konventionellen Ballonkathetern durchgeführt. Damit läßt sich eine partielle Gefäßerweiterung und Verbesserung der Hämodynamik erzielen. Eine vollständige Aufdehnung und Normalisierung der Druckverhältnisse ist jedoch

PTA der Aorta abdominalis

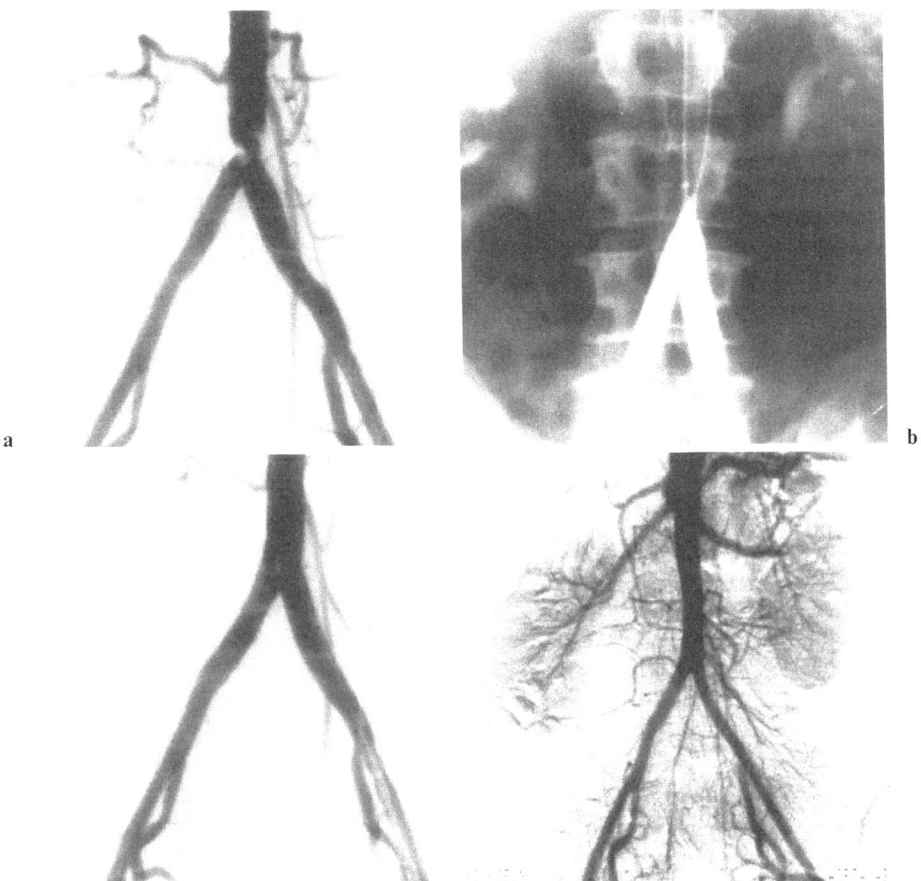

Abb. 4.1 a–d. PTA der infrarenalen Aorta abdominalis. 44jährige Patientin, AVL II b; beidseitige, belastungsabhängige Schmerzen im Oberschenkel- und Gesäßbereich, beim Vornüberneigen zunehmend. Vom Hausarzt wurde zunächst eine vertebragene Ursache vermutet. Weitere Befunde: Lipidstoffwechselstörung, Nikotinabusus, langjährige Einnahme von Ovulationshemmern. **a** IA-DSA der oberen Beckenregion. Hochgradige Stenose der infrarenalen Aorta abdominalis mit einem systolischen, arteriell bestimmten Druckgradienten von 43 mmHg. **b** PTA in der Kissing-balloon-Technik (Ballondurchmesser 10 u. 12 mm). **c** IA-DSA unmittelbar nach PTA. Glatte Gefäßkonturen ohne Restenosen. Die Rückzugskurve zeigt einen vollständigen Druckangleich. **d** IV-DSA 8 Monate nach PTA. Glatte Gefäßkonturen ohne Restenose. Die Patientin ist weiterhin beschwerdefrei

mit einem 10-mm-Ballon, auch in Anbetracht des schmalen Aortenkalibers, nur selten möglich. Abhilfe können größer dimensionierte Dilatationskatheter schaffen, die jedoch weniger druckbelastbar sind (Laplacesches Gesetz) und die Punktionsstelle stärker traumatisieren. Walstra et al. [283] empfahlen ein sequentielles Vorgehen. Nach Vordilatation mit einem 8-mm-Ballon wechselten sie einen 12 mm starken Ballonkatheter ein.

Die Arbeitsgruppe um Amplatz [276] publizierte 1980 erstmals die sog. Kissing-balloon-Technik (Abb. 4.1). Dabei werden über beidseitige femorale Zugänge 2 Ballonkatheter im stenosierten Aortensegment plaziert und simultan gedehnt. Die Katheter liegen i. d. R. auch im Ostium der Iliakalarterien, so daß hier eine iatrogene Verlegung durch atherosklerotisches Plaquematerial verhindert wird. Die individuelle Anpassung der Ballongrößen an die jeweiligen Gefäßverhältnisse ist leichter möglich, es können höhere Dilatationsdrücke aufgebaut werden. Ein gewisser Nachteil liegt in der sich ergebenden ovalären Konfiguration des Gesamtquerschnitts. Dies wird dem meist kreisförmigen Aortendurchmesser nicht vollständig gerecht. Theoretisch läßt sich ein runderer Ballonquerschnitt u. a. durch transaxillare (-femorale) Plazierung eines dritten Katheters erzielen). Dieses Vorgehen hat sich allerdings nicht allgemein durchgesetzt.

4.2.3 Früh- und Spätergebnisse

Die publizierten technischen Erfolgsquoten liegen zwischen 83,3 und 100 % (Tabelle 4.4). Als schwierig kann sich die Passage von hochgradigen, exzentrischen Stenosen erweisen. Dies erfordert den Einsatz geeigneter Führungsdrähte und seitliche bzw. schräge Aufnahmeprojektionen. Die Druckbelastbarkeit und Formstabilität moderner Ballonkatheter ist so hoch, daß sich hieraus keine Limitierung mehr ergibt. Um exzentrische Reststenosen nicht zu übersehen, sollte unbedingt eine Kontrolle der arteriellen Druckgradienten erfolgen.

Bisher liegen nur einzelne Berichte über Langzeitverläufe nach aortaler PTA vor. Odurny et al. [209] geben für ihre Patienten eine 5-Jahres-Erfolgsquote von 70 % an. Tegtmeyer et al. [267] beobachteten nach durchschnittlich 14 Monaten bei 3 von 28 Patienten (10,7 %) ein Rezidiv. Nach der Literatur (s. Tabelle 4.4) berechnet sich 20,9 Monate nach aortaler PTA eine Rezidiv- bzw. Reinterventionsquote von 11,3 %. Die Arbeitsgruppe aus Minneapolis [261] berichtete über einen 55jährigen Chirurgen, der auch 9 Jahre nach PTA einer bifurkationsnahen Aortenstenose keine Restenose aufwies und beschwerdefrei blieb. Störungen der Sexualfunktion durch Schädigung parasympathischer Ganglien konnten durch das radiologisch-interventionelle Vorgehen vermieden werden. Im eigenen Patientengut mußte eine Patientin 38 Monate nach PTA eines Aortenverschlusses erneut dilatiert werden. Inwieweit sich bei kurzstreckigen Aortenverschlüssen überhaupt eine Indikation zur PTA ergibt, ist noch unklar und müßte anhand weiterer Untersuchungen geklärt werden.

4.2.4 Komplikationen

Neben den üblichen Komplikationen, wie sie auch bei der PTA femoropoplitealer Obstruktionen auftreten können, sind bei der PTA infrarenaler Aorten-

Tabelle 4.4. PTA der Aorta abdominalis. Ergebnisse und Komplikationen

Autoren	n PTA/Pat.	Alter (Mittel)	Geschl.-Verhältnis (weibl./männl.)	Techn. Erfolg +	Techn. Erfolg −	Follow-up (Monate)	n-Pat.	n Re-PTA n Rezidive	Komplikationen
Grollmann (1980)	1	56	1/0	1	0	18	1	0	0
Velasquez (1980)	1	55	1/0	1	0	108[a]	1	0	0
Kumpe (1981)	3	50	3/0	3	0	–	–	–	0
Arbona (1983)	3	53,3	2/1	3	0	14,7	3	0	0
Heeny (1983)	6	57,3	6/0	5	1	4,5	4	0	0
Ingrisch (1983)	12	51	5/7	12	0	11,4	12	1	Aortendissektion (n = 1), Embolie distal (n = 1), Hämatom (n = 1)
Olbert (1983)	2	62,5	2/0	2	0	–	–	–	0
Renkin (1985)	1	48	1/0	1	0	24	1	0	0
Tegtmeyer (1985)	32[b]	55	10/22	30	2	14	28	3	Thrombose A. iliaca (n = 2), Embolie distal (n = 1)[c], Hämatom (n = 1), Aneu. spurium (n = 1), Spasm. (n = 1)
Berger (1986)	1	59	1/0	1	0	–	–	–	Aortenruptur
Charlebois (1986)	14	50	13/1	14	0	16	14	1	Thrombose A. iliaca (n = 1)
Morag (1987)	14	–	6/8	12	2	36	13	2	Embolie distal (n = 1), Thrombose A. iliaca (n = 1), Hämatom (n = 1)
Walstra (1987)	1	29	1/0	1	0	30	1	0	0
Belli (1988)	12	–	10/2	12	0	2–60	12	1	0
Gu (1988)	9	27[d]	8/1	8	1	14,5	7	0	Aortendissektion (n = 1), Thrombose A. fem. (n = 1)
Odurny (1989)	25	51	23/2	25	0	33	17	4	0
Yakes (1989)	32	55	14/18	32	0	25	28	3	Myokardinfarkt (n = 1)
Gross-Fengels (1990a)	13	46	7/6 (6/1)[e]	13	0	8,4 max. 38	9	1	0
	182		1,7/1	176	6 (3,3)	20,9	151	17 (11,3)	16 (8,8)[f]

[a] s. Tadavarthy (1989). [b] Überwiegend Stenosen im Bifurkationbereich. [c] 1 Doppelnennung. [d] Ausschließlich Pat. mit Takayasu-Arteriitis.
[e] Bezogen auf Pat. mit isolierten Aortenstenosen. [f] OP-pflichtige Komplikationen (2,8%); Mittelwerte gewichtet; Prozentangaben in Klammern.

stenosen schwerwiegende Gefahrenmomente zu beachten. Berger et al. [33] beobachteten bei einer 59jährigen Diabetikerin 8 h nach technisch erfolgreicher Aorten-PTA eine progrediente abdominelle Schmerzsymptomatik mit hypovolämischem Schock. Die Ballongröße betrug 16 mm (2 mal 8). Angaben zum maximalen Dilatationsdruck wurden nicht gemacht. Bei der sofortigen operativen Exploration fand sich eine ausgedehnte retroperitoneale Blutung. Die Aortenwand wies einen 3 cm langen Einriß auf. Die Autoren empfahlen bei der PTA von massiv verkalkten, exzentrischen Aortenstenosen ein äußerst umsichtiges Vorgehen.

Mäßige Schmerzen bei der Dilatation atherosklerotischer Läsionen gelten als Indikator einer ausreichenden Wandüberdehnung. Werden vom Patienten bei der Aorten-PTA Schmerzen angegeben, sollte der Dilatationsdruck nicht weiter erhöht werden [128]. Eine prophylaktische Applikation von Analgetika und Hypnotika kann zu einer Maskierung dieser Beschwerden führen und ist nicht zu empfehlen.

Weitere Berichte über angioplastieinduzierte Aortenrupturen oder PTA-bedingte Todesfälle fanden sich in der Literatur nicht. Yakes et al. [293] verloren 24 h nach aortaler PTA einen 76jährigen Patienten durch einen Myokardinfarkt. Obwohl von den Autoren kein direkter Zusammenhang mit der Angioplastie gesehen wurde, muß aufgrund der engen zeitlichen Beziehung dieses Ereignis als PTA-Komplikation geführt werden.

Auch eine Verlegung der Nierenarterien, der Spinalgefäße oder eine Okklusion der A. mesenterica inferior (AMI) könnte sich im Rahmen der Aorten-PTA ergeben. Über entsprechende Ereignisse wird jedoch in der Literatur nicht berichtet. Grollmann et al. [110] beschrieben sogar die orthograde Perfusion einer vor Aorten-PTA nicht dargestellten AMI. Die Literaturübersicht (s. Tabelle 4.4) weist eine Komplikationsrate von 8,8% aus, wobei in 2,8% operative Maßnahmen erforderlich wurden. Dies verdeutlicht, daß sich eine Aorten-PTA bei fehlender operativer Interventionsmöglichkeit verbietet und nur in enger Kooperation mit einer gefäßchirurgischen Institution durchgeführt werden sollte.

4.3 PTA der Becken-Bein-Strombahn

Obstruktionen in diesem Bereich sind in aller Regel atherosklerotisch bedingt. Ferner wurden erfolgreiche PTA von narbigen (postoperativen), entzündlichen, ergotamininduzierten und traumatischen Gefäßläsionen beschrieben [32, 186, 285]. Differentialdiagnostisch müssen nichtarteriosklerotische Gefäßveränderungen wie z.B. fibromuskuläre Dysplasie, Ergotismus, Arteriitiden (incl. Endangiitis obliterans, Kollagenosen), zystische Adventitiadegenerationen und externe Gefäßkompressionen beachtet werden.

4.3.1 Technik

Unter sterilen Bedingungen wird nach Applikation von 10 ml eines Lokalanästhetikums in der Regel die A. femoralis communis punktiert. Die Entscheidung über ante- oder retrogrades Vorgehen sowie Anwendung der „Crossover-Technik" richtet sich nach Lokalisation und Ausmaß der Obstruktionen. Der transaxillare Zugang wird aufgrund des höheren Risikos möglichst umgangen [127, 131]. Der Zugang über eine Punktion der A. poplitea hat sich bei den meisten europäischen Arbeitsgruppen bisher nicht durchgesetzt. Die antegrade Punktion der A. femoralis communis wird zur Rekanalisation von vollständigen Verschlüssen der A. femoralis superficialis oder der A. poplitea erforderlich, da sich bei Anwendung der Cross-over-Technik (Bachmann et al. 1979 [15]) oder bei transaxillarem Zugang zumeist keine ausreichend starke Schubkraft auf die Katheterspitze erreichen läßt. Bei antegradem Vorgehen wird die A. femoralis communis soweit proximal wie möglich punktiert, wobei die Entrittsstelle der Punktionsnadel in die A. femoralis communis eindeutig distal des Leistenbandes liegen muß. Wurde bereits eine prätherapeutische Angiographie angefertigt, kann der Arterienverlauf bzw. die Lage der Femoralisgabel anhand knöcherner Bezugspunkte bestimmt werden. In jedem Fall sollte die obere Femurkopfkontur als proximale Grenzlinie unter Durchleuchtungskontrolle auf der Haut markiert werden. Bei atypisch proximaler Lage der Femoralisgabel oder adipösen Patienten wird nahezu senkrecht punktiert, was jedoch das Einführen des Katheters erschwert. Die antegrade Punktion wird bei fettleibigen Patienten durch Unterpolstern des Gesäßes und Zurückziehen der erschlafften Bauchdecken sowie vorherige Sonographie erleichtert.

Gelingt die Punktion und ist ein deutlicher pulsatiler Rückfluß zu beobachten, wird in der Regel ein 0,035 inch starker, gerader Newton-Draht eingeführt. Aus seiner Lage ist zumeist erkennbar, ob die medial verlaufende A. femoralis superficialis oder die A. profunda femoris sondiert wurde. Unter Umständen muß zur Sondierung des Superfizialisabgangs ein leicht gebogener, 5 F starker Selektivkatheter (z. B. Multipurpose, Cordis) eingewechselt werden, der in die A. femoralis communis zurückgezogen und nach medial rotiert wird. Bei sehr ungünstigen Verhältnissen kann unter Umständen die direkte Punktion der A. femoralis superficialis notwendig werden.

In unübersichtlichen Situationen sind wiederholte Punktionen zu vermeiden; zunächst ist die Darstellung der Femoralisgabel von der Gegenseite, unter Einschluß von homolateral angehobenen Schrägserien, vorzunehmen. Nach erfolgreicher Sondierung der A. femoralis superficialis verbleibt der 5-F-Diagnostikkatheter zunächst im präokklusiven Abschnitt. Anhand der jetzt gewonnenen konventionellen Blattfilm- und/oder intraarteriellen DSA-Serien wird die Obstruktion exakt vermessen und markiert.

Daran schließt sich die kritischste Phase der Ballonangioplastie an: die primäre Passage der Obstruktion mit einem Führungsdraht. Dieses Manöver variiert in Abhängigkeit von der Morphologie der Obstruktion: Bei konzentrischen Stenosen wird der 0,035 inch starke Bentson-Draht bevorzugt, der den Selektivkatheter um 10–15 cm überragen sollte. Bei exzentrischen Stenosen

Tabelle 4.5. Ballondimensionen bei aortoiliakalen und femoropoplitealen PTA. Aus Gross-Fengels 1989 [111])

Gefäßgebiet	Ballondurchmesser		Ballonlänge	
	Bereich [mm]	Mittelw. [mm]	Bereich [cm]	Mittelw. [cm]
Aorta abdominalis[a]	18-22	20,5	3-4	3,8
A. iliaca communis	8-12	9,1	2-8	4,2
A. iliaca externa	7-10	8,6	2-8	4,4
A. femoralis communis	7-9	8,0	2-4	3,8
A. femoralis superficialis	5-10	6,8	2-10	7,7
A. poplitea	4-7	5,5	2-10	7,2

[a] Bei Kissing-balloon-Technik: Summe beider Ballonkatheter.

wird ein leicht gebogener Selektivkatheter eingeführt, der dem Führungsdraht (Bentson, Newton) die gewünschte Richtung gibt. Hierbei überragt der Führungsdraht den Katheter um 3-5 cm. Ferner können steuerbare Führungsdrähte und Drähte mit beweglicher Seele eingesetzt werden. Erst nachdem der Führungsdraht die Stenose passiert hat, wird der Selektivkatheter nachgeführt.

Etwas abweichend gestaltet sich das Vorgehen bei vollständigen Verschlüssen. Zunächst wird ein weicher 5-F-Multipurposekatheter mit um 20-45 Grad gebogener Spitze unmittelbar vor der Okklusion plaziert und so rotiert, daß die Katheterspitze in Richtung auf das zu erwartende originäre Gefäßlumen zeigt und von etwaigen Kollateralgefäßen abgewandt ist. Zur Passage des Verschlusses überragt der gerade 0,035 inch starke Führungsdraht den Katheter um 1-3 cm. Wird ein J-förmig gebogener Draht mit kleinem Innenradius (z. B. 1,5 mm) verwandt, hat sich ein gemeinsames Vorführen von Draht und Katheter bewährt. Auf den primären Einsatz von steiferen 6-F- und 7-F-Kathetern wird aufgrund der höheren Perforationsgefahr möglichst verzichtet. Geeignete Ballondimensionen werden individuell aufgrund der exakten angiographischen Vermessung festgelegt (Tabelle 4.5). Nur so lassen sich Über- oder Unterdilatationen vermeiden.

Für die Beckenstrombahn unterscheidet sich das Vorgehen bei homolateraler Punktion insofern, als die prätherapeutische Angiographie erst nach Passage der Stenose erfolgt. Ferner wird, insbesondere bei angiographisch unklaren Befunden, der arterielle Druckgradient über der Stenose bestimmt, wobei wir einen Ruhe-Gradienten von mehr als 10 mmHg als relevant ansehen. Aortale bzw. aortoiliakale Stenosen können die Anwendung der sog. Kissing-balloon-Technik erfordern. Dabei erfolgt die Dehnung des Bifurkationsbereiches und der distalen Aorta abdominalis über 2 nebeneinander positionierte Ballonkatheter. Nach Abschluß der Angioplastie ist die angiographische Darstellung des Dilatationsbereiches und des distalen Abstromgebiets obligat (Abb. 4.2 und 4.3). Bei Beckenstenosen kann im Rückzug die Bestimmung des arteriellen Restgradienten erfolgen.

PTA der Becken-Bein-Strombahn

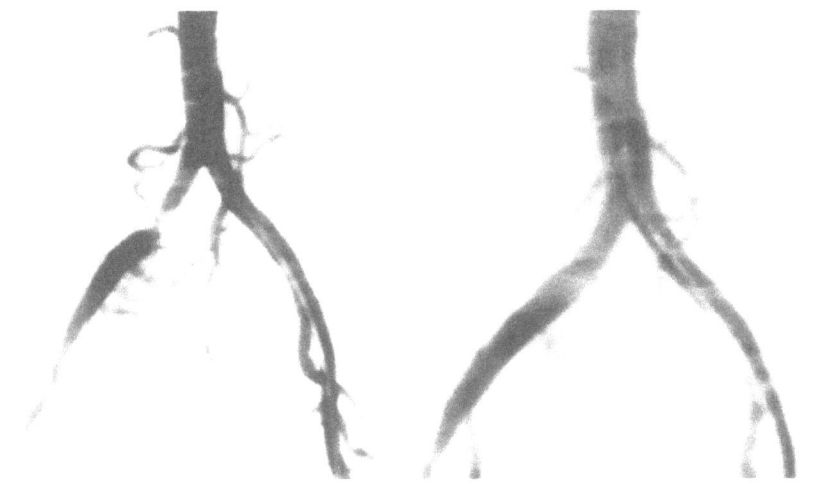

Abb. 4.2 a, b. PTA einer Beckenarterienstenose. 72jähriger Patient, AVL II b rechts. **a** IA-DSA des Beckens. Umschriebene, hochgradige Stenose der rechten A. iliaca communis mit poststenotischer Dilatation. **b** IA-DSA nach PTA (Ballondurchmesser 10 mm). Glatte Wandkonturen ohne Reststenose. (Die Kontrollangiographie 6 Monate nach PTA zeigte ein unverändertes Bild)

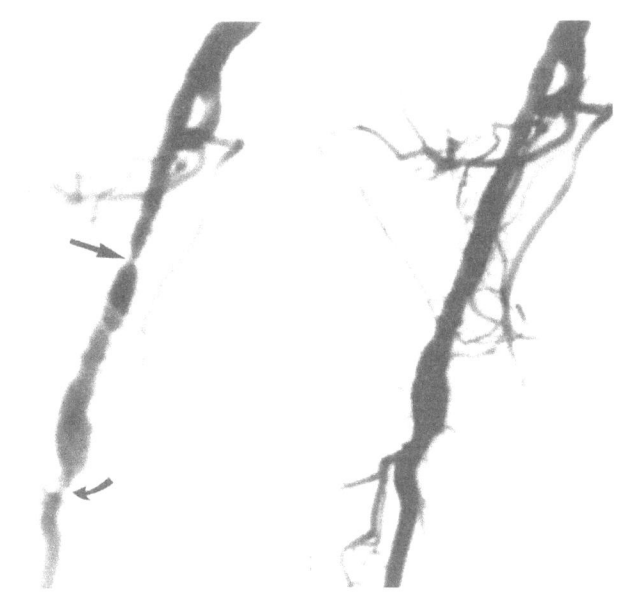

Abb. 4.3 a, b. PTA nach Gefäßoperation. 72jährige Patientin, 12 Monate zuvor Anlage einer Profundapatchplastik, jetzt AVL III. **a** IA-DSA vor PTA Hochgradige Stenose der A. iliaca externa (*gerader Pfeil*), Restenose an der Patchplastik (*gebogener Pfeil*), Verschluß der A. femoralis superficialis. **b** Deutliche Aufdehnung der stenosierten Segmente; Gehstrecke 6 Monate nach PTA: 107 m

4.3.2 Ergebnisse und technische Durchführbarkeit

Neben der Erfahrung und Geschicklichkeit des Untersuchers und den verfügbaren Materialien bestimmen Art und Umfang der zugrundeliegenden Läsion die primäre technische Erfolgsquote. Es muß hierbei zwischen Stenosen und Verschlüssen des femoropoplitealen und iliakalen Stromgebietes unterschieden werden. Zur technischen Durchführbarkeit von Ballonangioplastien finden sich in der Literatur folgende Angaben [5, 17, 88, 93, 111, 156, 232, 239, 240, 301]:

- Stenosen der A. iliaca communis und externa: 84–97%;
- Verschlüsse der A. iliaca communis und externa: 40–70%;
- Stenosen der A. femoralis superficialis oder der A. poplitea: 80–96%;
- Verschlüsse der A. femoralis superficialis oder A. poplitea: ≤3 cm = 89%, ≤10 cm = 86%, ≥10 cm = 26–50%.

Nur zum Teil wird jedoch von den Autoren zwischen technischer Durchführbarkeit der PTA und klinischem Frühergebnis unterschieden. In jüngeren Arbeiten liegt die klinische Versagerquote meist um 1–2% über der technischen [5]. Erschwert war die technische Durchführung insbesondere bei femoropoplitealen Verschlüssen über 8 cm Länge. Hier fiel im eigenen Patientengut die technische Erfolgsquote auf 60% ab, wobei femoropopliteale Verschlüsse bis 2 cm ausnahmslos rekanalisiert werden konnten. Die technische Erfolgsquote von femoropoplitealen Stenosen betrug knapp 80%, wobei Dilatationen von multiplen, hintereinander geschalteten, exzentrischen Stenosen häufiger mißlangen, d.h., kurzstreckige Verschlüsse der A. femoralis superficialis ließen sich häufiger rekanalisieren als multiple, hintereinander geschaltete Stenosen.

Abbildung 4.4 zeigt die relativen Häufigkeiten der technisch durchführbaren femoropoplitealen PTA in Abhängigkeit von der Verschlußlänge [111].

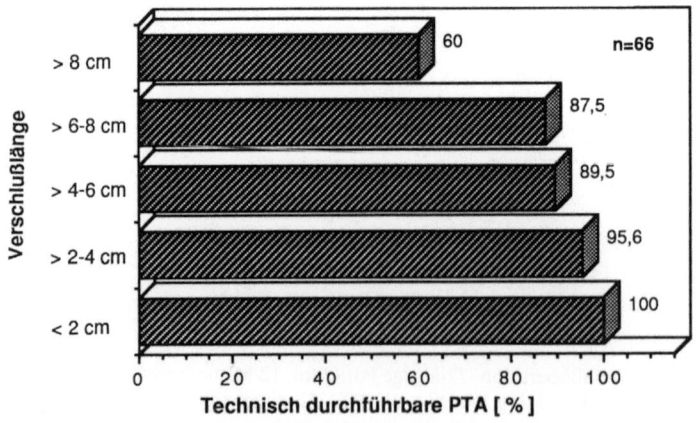

Abb. 4.4. Femoropopliteale PTA (konventionelle Technik ohne Laser oder Terumo-Draht): Technische Durchführbarkeit vs. Verschlußlänge

4.3.3 Klinische Ergebnisse (Tabelle 4.6 und 4.7)

Von großer Bedeutung für die klinischen Nachuntersuchungen sind Dopplerindizes und die ergometrisch bestimmte Gehstrecke. Unmittelbar nach PTA kann der Dopplerverschlußdruck durch homolateral angelegte Druckverbände oder Hämatome zu niedrig bestimmt werden. Auch die Gehstrecke kann 1–2 Tage nach PTA durch Schmerzen im Punktionsbereich noch eingeschränkt sein. Es finden sich die höchsten Dopplerindizes in der Regel 3 Monate nach PTA (Abb. 4.5). Ein protrahierter Anstieg in den ersten Monaten ist durch den einsetzenden Trainingseffekt erklärbar. Gallino et al. [90] sahen ebenfalls nach iliakaler und femoropoplitealer PTA einen signifikanten Anstieg des Dopplerverschlußdrucks, der größtenteils über 2 Jahre anhielt.

Über die Spätergebnisse der PTA von Becken-Bein-Arterien liegen in der Literatur unterschiedliche Angaben vor [80, 176]. Zum Teil beziehen sich die Autoren lediglich auf die subjektiven Angaben der Patienten. Häufig wurden Rezidive nur anhand der Dopplerverschlußdruckmessung, der Laufbandergometrie oder des Pulsstatus diagnostiziert [5, 156]. Nur in einzelnen Studien wurden routinemäßig angiographische Spätkontrollen (s. Abb. 4.6) durchgeführt [111, 230, 241]. Die Langzeitergebnisse variieren in Abhängigkeit von Lokalisation und Ausmaß der Obstruktionen. Für iliakale Stenosen wurden

Tabelle 4.6. Initialer Erfolg und Offenheitsraten (in %) bis 5 Jahre nach PTA von Iliakalstenosen (und -verschlüssen), ohne Trennung der Fontaine-Stadien (*LT* life table)

Autoren	n	Initialer Erfolg	Offenheitsraten					LT
			6 Mon.	1 J.	2 J.	3 J.	5 J.	
Motarjeme (1980)	66			100	100	93		+
Zeitler (1980)	272	90,8						ø
Freiman (1981)	120	90,8		86	83			+
Spence (1981)	160			93,8	82,2	79,4		+
Barnes (1982)	635[a]	92						ø
Gallino (1982)	50				87			+
Schneider (1982)	200	93		89,8	86,5	85,2	84,6	+
Colapinto (1983)	184			81,0	78,0	78,0		+
Kadir (1983)	141	95,7		91,3		89		ø
Katzen (1983)	105			95,1	95,0	93,0		+
Krings (1983)	659	86						
Mathias (1983)	255					75,9	73,0	+
Olbert (1983)			90,5	84,8	72,4	66,6		ø
Zeitler (1983a)	195					72,0		+
Schwarten (1984)	50				89			ø
Andel (1985)	194	96		97,8	94,5	93,5	90,3	+
Gardiner (1986)	210	93						ø
Minar (1986)	62	88,7		92				ø

[a] Sammelstatistik.

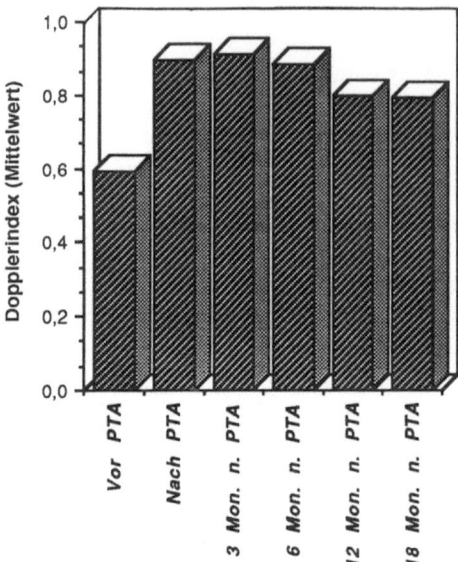

Abb. 4.5. Dopplerverschlußdrücke nach iliakofemoraler PTA (n = 251). Aus [111]

Tabelle 4.7. Initialer Erfolg und Offenheitsraten (in %) bis 5 Jahre nach PTA von femoropoplitealen Verschlüssen (und Stenosen), ohne Trennung der Fontaine-Stadien, Verschlußlängen und Ausstromverhältnisse (*LT* life table)

Autoren	n	Initialer Erfolg	Offenheitsraten 6 Mon.	1 J.	2 J.	3 J.	5 J.	LT
Grüntzig (1977)	100					72,0		
Zeitler (1980)	625	84,8						ø
Freiman (1981)	88	93		75	67			ø
Martin (1981)	46			68,2	68,2			
Spence (1981)	122			79,6	74,9	69,6		+
Barnes (1982)	1155[a]	87						
Gallino (1982)	200			72,0	71,0	69,0		+
Schneider (1982)	682			74,0	69,3	68,8	68,8	+
Colapinto (1983)	108			60,0	58,8	58,8		
Gailer (1983)	2337[a]	87	84	79	74	67	64	ø
Zeitler (1983a)	286					64,5		
Krepel (1985)	164	84		80,9	77,2	70,4		+
Gardiner (1986)	119	89,9						ø
Minar (1986)	123	88,7		70				ø

[a] Sammelstatistik.

z. B. von Schneider et al. [240] folgende Durchgängigkeitsraten nach PTA genannt:

- 12 Monate nach PTA: 89,4%,
- 24 Monate nach PTA: 86,5%,
- mehr als 24 Monate nach PTA: 84,6%.

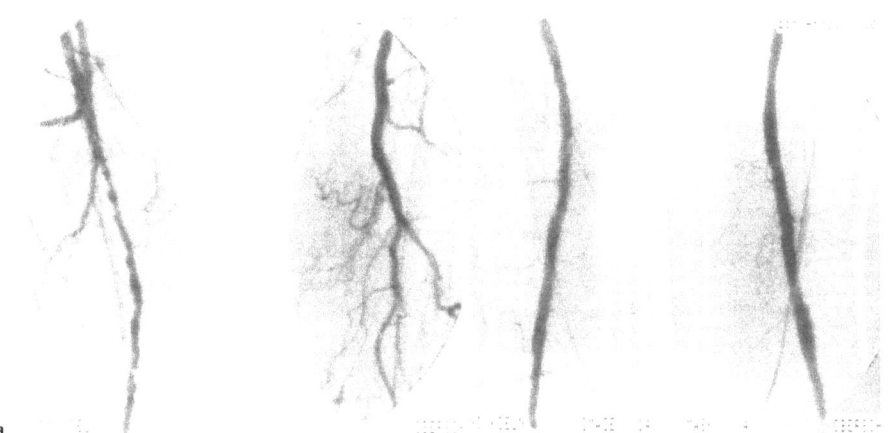

Abb. 4.6 a, b. Kombiniertes interventionelles und chirurgisches Vorgehen. 65jähriger Patient, AVL II b beidseits. **a** IV-DSA der Oberschenkelregion vor invasiver Therapie. Multiple, hintereinander geschaltete Stenosen der rechten A. femoralis superficialis, Verschluß dieses Gefäßes links. **b** → IV-DSA 6 Monate nach rechtsseitiger PTA und linksseitiger Desobliteration der A. femoralis superficialis mit Patchplastik. Ausreichende Gefäßweite beidseits, der Gehtest wurde nach 10 min bzw. 732 m beschwerdefrei beendet

Diese Werte wurden zum Teil in jüngeren Arbeiten noch übertroffen. So berichteten van Andel et al. [5] über eine Durchgängigkeitsrate von 90% 4 Jahre nach iliakaler PTA. Schwarten et al. [241] konnten angiographisch 24 Monate nach iliakaler PTA eine Durchgängigkeitsrate von 89% aufzeigen. Für das femoropopliteale Stromgebiet sind die Literaturangaben etwas ungünstiger: Die Durchgängigkeitsraten liegen um ca. 10–15 Prozentpunkte unter denen der Beckenstrombahn. Für die PTA femoropoplitealer Verschlüsse gab Rieger [222] folgende Langzeitergebnisse (Offenheitsraten) an:

- 12 Monate nach PTA: 72,7%,
- 24 Monate nach PTA: 69,2%,
- 3 Jahre nach PTA: 69,1%.

In der Untersuchung von Krepel et al. [156] traten 66% aller Restenosen oder Wiederverschlüsse innerhalb der ersten 12 Monate auf. Für das Langzeitergebnis werden folgende Punkte als prognostisch günstig angesehen [90, 91, 149, 157, 217, 238]:

- fehlender bzw. geringer (<15 mmHg) arterieller Druckgradient nach PTA,
- angiographisch glatte Wandkonturen nach PTA,
- konzentrische Lage der Obstruktion,
- ausreichender peripherer Abstrom nach PTA,
- initial deutlicher Anstieg des Dopplerverschlußdrucks,
- Begrenzung der zu behandelnden maximalen Verschluß- bzw. Stenoselänge auf 3 cm,
- Verringerung von Risikofaktoren,
- intensives Gehtraining nach PTA.

Murray et al. [201] beobachteten bei Patienten mit multiplen, über 7 cm langen femoropoplitealen Stenosen 6 Monate nach PTA eine hohe Okklusionsrate (76,9%), die signifikant über der von Verschlüssen (14,1%) lag. Auf die insgesamt deutlich schlechteren Behandlungsergebnisse der PTA bei Diabetikern haben mehrere Arbeitsgruppen hingewiesen. Die Langzeitergebnisse der „patency bzw. cure-rate" liegen bei Patienten mit Diabetes mellitus um bis zu 27 Prozentpunkte unter denen der Vergleichsgruppe (Sammelstatistik in Mahler 1990 [173]).

Inwieweit sich das Langzeitergebnis nach PTA durch eine medikamentöse Zusatztherapie verbessern läßt, ist noch nicht entschieden und derzeit Gegenstand weiterer Studien. In der Regel wird eine Vor- und Nachbehandlung mit Thrombozytenaggregationshemmern empfohlen, eine Antikoagulation mit Cumarinderivaten kann bei stark reduziertem peripheren Abstrom erfolgen [42, 60, 129, 130, 152, 153, 298, 299].

4.3.4 Komplikationen (Tabellen 4.8 und 4.9)

Im Rahmen einer PTA kann es zu systemischen und lokalen Komplikationen (Abb. 4.7) kommen. Ein Vergleich der Literaturangaben wird durch unterschiedliche Definitionen erheblich erschwert. Zum Teil werden nur operations-

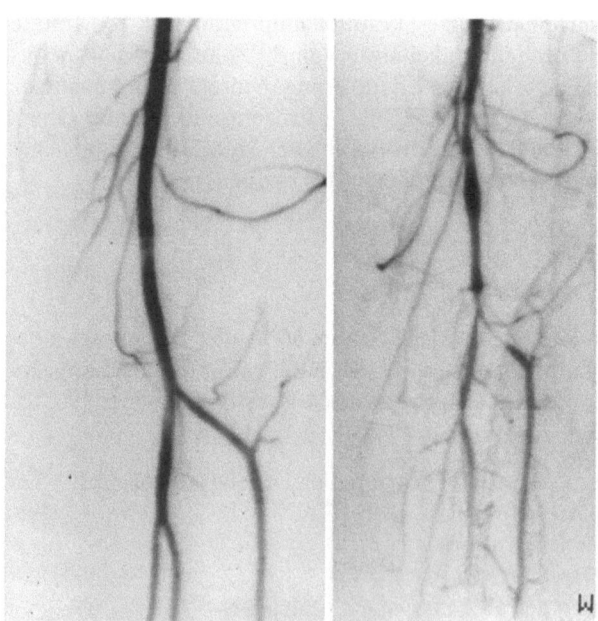

Abb. 4.7a, b. Komplikationen bei PTA. **a** IA-DSA der linken Unterschenkeltrifurkation vor PTA eines vorgeschalteten Verschlusses der A. femoralis superficiális: regelrechtes Gefäßbild. **b** IA-DSA nach PTA. Multiple spastische Engstellungen. Rekanalisation des Verschlusses der A. femoralis superficialis (ohne Abb.)

Tabelle 4.8. Art und Häufigkeit von Komplikationen bei PTA der Becken-Bein-Strombahn [93, 145, 223, 230–233, 277, 298]

I. Lokale Komplikationen

a) *An der Punktionsstelle* (3,2–6%)
   - Hämatom (Leiste, Axilla)
   - Bauchdeckenhämatom
   - Skrotalhämatom
   - AV-Fistel
   - Aneurysma spurium
   - Dissektion
   - Thrombose (arteriell und/oder venös)
   - Infektion

b) *Im Angioplastiebereich* (1–8%)
   - Parietale Thrombose
   - Intramurales Hämatom
   - Mobilisation von atherosklerotischem Wandmaterial mit partieller Lumenverlegung
   - Gefäßruptur, Blutung
   - Spasmus

c) *Distal oder proximal vom Angioplastiebereich* (2–5%)
   - Spasmus
   - Thrombose
   - Dissektion(subintimale oder extravasale Lage)
   - Embolisation(Thromben, atherosklerotisches Wandmaterial, Katheterfragmente)

II. Systemische Komplikationen (unter 1%)
   - Angina-pectoris-Anfall, Myokardinfarkt
   - Transitorische zerebrale Ischämie, Apoplex
   - Lungenembolie
   - Akutes Nierenversagen
   - Schwere allergoide Kontrastmittelreaktion
   - Sepsis
   - Disseminierte intravaskuläre Koagulopathie (DIC)

pflichtige Komplikationen genannt und konservativ beherrschbare nicht aufgeführt.

Die Häufigkeitsangaben über operationspflichtige Komplikationen liegen in der Literatur zwischen 0,76 und 6,6% [93, 149, 232, 267]. Zumeist werden Werte von 2–3% genannt [5, 47, 90, 91, 156, 246, 300]. Lokale Komplikationen im Angioplastiebereich traten bei Gardiner et al. [93] relativ häufiger bei peripheren Dilatationen auf. Die Beckenstrombahn war in 5%, die A. femoralis superficialis in 6% und die A. poplitea einschließlich distaler Äste in 19% betroffen. Die Arbeitsgruppe um Zeitler konnte für OP-pflichtige Komplikationen darüber hinaus eine Stadienabhängigkeit aufzeigen. Iliakal kam es bei Patienten im Stadium II in 0,76% und im Stadium III und IV in 2,5% zu entsprechenden Vorkommnissen. Für Angioplastien im femoropoplitealen Abschnitt wurden in Abhängigkeit vom Stadium 2,1% und 3,3% angegeben [246]. Ferner erscheint bei Patienten mit einer chronischen Steroidmedikation die Gefahr einer Gefäßruptur im Rahmen der PTA erhöht zu sein [20].

Tabelle 4.9. Komplikationen bei PTA (Literaturangaben)

Art	Andel[a] 1985 [5]	Barnes[b] 1982 [17]	Beck 1988 [22]	Freiman 1981 [83]	Gardiner 1986 [93]	Kadir 1983 [149]	Krepel 1985 [156]	Zeitler 1982 [300]
Hämatom (z. T. OP-pflichtig)	1,0	2,0	0,6		4,0	7,1	2,3	2,6
Dissektion (Bypass erforderl.)				0,9				
Gefäßruptur			0,3	0,5	0,4			0,3
Thrombose, Embolie	1,5	4,0	0,7	3,0	4,2		4,7	3,0
Infektion, Sepsis			0,1	0,5				
Amputation			0,2					
Aneurysma spurium		0,5			0,3			0,7
Akutes Nierenversagen				1,5		0,9		
OP-,intensivpflichtige Kompl.	2,0	4,0	2,9		3,0	1,8	1,6	2,5
Letalität			0,07					0,1

[a] Ausschließlich PTA der Beckenstrombahn.
[b] PTA A. renalis enthalten.

Tödliche Komplikationen nach PTA der Becken-Bein-Arterien sind mit 0,07–0,3% sehr selten [22, 231, 232]. Zumeist gingen sie auf Myokardinfarkte oder Lungenembolien zurück. Darüber hinaus sind Patienten durch schwere retroperitoneale Blutungen oder zerebrale Insulte gefährdet [246].

Ein Vergleich der tödlichen Verläufe radiologischer Interventionen und chirurgischer Verfahren im aortoiliakalen und femoropoplitealen Abschnitt ist kaum möglich, da das Ausmaß der Obstruktionen zu unterschiedlich ist: Die PTA beschränkt sich in der Regel auf umschriebene, segmentäre Läsionen, wohingegen Bypassverfahren bei langstreckigen, oft multiplen Verschlüssen zur Anwendung kommen. Hinzu kommt, daß die Stadienverteilung in beiden Gruppen zu inhomogen ist. Randomosierte Studien über beide Verfahren liegen nur vereinzelt vor [290]. Die Letalität rekonstruktiver Eingriffe im iliakofemoralen Abschnitt wird von Vollmar [281] mit 0,4–4%, von Raithel (in Seyferth 1983 [246]) mit 0,7–2,9% angegeben. Damit liegt für diese Gefäßregion die Letalität chirurgischer Revaskularisationen etwa um den Faktor 10 über dem perkutaner transluminaler Angioplastien. In weiteren Arbeiten wurde u. a. auf die geringere Invasivität, die Vermeidung einer Intubationsnarkose, den gefäßerhaltenden Charakter und die 3- bis 4fach niedrigeren Kosten der PTA hingewiesen [155, 280].

4.3.5 Vergleich PTA vs. operative Rekonstruktionen bei atherosklerotischen Obstruktionen der Becken-Bein-Strombahn

Retrospektive oder nichtrandomisierte Studien erlauben zur Frage der Effektivität und des Behandlungsrisikos jedoch nur eine bedingte Aussage. Die amerikanische Gesellschaft für Gefäßchirurgie führte erstmals eine prospektive randomisierte Untersuchung durch [290]. In diese Studie wurden 255 symptomatische Patienten aufgenommen, die sich primär sowohl für eine operative Therapie als auch eine PTA eigneten. Der angiographisch dokumentierte Stenosegrad betrug mehr als 80%, die maximale Verschlußlänge wurde mit 10 cm festgelegt. Der Dopplerverschlußindex lag initiae bei 0,90 oder weniger. Die Ergebnisse dieser Studie sind in Tabelle 4.10 zusammengefaßt.

Die Autoren kamen zu folgenden Schlußfolgerungen:

- Die PTA hat eine höhere technische Versagerquote.
- Bei Patienten, deren Gefäßläsionen sich sowohl für eine PTA als auch eine chirurgische Revaskularisation eignen, führen beide Behandlungsformen zu vergleichbaren hämodynamischen Ergebnissen.
- Die Zahl von Amputationen und Todesfällen ist nach 4,5 Jahren ebenfalls vergleichbar.
- Die klinische Verbesserung einer PTA hält ebenso lange an wie die einer chirurgischen Revaskularisation.
- Nach technisch mißlungener PTA führt eine operative Korrektur zu einem zufriedenstellenden Ergebnis.

Tabelle 4.10. Vergleich der Ergebnisse chirurgischer und interventioneller Behandlungen im Becken-Bein-Bereich. Nach Wilson et al. 1989 [290]

	Interventionell therapiert n = 129	Chirurgisch therapiert n = 126
„Frühversager"	20	9
Komplikationen[a]	17,1%	13,5%
Mit dem Eingriff in Zusammenhang stehende Todesfälle	0	3
Dopplerindizes vorher	0,50	0,51
– Anstieg (Frühergebnis)	+0,28	+0,32
– Anstieg (nach 36 Mon.)	+0,30	+0,28
Klin. Verlauf (nach 4,5 Jahren)		
– Pat. amputiert	11	13
– Pat. verstorben	22	28

[a] Blutung: 12, Perforation: 8, Embolie: 2.

4.4 PTA der Unterschenkelarterien (Tabelle 4.11)

Eine PTA der Unterschenkelarterien wird – wenngleich mit steigender Tendenz – deutlich seltener durchgeführt als z.B. eine PTA im iliakofemoralen Stromgebiet. In einer Multizenterstudie von Beck et al. [22] entfielen 1,01 % der Eingriffe auf die kruralen Arterien. Zur Behandlung der Unterschenkelarterien kann bereits eine Bougierung mit einem 7-F-Katheter ausreichen [232]. Bewährt haben sich in jüngster Zeit 4,3- bis 5-F-Katheter mit niedrigem Ballonprofil sowie koronare Angioplastiematerialien [241]. Eine technische Verbesserung hat sich ferner durch sog. „balloons-on-the-wire" ergeben [262]. Die klinische Praktibilität dieses Systems muß jedoch noch an einem größeren Patientengut geprüft werden. Nach Schwarten [243] kann insbesondere bei infraglenoidalen PTA auf eine konsequente medikamentöse Zusatztherapie (Heparin i.a., Spasmolytika, ASS) nicht verzichtet werden.

Eine Indikation zur PTA der Unterschenkelarterien ergibt sich in der Regel nur im Stadium III oder IV. Meist liegen Stenosen oder Verschlüsse an allen 3 Hauptästen vor. Gelingt die Rekanalisation eines Hauptastes, ist mit einer klinischen Verbesserung zu rechnen. Schwarten et al. [243] konnten den mittleren Verschlußdruckindex von 0,27 (0,18–0,35) vor PTA auf 0,61 (0,18–0,87) nach PTA anheben. Die Extremität konnte bei 86% der nachuntersuchten Patienten 2 Jahre oder länger erhalten werden. Aufgrund dieser günstigen Ergebnisse sahen die Autoren auch bei Patienten im Stadium II b u.U. eine Indikation zur kruralen PTA. Bei einem Großteil ihrer Patienten beobachteten sie nach erfolgreicher PTA eine Abheilung von ischämischen Ulzerationen. Ausgedehntere Amputationen wurden im weiteren Verlauf nur bei Patienten mit einem insulinpflichtigen Diabetes mellitus erforderlich.

Tabelle 4.11. PTA von Unterschenkelarterien

Autoren	n PTA/Pat.	Techn. Erfolg [%]	Nachuntersucht Mon.	[%] offen	Komplikationen[a] n	[%]
Beck et al. (1988)	45	(77,7)	24–96	(57,2)	–[b]	–
Brown et al. (1988)	12	(75)	1–22	(54,5)	3	(25)
Schwarten u. Cutcliff (1988)	98	(95,9)	24	(86)[b]	3	(3)

[a] Nicht näher spezifiziert.
[b] 37 Pat. nachuntersucht.

4.5 PTA von Arterien der oberen Extremität

4.5.1 PTA der A. subclavia

Art und Häufigkeit von Obstruktionen im Bereich der A. subclavia, Indikationen und Kontraindikationen zur PTA

Die Arterien des Aortenbogens sind seltener von Verschlußprozessen betroffen als die der Becken-Bein-Region. Janson et al. [144] berichteten über extrakranielle arterielle Verschlußerkrankungen bei 176 Patienten mit klinisch manifestem Verschlußleiden der Becken-Bein-Arterien. Es fanden sich bei 63,6% hämodynamisch relevante supraaortale Stenosen bzw. Verschlüsse. Vollmar [281] beschrieb bei 74,5% von 3788 Patienten mit zerebrovaskulärer Insuffizienz ein chirurgisch korrigierbares Strombahnhindernis. Davon war die Karotisbifurkation in 67,9%, das Ostium der rechten und linken A. vertebralis in 22,4% bzw. 28,0% betroffen. Erst auf dem dritten Platz folgten Stenosen und Verschlüsse der linken und rechten A. subclavia mit 14,9% bzw. 9,2%. Angiographisch war der Truncus brachiocephalicus in 4,8% betroffen. Aus Tabelle 4.12 sind mögliche Ursachen von Stenosen und Verschlüssen der A. subclavia zu entnehmen, wobei die Arteriosklerose bei Patienten jenseits des 40. Lebensjahres mit Abstand die häufigste Veränderung darstellt.

Im Bereich der supraaortalen Gefäße galt nach van Dongen [70] die PTA bis vor wenigen Jahren, insbesondere aufgrund einer möglichen intrakraniellen Embolisation von aufgelagertem thrombotischen Material, losgelösten Plaquefragmenten oder Endothelpartikeln, als kontraindiziert. Verbesserte Angioplastiematerialien und zunehmende Erfahrungen der Untersucher mit der Methode im Bereich der unteren Extremitäten haben jedoch dazu geführt, daß supraaortale Anwendungsmöglichkeiten der PTA weiter geprüft wurden. Bachmann et al. [14] in den USA und die Freiburger Gruppe um Mathias [184] berichteten 1980 über erste positive Erfahrungen in Behandlung von Stenosen im proximalen Subklaviaabschnitt. Darüber hinaus gaben erfolgreiche tierexperimentelle Untersuchungen Anlaß zu weiteren klinischen Erprobungen [19, 21, 184, 185].

Als *Indikationen* zur Subklavia-PTA gelten Stenosen folgender Genese:

- Arteriosklerose,
- fibromuskuläre Dysplasie,
- Takayasu-Arteriitis,
- radiogene,
- post-operativ (nach Desobliteration).

Die Indikation zur PTA von *Verschlüssen* oben genannter Genese wird kontrovers diskutiert. Ein Teil der Autoren lehnt eine PTA augrund der deutlich schlechteren Primärergebnisse und der höheren Gefährdung ab [111, 116, 224], wohingegen andere einen Behandlungsversuch in Anbetracht des noch höheren Risikos der operativen Revaskularisationen für berechtigt halten [182].

Als *Kontraindikationen* zur PTA der A. subclavia gelten:

- traumatische Gefäßveränderungen,
- Aortenbogenaneurysmen,
- Gefäßligatur nach Verletzung,
- externe Gefäßkompression.

Technische Besonderheiten bei der PTA der A. subclavia

Auf eine Applikation von Sedativa oder blutdruckwirksamen Pharmaka wird im Rahmen der Angioplastie verzichtet, um den neurologischen Zustand der Patienten nicht zu verschleiern und eine kontrastmittelinduzierte Mikrozirkulationsstörung nicht zu verstärken [10, 113]. Auf die exakte Anpassung von Gefäß- und Ballondurchmesser wird besonderer Wert gelegt. Ein Hereinragen des Dilatationsballons in den Aortenbogen läßt sich bei abgangsnahen Läsionen nicht immer vermeiden, wohingegen eine vorübergehende Okklusion des Vertebralisabgangs in der Regel zu umgehen ist, ggf. aber in Kauf genommen wird. Bei abgangsnahen rechtsseitigen Subklaviastenosen erfolgt eine Begrenzung der jeweiligen Dilatationsdauer auf 20 s um eine länger anhaltende Zir-

Tabelle 4.12. Mögliche Ursachen von Verschlüssen und Stenosen der A. subclavia

Arteriosklerose
Fibromuskuläre Dysplasie
Takayasu-Arteriitis
Riesenzellarteriitis
Endangiitis obliterans
Konnatale Gefäßanomalie
- Aplasie
- Hypoplasie
- Koarktation
Traumatische Gefäßveränderung
- Überdehnungsverletzung
- Intramurales Hämatom
- Dissektion
- Parietale Thrombosierung
- Spasmus
Aortenbogenaneurysma
- Lues
- Arteriosklerose
- Aneurysma dissecans
Iatrogen
- Blalock-Taussig-Op.
- Claget-Aortenisthmus-Op.
- Gefäßligatur nach Verletzung
- Strahlentherapie
Externe Gefäßkompression
- Halsrippe
- Muskelhypertrophie
- Tumor
- Hämatom

kulationsstörung im Truncus brachiocephalicus zu vermeiden. Eine sofortige und rasche Entleerung des Ballonkatheters wird sichergestellt.

Zur Subklavia-PTA wurde anfangs von einigen Untersuchern der transaxillare Zugang favorisiert [210]. Insbesondere bei rechtsseitigen Läsionen ergeben sich theoretische Vorteile, da der Katheterschaft nicht im Truncus brachiocephalicus liegen muß und so keine mechanische oder thrombembolische Strömungsbehinderung der A. carotis dextra resultiert. Bei transaxillarem Vorgehen kann jedoch die Punktion aufgrund der vorgeschalteten proximalen Obstruktionen erschwert oder unmöglich sein. Subintimale Katheterlagen sind eher möglich und werden später erkannt. Periphere Embolien wären aufgrund der Sondierungsrichtung und der lokalen Blutungsgefahr keiner lokalen Fibrinolysetherapie zugänglich. Durch eine kompressionsbedingte Erhöhung des peripheren Widerstandes sollen bei axillarem Vorgehen darüber hinaus embolische ZNS-Komplikationen begünstigt werden [24]. Die Durchführung einer PTA von Subklaviastenosen über einen transaxillaren Zugang sollte daher auf außergewöhnliche Situationen beschränkt bleiben und in Kenntnis des deutlich erhöhten Risikos erfolgen. Der transaxillare Zugang wird heute noch von einigen Autoren (z. B. [182]) zur Angioplastie von Subklaviaverschlüssen empfohlen, da sich zur Passage der Obstruktion eine stärkere Kraft auf die Katheterspitze übertragen läßt. Der transbrachiale Zugang über eine Arteriotomie der A. brachialis [71] hat sich bei europäischen Arbeitsgruppen bisher nicht durchgesetzt.

Früh- und Spätergebnisse (Tabelle 4.13)

Deutliche Unterschiede im technischen Primärerfolg bestehen zwischen vollständigen Verschlüssen und Stenosen der A. subclavia. Nach der Literaturübersicht waren Verschlüsse in nur 44,8% rekanalisierbar, wohingegen die technische Erfolgsquote der PTA von Subklaviastenosen bei 95,2% lag. Damit übersteigt die technische Erfolgsquote der Subklavia-PTA die der iliakofemoralen PTA.

Die klinischen Ergebnisse müssen nach Beeinflussung der brachialen und vertebrobasilaren Ischämiesymptomatik getrennt werden (Abb. 4.8–4.10). Eine Ischämiesymptomatik der oberen Extremität läßt sich, bei technisch erfolgreich durchgeführten perkutanen Angioplastien, in mehr als 90% vollständig aufheben oder zumindest deutlich bessern. Schwieriger ist offensichtlich die günstige Beeinflussung einer vertebrobasilaren Insuffizienz, die in nur ca. 50% gelingt. Brückmann et al. [44–46] vermuteten, daß hämodynamische Faktoren nur eine Ursache der vertebrobasilaren Insuffizienz repräsentieren und daß nicht darstellbare intrakranielle Gefäßveränderungen neben der angiographisch erkennbaren Makroangiopathie für die Manifestation der klinischen Symptome eine wichtige Rolle spielen.

In Tabelle 4.14 sind die angiologischen und angiographischen Spätergebnisse von 211 Patienten zusammengefaßt. Nach maximalen Beobachtungsintervallen von 18–60 Monaten wurden Restenosen, Neuverschlüsse oder Reinterventionen bei 31 Patienten (14,7%) beschrieben. Die Verschlechte-

Tabelle 4.13. Initialer technischer Erfolg der A.-subclavia-PTA (teilweise incl. PTA von Stenosen des Truncus brachiocephalicus)

Autoren	n[a]	Stenosen n[b]	n[c]	[%][d]	Verschlüsse n[e]	n[f]	[%][g]	Gesamt [%][h]
Damuth (1983)	9	9	9	(100)	0	0	–	(100)
Galichia (1983)	6	6	6	(100)	0	0	–	(100)
Grote (1983)	12	12	12	(100)	0	0	–	(100)
Zeitler (1984)	17	15	13	(87)	2	0	–	(76)
Gordon (1985)	8	8	5	(63)	0	0	–	(63)
Motarjeme (1985)	21	16	16	(100)	5	0	(0)	(76)
Ringelstein (1986)	30	26	25	(96)	4	1	(25)	(87)
Vitek (1986)	13	13	13	(100)	0	0	–	(100)
Burke (1987)	30	28	25	(89)	2	2	(100)	(90)
Kachel (1987)	22	21	21	(100)	1	1	(100)	(100)
Mathias (1987)	72	65	63	(97)	7	4	(57)	(93)
Wilms (1987)	23	23	21	(91)	0	0	–	(91)
Arlart (1988)	13	13	13	(100)	0	0	–	(100)
Düber (1989)	23	17	16	(94)	6	5	(83)	(91)
Gross-Fengels (1989)	21	19	19	(100)	2	0	(0)	(90)
	320	291	277	(95,2)	29	13	(44,8)	(90,5)

[a] Anzahl Patienten/PTA.
[b] Anzahl behandelter Stenosen.
[c] Anzahl initial technisch erfolgreich behandelter Stenosen.
[d] Initialer techn. Erfolg der behandelten Stenosen.
[e] Anzahl behandelter Verschlüsse.
[f] Anzahl initial technisch erfolgreich behandelter Verschlüsse.
[g] Initialer techn. Erfolg der behandelten Verschlüsse.
[h] Initialer techn. Erfolg der behandelten Stenosen und Verschlüsse.

Tabelle 4.14. Angiologische bzw. angiographische Spätergebnisse der A.-subclavia-PTA (*Max. NU* maximale Nachuntersuchungszeit)

Autoren	Max. NU (Monate)	n	Reinterventionen, Wiederverschlüsse, Restenosen
Galichia (1983)	24	6	0
Zeitler (1984)	52	17	2
Gordon (1985)	36	5	1
Motarjeme (1985)	60	16	0
Ringelstein (1986)	18	24	5
Burke (1987)	37[a]	18	3
Mathias (1987)	45	61	7
Wilms (1987)	60	21	3
Beck (1988)	48	12	4
Düber (1989)	77	21	4
Gross-Fengels (1989)	37	10	2
		211	31 (14.7%)

[a] Mittelwert.

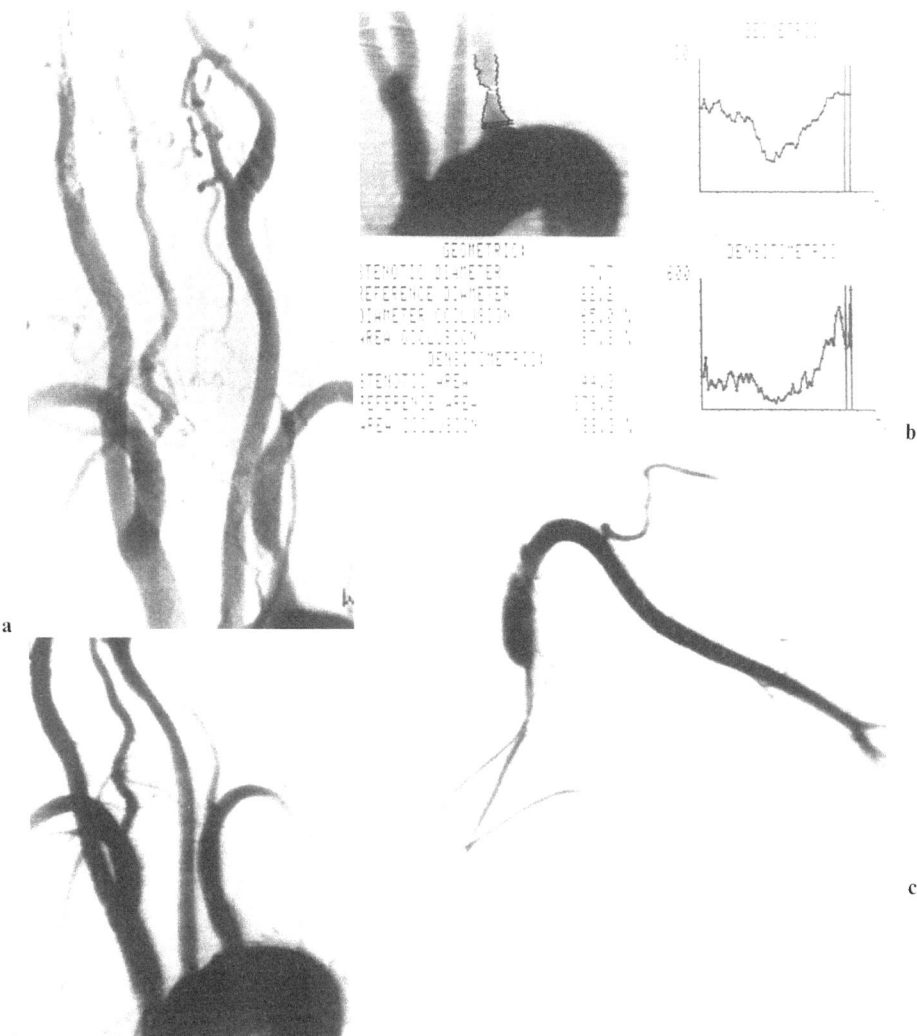

Abb. 4.8 a–d. PTA der A. subclavia. 48jährige Patientin, belastungsabhängiges Schweregefühl und Parästhesien der linken oberen Extremität, Pfeifgeräusche im linken Ohr. Akustisch evozierte Potentiale (Klinik für Neurologie der Universität zu Köln, Direktor: Prof. Dr. W. D. Heiß): Pathologische Latenz- und Amplitudenveränderungen als Hinweis auf eine linksseitige Hirnstammschädigung. **a** IV-DSA des Aortenbogens. Linksseitige Subklaviastenose im proximalen Abschnitt bei fehlender Vertebralisfüllung links. **b** IA-DSA mit elektronischer Stenosegradmessung. Geometrisch bestimmter Stenosegrad = 87,8%; densitometrisch = 88,3%. **c** IA-DSA nach selektiver Sondierung der linken A. subclavia. Weiterhin fehlende Kontrastierung der A. vertebralis. **d** IA-DSA nach PTA (Ballondurchmesser 9 mm). Vollständige Aufdehnung der Stenose, jetzt orthograde Füllung auch der linken A. vertebralis

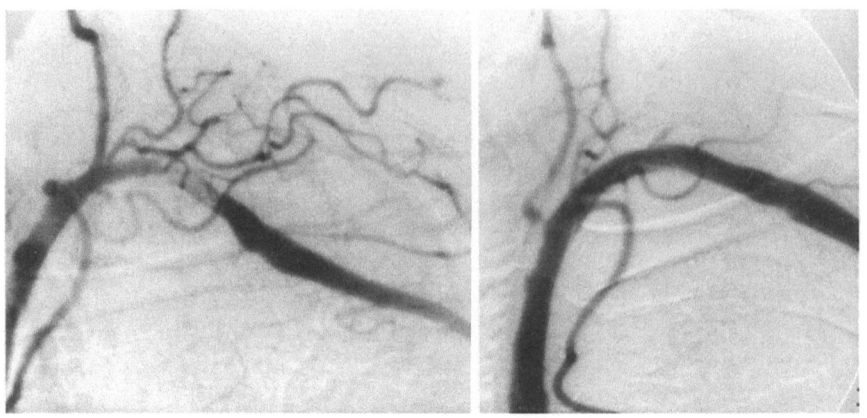

Abb. 4.9 a, b. PTA der A. subclavia nach Thrombektomie der A. ulnaris. 86jährige, rüstige Patientin. Zustand nach auswärts durchgeführter Amputation des linken Kleinfingers und Thrombektomie der A. ulnaris 10 Wochen zuvor, zunehmende Ischämiesymptomatik der linken Hand. **a** IA-DSA vor PTA. Hochgradige Stenose distal des Abgangs der A. vertebralis. **b** IA-DSA nach PTA. Vollständige Aufdehnung des Gefäßlumens ohne Reststenose; Vertebralisabgangsstenose. Die zuvor hochgradige Seitendifferenz der Verschlußdrücke konnte aufgehoben werden. Bei der Kontrolluntersuchung 6 Monate nach PTA fand sich weiterhin ein gutes klinisches und subjektives Ergebnis

rungsrate liegt damit unter der von renalen oder femoropoplitealen Interventionen. Beschwerdefrei oder gebessert waren bei den Nachuntersuchungen 70–75% der Patienten [182, 224]. Rossi et al. [229] verglichen retrospektiv bei insgesamt 29 Patienten mit Subklavia*stenosen* die Langzeitergebnisse von Subklavia-PTA und axilloaxillaren Umleitungen. Bis zum Ablauf von 3 Jahren waren die Ergebnisse in der PTA-Gruppe relativ besser, wohingegen sich erst nach 5 Jahren Vorteile in der chirurgisch versorgten Gruppe zeigten.

Komplikationen

Die intrakranielle Embolisation parietaler Thromben oder atherosklerotischer Plaques könnte bei der supraaortalen PTA zu schweren, irreversiblen neurologischen Ausfällen führen. Zwei Umstände erklären, warum supraaortale Embolisationen bei perkutanen transluminalen Angioplastien von Subklaviastenosen offenbar keine nennenswerte Rolle spielen:

1. Mehr als 90% der bisher behandelten Subklavialäsionen betrafen Stenosen und keine Gefäßverschlüsse. Die Gefahr distaler Embolisationen muß bei Verschlüssen als deutlich höher angesehen werden.
2. Bachmann et al. [14] sahen angiographisch nach erfolgreicher PTA der A. subclavia, daß sich ein hirnwärts gerichteter Vertebralisfluß erst nach einer gewissen Verzögerung einstellt. Ringelstein und Zeumer [224] konnten anhand umfangreicher dopplersonographischer Untersuchungen zeigen, daß die Zeitspanne zwischen effektiver Wiedereröffnung des Subklaviaseg-

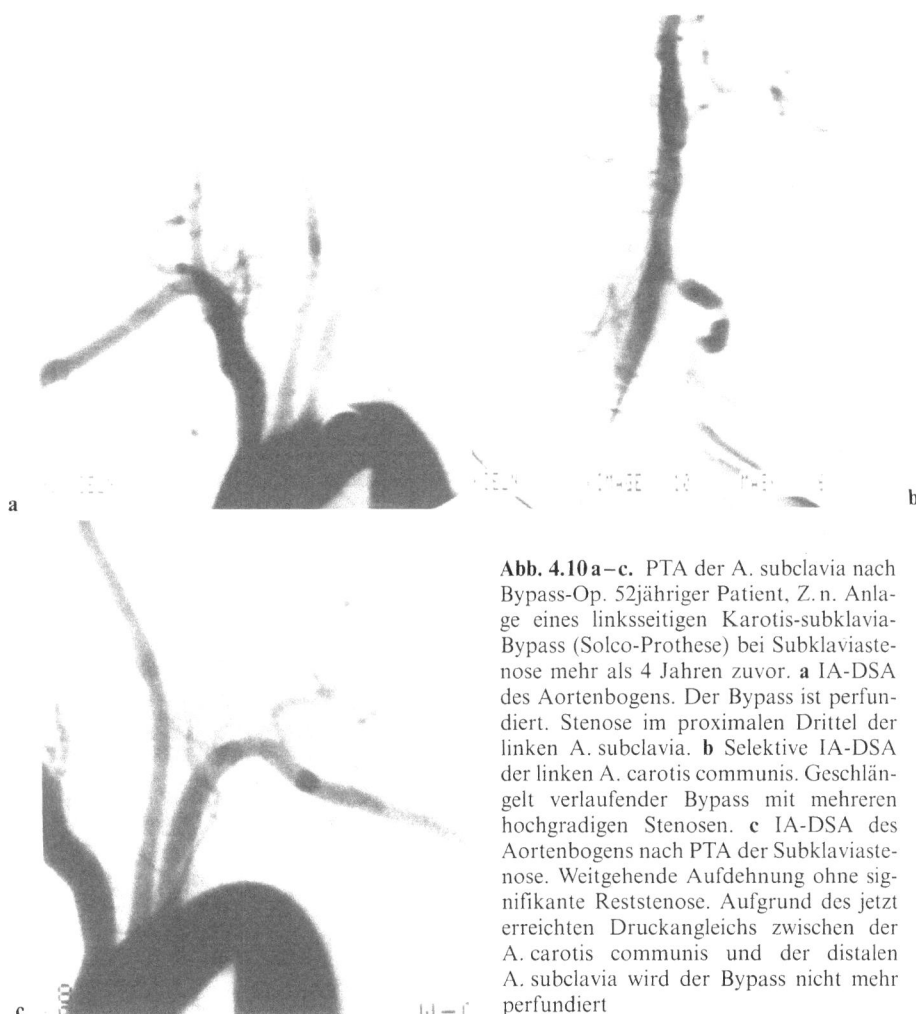

Abb. 4.10 a–c. PTA der A. subclavia nach Bypass-Op. 52jähriger Patient, Z. n. Anlage eines linksseitigen Karotis-subklavia-Bypass (Solco-Prothese) bei Subklaviastenose mehr als 4 Jahren zuvor. **a** IA-DSA des Aortenbogens. Der Bypass ist perfundiert. Stenose im proximalen Drittel der linken A. subclavia. **b** Selektive IA-DSA der linken A. carotis communis. Geschlängelt verlaufender Bypass mit mehreren hochgradigen Stenosen. **c** IA-DSA des Aortenbogens nach PTA der Subklaviastenose. Weitgehende Aufdehnung ohne signifikante Reststenose. Aufgrund des jetzt erreichten Druckangleichs zwischen der A. carotis communis und der distalen A. subclavia wird der Bypass nicht mehr perfundiert

ments und Strömungsumkehr in der homolateralen A. vertebralis 25 Sekunden bis mehrere Minuten betragen kann. Dieser verzögerten Strömungsumkehr kommt eine wichtige Schutzfunktion bei der Vermeidung iatrogener Embolisationen in das homolaterale Vertebralisstromgebiet zu. Ferner kann zur Minderung eines intrakraniellen Embolierisikos ein armwärtsgerichteter Fluß durch periphere, intraarterielle Applikation von Vasodilatanzien unmittelbar vor PTA verstärkt werden [24].

Bei der Literaturzusammenstellung (Tabelle 4.15) von 317 Angioplastien der A. subclavia fanden sich keine Angaben über angioplastiebedingte Embolisationen hirnversorgender Gefäße. Lediglich Burke et al. [48] berichteten über einen Patienten, bei dem es nach Abschluß der Angioplastie zur Embolisation

Tabelle 4.15. Komplikationen bei PTA von Stenosen und Verschlüssen der A. subclavia

Autor	Pat.	Kompl.	Art der Komplikationen
Moore (1982)	2	0	
Damuth (1983)	9	0	
Galichia (1983)	7	1	Hämatom
Grote (1983)	12	4	Kurzzeitige TIA (2), Thrombose A. femoralis (1), Leistenhämatom (1)
Olbert (1983)	10	0	
Zeitler (1983)	17	0	
Gordon (1985)	8	0	
Motarjeme (1985)	16	0	
Ringelstein[a] (1986)	35	2	Digitale Embolie (1), periphere Dissektion A. Subcl. mit distaler Ischämie (1)
Burke (1987)	30	2	Apoplex (1), digitale Embolie (1)
Mathias (1987)	72	1	TIA
Wilms (1987)	23	3	Verschluß A. axillaris (1), digitale Embolie (1) akute Schwindelattacke („Synkope") (1)
Arlart (1988)	13	0	
Rossi (1988)	19	1	Verschluß der A. axillaris
Düber (1989)	23	1	Postpunktionelle Stenose der A. brachialis
Gross-Fengels (1989)	21	0	
	317	15	(4,7%)

[a] Inclusive 5 Re-PTA.

in das Karotisstromgebiet mit irreversiblen neurologischen Ausfällen kam. Über Embolien der Digitalarterien wurde 3mal (0,4%) berichtet. Kurzfristige TIA wurden 4mal als Komplikation einer Subklavia-PTA beschrieben.

Vitek [279] untersuchte, inwieweit Dilatationsmanöver in der A. subclavia in Höhe der Ostiums der A. vertebralis zur permanenten mechanischen Verlegung des Vertebralisabgangs führen. Bei 17 von 35 Subklavia-PTA mußte der Ballonkatheter auch entlang des Abgangs der Vertebralarterie plaziert werden. Eine untersuchungsbedingte Vertebralisokklusion beobachtete er bei keinem Patienten. Es erscheint somit sicher, den Ballonkatheter auch in Höhe des Abgangs der A. vertebralis zu entfalten. Äußerste Vorsicht ist jedoch bei rauhen, exzentrischen Stenosen angebracht, die sich auf das Ostium der Vertebralarterien fortsetzen.

Weitere bedrohliche Komplikationsmöglichkeiten der Subklavia-PTA stellen Gefäßab- bzw. -einrisse dar. In der Literatur konnten keine Mitteilungen über ein derartiges Ereignis gefunden werden. Grote et al. [117] führten bei ihren ersten 4 Patienten unmittelbar nach PTA eine CT des Thorax durch. Hinweise für eine perivaskuläre Blutung fanden sie nicht.

Die Gefahr, daß der Führungsdraht bei älteren thrombotischen Verschlüssen nicht durch den Thrombus, sondern unkontrolliert intramural am Thrombus vorbeigleitet, muß bei Verschlüssen als erhöht angesehen werden. Dies gilt insbesondere für Subklaviaverschlüsse, die bis an den Aortenbogen heranreichen und bei denen kein stummelförmiger Gefäßrest sondierbar ist. Es muß von einem deutlich höheren Gefährdungspotential bei der Behandlung derartiger Läsionen ausgegangen werden.

4.5.2 PTA des Truncus brachiocephalicus

Stenosen in diesem Gefäßgebiet lassen sich mit einer hohen technischen Erfolgsquote risikoarm behandeln. Zum Einsatz kommen in der Regel 8-10 mm im Durchmesser betragende Dilatationsballons. Die jeweilige Dilatationsdauer ist auf 20 s zu begrenzen. Es empfiehlt sich eine 2- bis 3malige Wiederholung des Dilationsmanövers. Wie bei der PTA der A. carotis ist die primäre atraumatische Passage der Stenose von entscheidender Bedeutung. Mathias et al. [182] konnten 7 PTA-Versuche im Bereich des Truncus brachiocephalicus erfolgreich und komplikationslos abschließen. Entsprechende Mitteilungen machten u.a. Zeitler und Vitek [279, 280, 301, 303].

4.5.3 PTA der A. axillaris und A. brachialis

Über die PTA von Läsionen der A. axillaris und/oder der A. brachialis liegen nur einzelne Berichte vor [22, 205]. Zum einen treten symptomatische atherosklerotische Gefäßveränderungen in diesem Bereich deutlich seltener als z.B. illiakofemoral auf. Ferner muß von einem höheren Behandlungsrisiko ausgegangen werden, da eine digitale Embolisation von atherosklerotischem Plaquematerial zu einer schwer behandelbaren, akuten Ischämie führen würde. Die Indikation zur PTA wird daher seltener gestellt.

4.6 PTA der übrigen hirnversorgenden Arterien

4.6.1 PTA der A. carotis

Die ersten Dilatationsbehandlungen von Stenosen der A. carotis wurden von Gefäßchirurgen durchgeführt, die intraoperativ bei Patienten mit fibromuskulär-dysplastischen Einengungen Dilatationssonden einführten, um gabelferne Stenosen zu erreichen [6, 75]. Die von ihnen verwandten starren Dilatatoren erwiesen sich jedoch als ungeeignet. Im weiteren Verlauf wurden verbesserte, perkutan plazierbare Ballonkatheter eingesetzt, die z.T. auch intraoperativ verwandt wurden [94].

*Besonderheiten bei der technischen Durchführung
der PTA der A. carotis*

Die Gefahr einer intrakraniellen Embolisation von atherosklerotischem Plaquematerial oder parietalen Thromben mit konsekutiven schweren neurologischen Komplikationsfolgen erzwang eine Modifikation der üblichen Dilatationstechnik. Die primäre Passage des stenosierten Karotissegments mit einem weichem Führungsdraht (z. B. Bentson, 0,032 in.) muß äußerst behutsam und vorsichtig erfolgen und darf keinesfalls erzwungen werden. Läßt sich der Führungsdraht nicht ohne Widerstand vorführen, sollte der Behandlungsversuch abgebrochen werden. Als Ballonkatheter werden heute 5-F-Systeme verwandt, wobei für die A. carotis interna Ballondurchmesser von 5–6 mm als adäquat angesehen werden [18]. Im Gegensatz zu anderen Gefäßgebieten wird eher unterdilatiert, um eine tiefe Intimalefze zu vermeiden, die zur Quelle einer sekundären Thrombembolie werden könnte. Für die A. carotis communis werden Ballongrößen von 8–10 mm, für die A. carotis externa von ca. 8 mm empfohlen [268]. Neben der üblichen Zusatzmedikation erfordert die mechanische Irritation der Karotisgabel eine prophylaktische Atropingabe. Die jeweilige Dilatationsdauer wird auf maximal 20–30 s begrenzt. Dafür erfolgt eine mehrfache Wiederholung des Dilatationsvorgangs [126]. Von einigen Autoren wird der Einsatz von Doppelballonkathetern bzw. schirmartigen, im distalen Karotislumen aufzustellender „Fangvorrichtungen" empfohlen, um so eine intrakranielle Embolisation zu vermeiden. Es bleibt fraglich, inwieweit nicht diese zusätzlichen Manipulationen neue Gefahrenquellen schaffen und ob eine effektive Vermeidung von Embolisationen hierdurch überhaupt möglich wird. Andere Autoren setzten sich für eine intraoperative Ballonplazierung ein, um durch eine Refluxblutung nach PTA Emboli auszuwaschen [67].

Indikationen

Es muß nach Lokalisation und Pathogenese der Obstruktionen unterschieden werden. Die PTA der A. carotis externa bei gleichseitigem und/oder kontralateralem Internaverschluß erscheint indiziert, um einen Kollateralfluß über die A. ophthalmica [182] und ggf. den Zustrom zu einem extra- intrakraniellen Bypass zu verbessern [143]. Freitag et al. [85] beschränken sich bei der PTA von Carotis-interna-Stenosen auf narbige postoperative Strukturen, da sie hier nur ein geringes Emboliersiko sehen. Andere behandeln auch atherosklerotisch bedingte, angiographisch glatt imponierende Stenosen der A. carotis interna [18]. Symptomatische Patienten mit einer fibromuskulären Dysplasie der A. carotis interna scheinen sich besonders für eine PTA zu eignen, da hier keine Wandulzerationen zu erwarten sind. Die relativ guten Ergebnisse der PTA von Nierenarterienstenosen gleicher Pathologie werden als Argument für ein zu erwartendes, gutes Langzeitergebnis angeführt [126]. Ferner liegen einzelne Berichte über eine erfolgreiche PTA von Karotisstenosen bei Takayasu-Arteriitis vor [133, 268]. Aus morphologischer Sicht werden folgende Veränderungen der A. carotis interna als geeignet für eine PTA angesehen [286]:

- konzentrische Konfiguration der Stenose,
- Länge des stenosierten Segments maximal 10 mm,
- gerader Verlauf des poststenotischen Gefäßabschnitts,
- fehlende Gefäßverkalkungen.

Neben einer internistischen und neurologischen Konsiliaruntersuchung wird vor PTA der A. carotis eine Schädel-CT, eine Duplexsonographie der supraaortalen Gefäße, eine vollständige Arteriographie der intrakraniellen Strombahn und ggf. eine Positronenemissionstomographie (PET) empfohlen [268]. Die Szintigraphie mit markierten Thrombozyten zum Nachweis frischer thrombotischer Wandauflagerungen wird nicht mehr als obligat angesehen [18]. Die Indikation zur PTA der A. carotis sollte unbedingt interdisziplinär abgestimmt werden.

Ergebnisse

In der Literatur wird über mehr als 190 PTA der A. carotis berichtet. Die technische Erfolgsquote liegt über 90%. Angaben über Langzeitergebnisse wurden nur von einzelnen Autoren gemacht. Tsai et al. [274] sahen bei 27 von 27 Patienten 3-48 Monate nach PTA kein Rezidiv. Einzelheiten sind Tabelle 4.16 zu entnehmen.

Komplikationen

Die Komplikationsquote der Karotis-PTA muß sich an der etablierter chirurgischer Verfahren messen. Bei bzw. nach der Karotisdesobliteration kann es in 2,5-24% zu Komplikationen kommen. Werte über 2,9% werden als nicht mehr akzeptabel angesehen [146]. Über Komplikationen bei der Karotis-PTA wurde bisher nur selten berichtet. Aus der Zusammenstellung in Tabelle 4.16 errechnet sich eine mitgeteilte Komplikationsquote von 7,7%. Darin enthalten sind 1,5% schwere Komplikationen. Theron et al. [268] hatten als einzige neurologische Komplikation bei 1 von 40 PTA eine bleibende unilaterale Amaurosis zu beklagen. Neben transienten Komplikationsfolgen wurde nur einmal über eine Hemiparese berichtet [147]. Basche et al. [18] unternahmen bei einem Patienten mit progressiver Schlaganfallsymptomatik den Versuch einer Karotis-PTA. Der Patient kam innerhalb von 24 h ad exitum. Nach Mathias et al. [182] drohen TIA besonders bei der PTA von mittelgradigen Stenosen, wohingegen bei mehr als 90%igen Einengungen eine ausreichende Kollateralisation vorliegen soll.

4.6.2 PTA der A. vertebralis

Indikationen und technisches Vorgehen

Die kausale Zuordnung einer klinischen Symptomatik zu einer umschriebenen Gefäßstenosierung ist im hinteren Hirnkreislauf noch schwieriger als in den übrigen Stromgebieten. Als relativ typisch gelten sog. „drop-attacks" und

Tabelle 4.16. PTA der A. carotis; Ergebnisse (*NU* Nachuntersuchung, *AS* Arteriosklerose, *FMD* Fibromuskuläre Dysplasie, *TEA* Thrombendarteriektomie, *RT* Radiotherapie)

Autoren	n	Technischer Erfolg	Pathologie	NU (Mon.)	Komplikationen	Anmerkungen
Mullan (1980)	1	1	FMD		0	
Garrido (1981)	3	3	FMD	3	0	
Hasso (1981)	3	1	FMD	3	0	Intra-op.
Belan (1982)	1	1	FMD	1	0	
Hodgins (1982)	1	1	Takay.		0	
Motarjeme (1982)	2	2	AS		0	Intra-op.
Bockenheimer (1983)	4	3	AS		TIA (1)	
Dublin (1983)	1	1	FMD		0	
Tievsky (1983)	1	1	Post-TEA		0	
Vitek (1983)	10	9			Spasmen (6)	Ausschl. A. carotis externa
Wiggli (1983)	2	2	AS	6–8	0	
Zeumer (1983)	2	2	Post-TEA			
Numaguchi (1984)	1	1	Post-TEA	3	0	
Pritz (1984)	1	1	AS			Intra-op.
Zeitler (1984)	3	3		7–34		
Dacie (1985)	1	1	Bypass			
Jooma (1985)	1	1	FMD		Dissektion, Op. erford. Hemiparese (1)	
Smith (1985)	6	6	FMD	2–42	0	Intra-op.
Wilms (1985)	1	1	FMD			
Freitag (1986)	11	8	AS		TIA (2)	
Jack (1986)	6	5	AS		0	Ausschl. A. carotis externa
Tsai (1986)	27	27	AS, FMD Takay.	3–48	0	
Vitek (1986)	19	18	AS		Verschl. A. facialis (1)	
Courtheaux (1987)	4	3	Post-op.			
Mathias (1987)	16	14	AS, FMD Post-op.		TIA (2)	
Kachel (1987)	26	21	AS		TIA (2)	A. carotis interna (24)
Theron (1987)	40	40	AS, FMD Takay. Post-op. Post-RT		Verschluß (1), Amaurosis (1)	A. carotis communis (2)
	194	177 (91%)			15 (7,7%)	

Schwindel. Eine PTA von Vertebralisstenosen bei asymptomatischen Patienten erscheint dagegen nicht indiziert. Die Voruntersuchungen entsprechen denen der Karotis-PTA. Zusätzlich empfiehlt sich die Ableitung akustisch evozierter Potentiale [44, 46]. Ferner wiesen diese Autoren darauf hin, daß eine Stenose der A. vertebralis für den hinteren Hirnkreislauf nur dann hämodynamisch relevant wird, wenn auch an der kontralateralen Vertebralarterie Hypoplasien, Aplasien, Stenosen oder erworbene Verschlüsse vorliegen. Der Abgangsbereich der A. vertebralis stellt eine Prädilektionsstelle für atherosklerotische Läsionen dar, wobei Ulzerationen nur selten beobachtet werden [244]. Die Ballongröße muß individuell dem Durchmesser der A. vertebralis angepaßt werden. Häufig werden Ballons mit einem Nenndurchmesser von 4 mm verwandt [44, 46, 182].

Ergebnisse

Die Ergebnisse von 89 PTA sind aus Tabelle 4.17 zu entnehmen. Die technische Erfolgsquote von 90,6% liegt deutlich über der klinischen Besserungsrate. Brückmann et al. [44] sahen bei 5 von 13 (38,5%) Patienten trotz technisch gelungener PTA keine Besserung der klinischen Symptomatik. Als Erklärung führten sie gleichzeitig vorliegende Veränderungen der kleinen intrakraniellen Gefäße an. Bei der Nachuntersuchung durchschnittlich 15 Monate nach PTA konnte das klinische Ergebnis bei den initial gebesserten Patienten ausnahmslos gehalten werden. Auch Higashida et al. [132] berichteten über günstige Verlaufsuntersuchungen. Die PTA der A. basilaris muß hingegen als technisch schwierig und risikoreich gelten und auf außergewöhnliche Situationen beschränkt bleiben [132, 259].

Komplikationen

Über schwerwiegende Komplikationen im Rahmen der PTA der A. vertebralis wurde in der Literatur nicht berichtet. Higashida et al. [132] beobachteten nach beidseitiger Vertebralis-PTA eine TIA. Ferner wird über asymptomatische thrombotische Verschlüsse der A. vertebralis nach PTA berichtet (s. Tabelle 4.17). Eine PTA der A. basilaris endete dagegen mit einem Hirnstamminfarkt (Higashida 1987 [132]).

Tabelle 4.17. PTA der A. Vertebralis (*NU* Nachuntersuchung)

Autoren	n	Technischer Erfolg	NU (Mon.)	Verlauf (Rez./Verschl.)	Komplikationen
Motarjeme (1982)	13	11			0
Smith (1983)	1	1			0
Courtheaux (1985)	24	21			Asymptomat. Thrombose (1)
Brückmann (1986)	14	13	2–25	2/13	0
Vitek (1986)	4	4			Spasmus (1)
Higashida (1987)	17	16	6–24	2/16	TIA (1)
Kachel (1987)	5	5			0
Mathias (1987)	7	6			0
	85	77 (90,6%)			3 (3,5%)

4.7 PTA der Aa. mesentericae und des Truncus coeliacus

Chronische mesenteriale Durchblutungsstörungen manifestieren sich klinisch unter dem Bild der Angina abdominalis bzw. intestinalis. Die Patienten klagen über z. T. erhebliche postprandiale Schmerzen, die 15–30 min nach der Nahrungsaufnahme beginnen und mehrere Stunden anhalten können. Diese Beschwerden führen zum „Syndrom der kleinen Mahlzeiten" oder zur vorübergehenden Nahrungskarenz [151]. Erhebliche Gewichtsverluste sind die Folge. Neben Abmagerung treten Flatulenz, Koliken, Malabsorption und intestinale Mikroblutungen auf. In fortgeschrittenen Fällen neigt die ischämisch veränderte Mukosa zu Infektionen durch die Darmflora mit Ausbildung gangränöser Darmwandveränderungen [100]. Der Gefäßobstruktion liegt mehrheitlich eine generalisierte Arteriosklerose zugrunde. Seltener liegt die Ursache in einer fibromuskulären Dysplasie, Arteriitis (z. B. Polyarteriitis nodosa, Lupus erythematodes, Dermatomyositis, Purpura Schoenlein–Henoch) oder Koarktation [100]. Differentialdiagnostisch müssen ferner Aortendissektionen, Bauchaortenaneurysmen mit Verlegung der Viszeralarterien sowie tumoröse Gefäßeinengungen („encasement") z. B. beim Pankreaskarzinom berücksichtigt werden. Weiter muß eine externe Gefäßkompression in Betracht gezogen werden. Hier ist das Syndrom des Lig. arcuatum zu nennen. Durch dieses Ligament des Diaphragmas kommt es zur Kompression des Truncus coeliacus von kranioventral. Neben einer chronischen Irritation des Plexus coeliacus bilden sich im weiteren Verlauf fibrotisch fixierte Gefäßstenosen aus.

Aufgrund der multiplen Kollateralwege wird im allgemeinen gefordert, daß 2 Hauptgefäße Obstruktionen aufweisen müssen, bevor sich die klinische Symptomatik einer chronischen mesenterialen Ischämie ausbilden kann [179]. Die prätherapeutische Angiographie erfordert ein transarterielles Vorgehen in Blattfilmtechnik oder IA-DSA. Neben sagittalen Projektionen kann auf seitliche, u. U. schräge Einstellungen zur Darstellung von Abgangsstenosen nicht verzichtet werden.

4.7.1 Indikationen

Eine Indikation zur PTA kann sich bei Patienten mit chronischer Angina abdominalis und arteriosklerotisch, fibromuskulär oder entzündlich bedingten Obstruktionen ergeben. Das Syndrom des Lig. arcuatum bietet sich für eine PTA weniger an [179]. Ein PTA-Versuch ist bei den zuerst genannten Veränderungen nach Prüfung der technischen Durchführbarkeit und unter Berücksichtigung der relativ hohen Operationsletalität in Abhängigkeit von der Schwere des Krankheitsbildes gerechtfertigt. Über die PTA im Stadium der akuten Darmischämie liegt nur eine kasuistische Mitteilung vor [65].

4.7.2 Technik

Eine Freiprojektion der Ostien muß u. U. auch durch Einsatz von Schrägeinstellungen gewährleistet sein. Besondere Aufmerksamkeit muß zusätzlich bestehenden distalen Obstruktionen geschenkt werden (Arteriosklerose, Arteriitis), durch die der Behandlungserfolg eingeschränkt werden kann. Hiefür und zur genaueren Beurteilung der Kollateralwege sind prätherapeutisch Selektivdarstellungen anzufertigen. Zur Besserung der Ischämiesymptomatik reicht in der Regel die erfolgreiche PTA eines obstruierten Hauptstammes aus. Hierbei wird die technisch einfacher zu behandelnde Läsion zuerst angegangen. Zur Sondierung eignen sich besonders 5-F- bzw. 6-F-Sidewinder- oder Cobrakatheter. Ein sehr steil nach kaudal gerichteter Gefäßabgang, z. B. der A. mesenterica superior, kann ein transaxillares Vorgehen erzwingen. Die Sondierung der Obstruktion muß möglichst atraumatisch erfolgen. Die Ballongröße wird so gewählt, daß sie dem Durchmesser des zu sondierenden Gefäßes entspricht oder diesen um 1 mm übersteigt [179]. Neue 5-F-Dilatationskatheter scheinen auch bei der PTA von Mesenterialarterien durch ihr niedriges Profil Vorteile zu bieten. Die medikamentöse Zusatztherapie mit Heparin und Thrombozytenaggregationshemmern unterscheidet sich nicht von der sonst üblichen Pharmakotherapie.

4.7.3 Ergebnisse

Tabelle 4.18 faßt die Ergebnisse von 53 PTA bei Angina abdominalis zusammen. Nur wenige Autoren können über mehrere Interventionen berichten, überwiegend handelt es sich um kasuistische Mitteilungen. Mehr als 90% der behandelten Patienten wiesen unmittelbar nach PTA eine Besserung der klinischen Symptomatik, z. T. auch völlige Beschwerdefreiheit auf. Odurny et al. [208] sahen nach technisch erfolgreicher PTA bei 8 von 10 Patienten eine klinische Besserung, die auch 6–24 Monate anhielt. Levy et al. [170] führten bei 2 von 4 Patienten Re-PTA durch. Die 4 Patienten ließen 8–24 Monate nach der letzten Intervention keine erneute Zeichen der mesenterialen Ischämie erkennen, chirurgische Maßnahmen wurden nicht erforderlich. Über ähnlich günstige Verläufe berichteten Golden et al. [104] sowie Roberts et al. [225].

4.7.4 Komplikationen

Bisher wurde nur über 2 wesentliche Komplikationen im Bereich der Angioplastiestelle bzw. distal berichtet [51, 65]. Das Risiko einer PTA der Mesenterialarterien darf aber nicht unterschätzt werden, muß jedoch im Vergleich zu einer chirurgischen Maßnahme gesehen werden. Bei Patienten mit einer bereits vorliegenden, ischämisch und/oder entzündlich bedingten peritonealen Reizung erscheint die PTA nicht mehr angezeigt. In Anbetracht der meist generalisierten Gefäßveränderungen dieser Patienten sollte eine PTA der Mesenterial-

Tabelle 4.18. PTA der Aa. mesentericae (*AMS*) und des Truncus coeliacus (*TC*)

Autor	n PTA/ Pat.	Technisch erfolgreich	Komplikationen	PTA-Lokalisation
Furrer (1980)	1	1	Axillarevision (1)	AMS
Uflacker (1980)	1	1	0	AMS
Novelline (1980)	1	1	0	AMS
Saddekni (1980)	1	1	0	AMS
Birch (1982)	2	2	0	AMS, TC
Castaneda-Zuniga (1982)	2	1	AMS-Revision (1)	AMS
Golden (1982)	7	6	0	AMS
Roberts (1983)	8	8	Axillarevision (1)	AMS (7) AMS + TC (1)
Lee (1984)	1	1		AMS
Van Deinse (1986)	1	1	Ischämie (1)	AMS
Wilms (1986)				
Levy (1987)	4	4		AMS
Lupatelli (1987)	4	4	0	AMS (3) AMS + TC (1)
Freitag (1988)	1	1	0	Tr. coeliacomesent.
Odurny (1988)	19	17	Dissektion (1), asymptomatisch	AMS AMS + TC
	53	49 (92,5%)	5 (9,4%)	

arterien nur in Absprache mit einer chirurgischen Institution erfolgen, um ggf. eine sofortige chirurgische Revision zu erlauben.

4.8 PTA von Nierenarterien

4.8.1 Definition der renovaskulären Hypertonie (RVH)

Als renovaskuläre Hypertonie werden nach Maxwell die Formen des Bluthochdrucks bezeichnet, die auf eine Erkrankung der Nierenarterien zurückgehen und günstig auf eine Gefäßrekonstruktion oder Nephrektomie ansprechen [187]. In der Bundesrepublik Deutschland gehen derzeit ca. 22% der Todesursachen auf angiologische Erkrankungen zurück. Die arterielle Hypertonie ist in den westlichen Industrieländern zu 3–5% renovaskulär bedingt. Patienten mit einer renovaskulären Hypertonie sind einer doppelten Gefährdung ausgesetzt. Zum einen sind sie von den sekundären kardiovaskulären Folgen der arteriellen Hypertonie bedroht, zum anderen muß eine progrediente Einschränkung der Nierenfunktion befürchtet werden. Die medikamentöse

Therapie kann nur symptomatisch sein, ist mit Nebenwirkungen verbunden und erfordert neben einer hohen Therapietreue der Patienten oft eine jahre- oder lebenslange Behandlung.

Durch operative Maßnahmen wurde erstmals eine kausale Therapie der RVH möglich. Chirurgische Eingriffe an den Nierenarterien gelten als technisch schwierig und erfordern in der Regel eine Intubationsnarkose. Ferner muß bei Patienten mit atherosklerotisch bedingten Nierenarterienstenosen (NAST) das erhöhte Behandlungsrisiko durch die häufig zusätzlich bestehenden koronaren und/oder zerebrovaskulären Veränderungen berücksichtigt werden. Die Angaben zur operativen bzw. perioperativen Mortalität von 2,0 – 9,3 % müssen vor diesem Hintergrund gesehen werden, wobei durch chirurgische Verfahren zweifelsfrei definitive Heilungen möglich sind [66, 82, 206]. Verbesserte Operationstechniken sowie vorausgehende koronare und zerebrovaskuläre Revaskularisationen haben die Nephrektomierate auf ca. 10 % und die Operationsletalität auf 1 – 2 % sinken lassen [206].

Durch die PTA von NAST soll eine kausale Therapie mit möglichst langanhaltendem Therapieerfolg risikoärmer erzielt werden. Dies sollte ohne Einschränkung späterer operativer Maßnahmen und mit vergleichsweise geringen Kosten verbunden sein.

4.8.2 Art der stenosierenden Nierenarterienveränderungen

Arteriosklerose

Die Arteriosklerose ist die häufigste Ursache einer NAST. Eine renale Arteriosklerose wird, wie atherosklerotische Veränderungen in anderen Organen auch, häufiger bei männlichen Patienten in einem Alter von mehr als 40 Jahren beobachtet. Diese Erkrankung wird u. a. durch einen Diabetes mellitus und eine vorbestehende arterielle Hypertonie begünstigt. Patienten mit atherosklerotisch bedingten NAST lassen bei der Übersichtsaortographie meist weitere atherosklerotische Läsionen an der Aorta abdominalis sowie der Beckenstrombahn erkennen. An der Niere sind die Veränderungen in der Regel im mittleren und proximalen Drittel des Hauptstamms sowie am Ostium erkennbar. Unterschiedlich ausgeprägte bilaterale Stenosen werden bei 30 – 50 % der Patienten beobachtet [265, 266]. Angiographisch sind unregelmäßig konturierte atheromatöse, zum Teil verkalkte Plaques mit zumeist exzentrischer Stenosierung über eine Strecke von meist 5 – 15 mm abgrenzbar. In Abhängigkeit vom Stenosegrad kann es zur poststenotischen Dilatation kommen, wobei allerdings auch atherosklerotisch bedingte Dilatationen der Nierenarterien ohne hämodynamische signifikante Stenosen beobachtet werden.

Eine Sonderform stellen NAST bei gleichzeitig vorliegendem Bauchaortenaneurysma dar [272]. Aortal gelegene Plaques oder parietale Thromben können hier in das Lumen der Nierenarterie hereinragen und das Ostium stenosieren oder verschließen. Besonders bei diesen kurzstreckigen, abgangsnahen Stenosen sind zur genaueren angiographischen Differenzierung Schrägserien von Vorteil, wobei zu berücksichtigen ist, daß die rechte Nierenarterie häufig nach ventral versetzt aus der Aorta abdominalis abgeht.

Fibromuskuläre Dysplasie (FMD)

Etwa ein Viertel der NAST sollen durch eine fibromuskuläre Dysplasie bedingt sein. Diese Veränderung wird auch in anderen Gefäßgebieten beobachtet, tritt aber am häufigsten an den Nierenarterien auf [151]. Frauen sind 4- bis 5mal öfter betroffen als Männer. Das Erkrankungsalter liegt meist zwischen dem 30. und 45. Lebensjahr. Bei Kindern mit arterieller Hypertonie werden NAST in 24% beobachtet, die überwiegend auf eine FMD zurückgehen [257]. Bilaterale Stenosen wurden bei 30–45% der Patienten beschrieben [9, 10]. Tritt die Erkrankung unilateral auf, ist die rechte Seite häufiger betroffen. Typischerweise liegt eine Beteiligung des mittleren und/oder distalen Drittels der Nierenarterie vor, wobei auch Segmentarterien einbezogen sein können. Nach McCormack et al. [188] werden 4 Typen unterschieden: Fibroplasie der Intima, Fibroplasie der Media, fibromuskuläre Hyperplasie und subadventitiale Fibroplasie. Am häufigsten wird die Fibroplasie der Media beobachtet. Diese Form läßt das typische perlschnurartige Bild mit kurzstreckiger Einengung und aneurysmatischer Aufweitung erkennen, wohingegen die fibromuskuläre Hyperplasie und Fibroplasie der Intima angiographisch glatt konturierte, konzentrische Stenosen, unter Umständen verbunden mit poststenotischen Dilatationen, aufweisen. Bei der FMD der Nierenarterien liegt nicht selten ein Ren mobilis, besonders auf der rechten Seite, vor [151].

Arterielle Stenosen an Nierentransplantaten

Patienten mit Transplantatnieren weisen in bis zu 80% eine arterielle Hypertonie auf, die unter anderem auf Abstoßungsreaktionen, Cortisongaben oder Erkrankungen der verbliebenen Eigennieren zurückgeht. In ca. 5–10% läßt sich bei transplantierten Patienten eine segmentale Einengung im Bereich der Transplantatarterien nachweisen [202, 252]. Pathogenetisch können eine Arteriosklerose, partielle Thrombosierungen, traumatische Gefäßschäden bei Ex- und Implantation, Reaktionen auf das Nahtmaterial, ungeeignete Nahttechniken, immunologische Faktoren, Arteriitiden, Intimahyperplasien, lokale Störungen der Hämodynamik, Knickbildungen, Gefäßtorsionen oder eine externe Kompression zugrunde liegen.

Die angiographischen Abbildungsbedingungen der Nierenarterien sind bei Transplantaten meist ungünstiger als bei normotopen Nieren. Zum einen ist die Anastomose bei End-zu-Seit-Technik in der Regel nach ventral gerichtet, so daß zur Freiprojektion eine nahezu seitliche Einstellung erforderlich wird. Darüber hinaus kommt es häufig zu Überlagerungen mit der Beckenstrombahn, so daß eine semiselektive oder selektive Kontrastmittelapplikation erforderlich wird.
Die intraarterielle DSA erlaubt unter Einsparung von Kontrastmittel eine unbehinderte Freiprojektion bei hoher Kontrastauflösung und ist zum Nach-

Tabelle 4.19. Seltene Ursachen der renovaskulären Hypertonie

Neurofibromatose
Arteriits
Vaskulitis bei Drogensüchtigen
Takayasu-Syndrom
Panarteriitis nodosa
Morbus Winiwarter-Buerger
Wegnergranulomatose
Sklerodermie
Radiogen induzierte Gefäßveränderungen
Embolie oder Thrombose
Aneurysma
Erworbene oder angeborene AV-Fisteln der Nieren
Traumatische oder degenerative Dissektion
Extra- oder intrarenale Raumforderung mit Kompression der Nierenarterien
Coarctatio aortae mit Einbeziehung der Nierenarterien
Trauma

weis einer Transplantatstenose – besonders bei komplizierten Anastomosenverhältnissen – der IV-DSA vorzuziehen.

Seltene Ursachen der renovaskulären Hypertonie

In Tabelle 4.19 sind einige seltene Ursachen der RVH zusammengefaßt, die differentialdiagnostisch berücksichtigt werden müssen [151, 192].

4.8.3 Diagnostik der renovaskulären Hypertonie

Zur Diagnostik der RVH werden verschiedene Verfahren und Methoden eingesetzt, die hier nicht ausführlich besprochen werden sollen. Für die Planung und Durchführung einer renalen PTA haben folgende Untersuchungen besondere Bedeutung.

IV-DSA

Unter Berücksichtigung bestimmter Risiko- und Indikationsgruppen gilt die IV-DSA als komplikationsarm und aussagekräftig [16, 26, 40, 162]. Die IV-DSA der Nierenarterien konnte durch Optimierung der Untersuchungs- und Gerätetechnik verbessert werden, so daß bei konsequenter Anwendung zentralvenöser Injektionstechnik und gepulsten Aufnahmen mehr als 95% der Angiographien diagnostisch verwertbar sind. Einschränkungen ergeben sich insbesondere bei Stenosen der Segment- und/oder Polarterien sowie bei Überlagerungen durch Gefäße des Truncus coeliacus und der A. mesenterica superior. Bei Vorliegen eindeutiger klinischer Verdachtskriterien und nicht vollständig verwertbarer IV-DSA ist eine arterielle Darstellung indiziert, wenn der Stenosenachweis auch eine PTA oder operative Rekonstruktion nach sich zieht.

Captopriltest

Mit dem sog. Captopriltest [64, 200] soll die Aktivität des Reninsystems beurteilt werden. Die Aktivierung des Renin-Angiotensin-Systems stellt den wichtigsten pathogenetischen Faktor der RVH dar. Bei hämodynamisch signifikanter NAST und aktuell reninabhängiger Hypertonie ist mit einem vorübergehenden Blutdruckabfall und reaktiv überschießendem Reninanstieg nach oraler Verabreichung eines „Angiotensin-converting-enzyme"-Inhibitors (z. B. 25–50 mg Captopril) zu rechnen [64, 200]. Störungen durch Antihypertensiva und Volumeneinflüsse (Diuretika, salzarme Kost) sind ebenso wie falsch-negative Ergebnisse bei doppelseitigen Nierenarterienstenosen zu berücksichtigen. Es stellt sich die Frage, inwieweit ein pathologischer Captopriltest (Reninanstieg >180 µU/ml bzw. ≥150%) bei technisch gelungener PTA auf eine günstige Beeinflußung der arteriellen Hypertonie schließen läßt.

Seitengetrennte Reninbestimmung aus dem Nierenvenenblut

In Anbetracht der Tatsache, daß zahlreiche Patienten ohne pathologischen Reninquotienten erfolgreich operiert werden konnten und daß andererseits Patienten mit pathologischen Quotienten durch die Operation nicht geheilt wurden, relativiert sich die Aussage der seitengetrennten Reninbestimmung bei Patienten mit angiographisch bereits nachgewiesener NAST. Unter Umständen lassen sich jedoch Aussagen über die Wahrscheinlichkeit eines möglichen Behandlungserfolges der renalen PTA machen. Darüber hinaus kann bei doppelseitigen Stenosen die Reihenfolge des Vorgehens eher festgelegt werden.

Seitengetrennte Jod-Hippuran-Clearance

Die seitengetrennte Jod-131(123)-Hippuran-Clearance erfolgt als renale Funktionsuntersuchung im Rahmen der Kamerafunktionsszintigraphie (modifiziert nach Oberhausen). Dieses Verfahren eignet sich weniger zum Nachweis einer renovaskulären Hypertonie [195], vielmehr wird die Wertung der nuklearmedizinischen Befunde in Kenntnis der angiographisch bereits nachgewiesenen NAST vorgenommen. Es kann gezeigt werden, inwieweit auch langfristig durch die PTA eine Beeinflussung eventueller Funktionseinschränkungen möglich ist (Abb. 4.11).

4.8.4 Technik der perkutanen transluminalen renalen Angioplastie (PTRA)

Seit Durchführung der ersten renalen PTA durch Andreas Grüntzig 1978 [121] haben sich aufgrund verbesserter Materialien, Einführung digitaler Angiographieanlagen und zunehmender Erfahrung wesentliche Modifikationen der Untersuchungstechnik ergeben, auf die später eingegangen wird. Im folgenden wird die derzeit von den Autoren angewandte Technik der PTRA beschrieben.

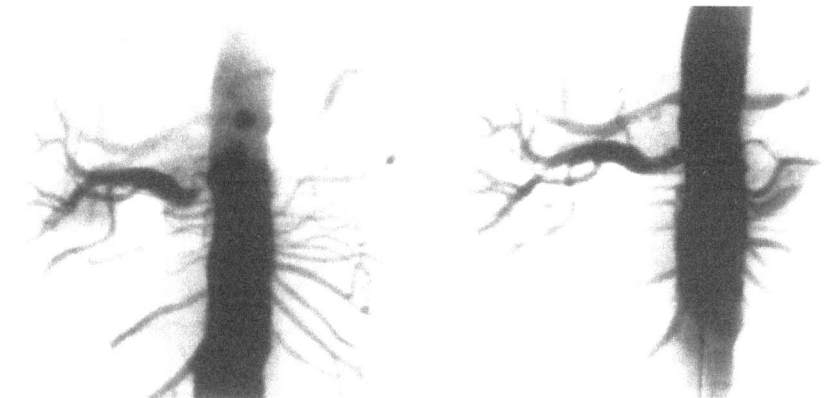

Abb. 4.11 a, b. Renale PTA bei atherosklerotischer Einzelniere. 66jähriger Patient, arterielle Hypertonie, Niereninsuffizienz (Kreatinin i. S. 3,3 mg/dl). **a** IA-DSA vor PTRA. Hochgradige rechtseitige Nierenarterienstenose, Z. n. spontanem Verschluß der linken Nierenarterie bei schwerer Arteriosklerose. **b** IA-DSA nach PTRA. Vollständige Aufdehnung der Stenose. Im weiteren Verlauf zeigte sich eine Funktionsverbesserung der rechten Niere und eine verbesserte Einstellbarkeit der arteriellen Hypertonie

Spätestens am Vortag wird in der Regel mit einer Medikation von ≥ 660 mg Acetylsalicylsäure und ≥ 150 mg Dipyridamol begonnen. Auf diese Vorbehandlung wird nur bei Kontraindikation oder bekannter Unverträglichkeit verzichtet. Neben den üblichen Laborparametern wird eine Blutgruppenbestimmung und die Bereitstellung von 2 Erythrozytenkonzentraten veranlaßt. Die Möglichkeit einer kurzfristigen chirurgischen Intervention wird sichergestellt. Am Untersuchungstag sollte der systolische Blutdruck 200 mmHg nicht überschreiten. Vor Beginn der Intervention soll ein relativ großlumiger (Innendurchmesser ≥ 1,4 mm) Venenverweilkatheter plaziert werden. Es erfolgt die Punktion zumeist der ipsilateralen A. femoralis communis mit Plazierung eines Einführungsbestecks, das einen atraumatischen Katheterwechsel ermöglicht.

Die prätherapeutische Übersichtsaortographie wird in konventioneller Blattfilm- und/oder IA-DSA-Technik mit exakter Vermessung und Markierung der Stenose(n) durchgeführt. Vor Sondierung der Nierenarterien werden 5000 IE Heparin i.a. appliziert. Das Ostium der Nierenarterie wird mit einem 5- bis 8-F-Cobra- oder Sidewinderkatheter (I; II) sondiert. Die Passage der Stenose erfolgt möglichst atraumatisch, zunächst mit einem weichen, geraden Führungsdraht (z. B. Bentson-, Newton-, Schneider-Golddraht, 0,022– 0,035 inch), wobei über den nachgeführten Selektivkatheter die intravasale Lage mittels IA-DSA dokumentiert wird. Bestehen aufgrund des Angiographiebefundes Zweifel an der hämodynamischen Wirksamkeit der Stenose, werden intraarterielle Druckmessungen mit Bestimmung des Gradienten durchgeführt. Das Einwechseln des Ballonkatheters wird bei spitzwinklig abgehender Nierenarterie durch vorherige Plazierung eines steiferen geraden

Tabelle 4.20. Änderungen der PTRA-Technik

	Interventionen	
	1–75	76–100
Prämed. mit Aggregationshemmern und Zusatztherapie mit Heparin	32,0%	92,0%
Einführungsbesteck plaziert	18,7%	84,0%
Manometer zur Kontrolle des Dilatationsdruckes verwandt [a]	50,7%	100%
Durchschnittliche Liegezeit des Katheters [b]	81,6 min	60,1 min

[a] Bei Interventionen mit erfolgreicher Plazierung des Ballonkatheters.
[b] Von Einführung des Übersichtskatheters bis zum Entfernen des letzten Katheters bzw. der Schleuse.

Austauschdrahts erleichtert. Läßt sich der Ballonkatheter in dieser Technik nicht plazieren, kommen koaxiale Kathetersysteme mit vorgeformten Führungskathetern zur Anwendung. Bei Interventionen im mittleren distalen Drittel der Nierenarterien sowie im Bereich der Segment- und Polarterien werden prophylaktisch spasmolytisch wirksame Substanzen zum Teil intraarteriell appliziert. Hierbei hat sich insbesondere die i.a.-Gabe von 0,1–0,3 mg einer verdünnten Nitratlösung bewährt.

Der Durchmesser des Dilatationsballons wird so gewählt, daß er dem angiographisch bestimmten Gefäßdurchmesser exakt entspricht oder diesen um maximal 1 mm überschreitet. Die Ballonlänge beträgt in der Regel 20 mm. Der Dilatationsdruck liegt bei 6 (–10) bar und wird anhand eines Manometers kontrolliert. Der stenosierte Bereich wird 3mal über jeweils 45 s dilatiert, wobei die Entfaltung des Ballons unter Durchleuchtung kontrolliert wird. Die angiographische Kontrolle wird mit einer Übersichtsaortographie (IA-DSA) abgeschlossen, wobei identische Aufnahme- und Injektionsparameter gewählt werden müssen. Während der gesamten Intervention wird der Blutdruck in kurzen Abständen kontrolliert. Die medikamentöse Nachbehandlung mit Thrombozytenaggregationshemmern wird bei allen Patienten angestrebt.

Im Laufe der Zeit ergaben sich aufgrund neuer Erkenntnisse, Erfahrungen und Materialien im eigenen Untersuchungsgut Änderungen im technischen Vorgehen, von denen einige aus Tabelle 4.20 zu entnehmen sind.

4.8.5 Ergebnisse

Technische Durchführbarkeit und Beeinflussung der arteriellen Hypertonie in der Frühphase

Nach Angaben verschiedener Autoren ist eine PTRA bei 75–94% (Mittelwert 86,5%) der Patienten technisch durchführbar (Tabelle 4.21). In eigenen Untersuchungen, die allerdings keine Patienten mit Nierenarterienverschlüssen beinhalten, gelang bei mehr als 90% der Nierenarterienveränderungen eine

Tabelle 4.21. Renale PTA-Frühergebnisse: Technische Durchführbarkeit und Blutdruckverhalten (*AS* Arteriosklerose, *FMD* fibromuskuläre Dysplasie, *Ges.* Gesamtgruppe incl. NTP etc.)

Autoren	Pat./ PTA n	Techn. erfolgreich			Blutdruck geheilt/gebessert		
		Ges. [%]	AS [%]	FMD [%]	Ges. [%]	AS [%]	FMD [%]
Colapinto (1982)	68	85	–	–	86	84	100
Zeitler (1983b)	70	88	87	94	–	–	–
Ingrisch (1983)	90	85	–	–	72	70	91
Löhr (1983)	104	81	–	–	62	–	–
Sos[a] (1983)	89	75	57	87	89	84	93
Tegtmeyer (1984a)	109	94	–	–	93	94	100
Kadir (1984)	34	84	–	–	75	–	–
Martin (1985)	100	88	–	–	80	77	90
Miller (1985)	63	87	–	–	96	94	100
Martin (1986)	100	92	–	–	–	–	–
Puylaert (1988)	213	89	86,5	92,2	89,9	89,6	93,6
Gross-Fengels (1989)	100	90	88,3	94,1	79,7	77,1	84,6
	1140	86,5	79,7	91,8	82,3	83,7	94,0

[a] Doppelseitige NAST bei AS nicht berücksichtigt, Blutdruckverhalten auf Patienten nach technisch erfolgreicher PTRA bezogen.

Plazierung des Ballonkatheters und eine zumindest partielle Reduktion der Stenose. Aus den Berichten verschiedener Arbeitsgruppen ist zu entnehmen, daß die technische Erfolgsquote für FMD-bedingte Verengungen mit durchschnittlich 91,8% relativ günstiger als für arteriosklerotische Läsionen (79,7%) ist (s. Tabelle 4.21). Die technische Erfolgsquote sinkt bei Verschlüssen oder beidseitigen AS-Stenosen (Abb. 4.12) deutlich ab [234]. – Aus Tabelle 4.21 ist weiter zu entnehmen, daß initial eine Besserung oder sogar Heilung der arteriellen Hypertonie bei durchschnittlich 82,3% der Patienten auftrat, wobei die Behandlungsergebnisse jedoch nicht einheitlich definiert und kontrolliert wurden. Patienten mit FMD-bedingten Nierenarterienveränderungen wiesen sowohl eine höhere technische Erfolgsquote als auch eine günstigere Beeinflussung der arteriellen Hypertonie in der Frühphase auf.

Angiographische Frühergebnisse der PTRA in Abhängigkeit vom relativen Ballondurchmesser

Der verwandte Ballondurchmesser variierte in der eigenen Untersuchung [111] zwischen 3 und 8 mm. Diese erheblichen Abweichungen sind aufgrund verschiedener Angioplastielokalisationen (Ostium, Segment-, Polarterien etc.) und anatomischer bzw. individueller Unterschiede erklärbar.

Der durchschnittliche Ballondurchmesser betrug 5,75 mm; am häufigsten wurden Katheter mit 6-mm-Ballons verwandt. Abbildung 4.13 zeigt den Zusammenhang zwischen dem relativen Ballondurchmesser und dem angiogra-

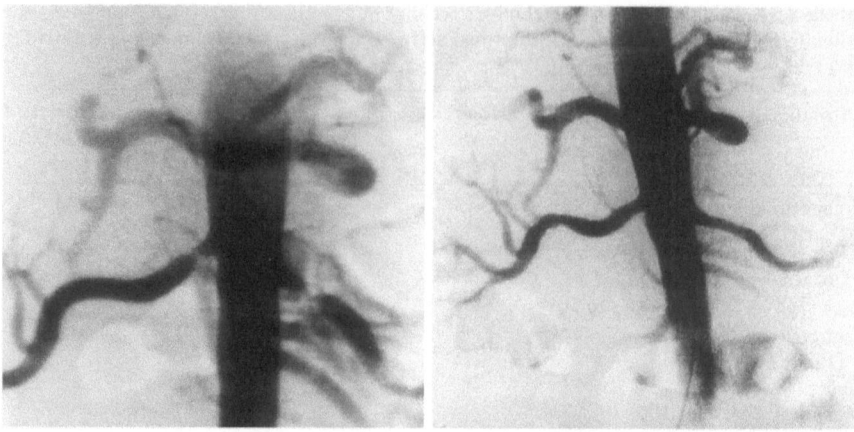

Abb. 4.12 a, b. Beidseitige renale PTA bei Atherosklerose. 63jähriger Patient, arterielle Hypertonie. **a** IA-DSA vor PTRA. Hochgradige Stenose im proximalen Drittel der rechten Nierenarterie. Filiforme Stenose im mittleren Drittel der linken Nierenarterie, mäßige poststenotische Dilatation. **b** IA-DSA nach PTRA. Die Intervention wurde in 2 Sitzungen durchgeführt. Zunächst wurde die funktionsgeminderte linke Niere perkutan angioplastiert. Nach einem Intervall von mehr als 2 Wochen folgte die PTRA der rechten Seite. Beidseits zeigt sich eine Normalisierung der Gefäßdurchmesser

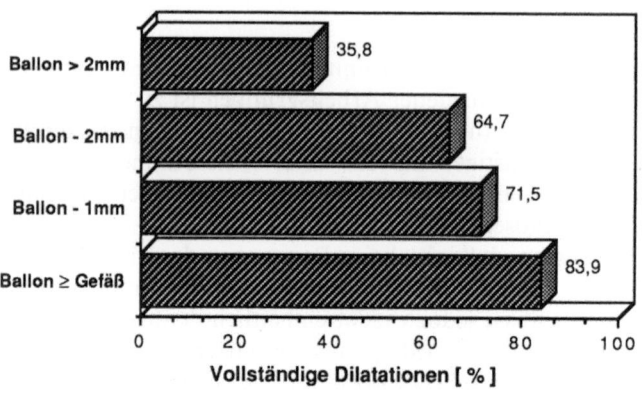

Abb. 4.13. Abhängigkeit des angiographischen Primärergebnisses von der relativen Ballongröße bei der renalen PTA

phischen Primärergebnis. Entsprach der Ballondurchmesser dem Gefäßdurchmesser in der Blattfilmarteriographie oder überschritt er diesen um max. 1 mm, so fand sich bei 26 von 31 Stenosen (83,9%) eine vollständige Erweiterung. Bei Ballongrößen, die den zu dilatierenden Gefäßdurchmesser um mehr als 2 mm unterschritten (Abb. 4.14), fiel dieser Wert auf 35,8% ab [111].

Vor jeder renalen PTA muß daher der angestrebte Gefäßdurchmesser exakt angiographisch bestimmt werden. Dazu eignen sich konventionelle

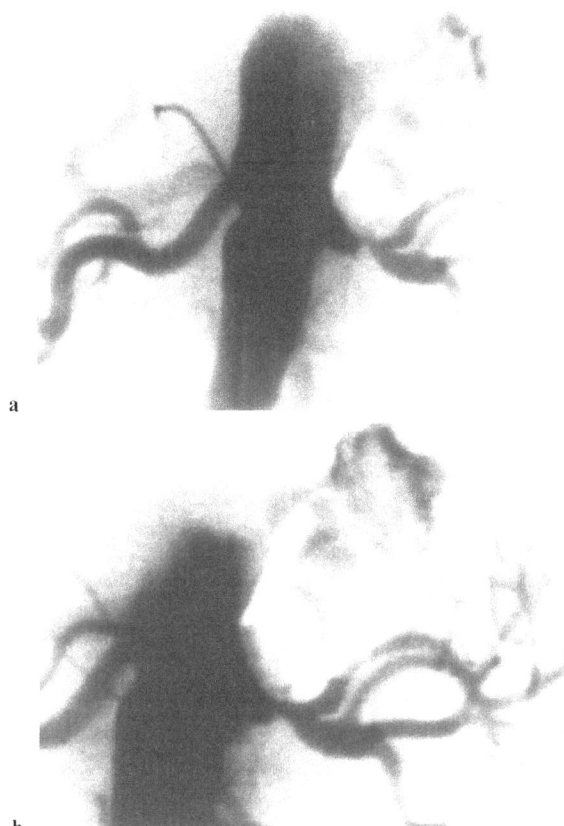

Abb. 4.14a, b. Renale PTA – Unterdilatation. **a** IA-DSA vor PTRA. Hochgradige linksseitige NAST. **b** IA-DSA nach Dilatation mit einem 5 mm im Durchmesser betragenden Ballonkatheter. Unzureichendes Behandlungsergebnis mit deutlicher Reststenose

Blattfilmaufnahmen oder intraarterielle DSA-Serien, unter Verwendung von Referenzstrecken bzw. Kalibrierungskathetern. Der aufnahmetechnisch bedingte Vergrößerungsfaktor von Blattfilmserien, der in Abhängigkeit von der Anlagekonfiguration erheblich variieren kann, muß dem Untersucher bekannt sein, um eine unverhältnismäßig starke Überdilatation und damit die Gefahr einer Nierenarterienruptur zu vermeiden.

Eine geringe, kontrollierte Überdehnung der stenosierten Nierenarterien scheint somit Voraussetzung für ein günstiges angiographisches Ergebnis zu sein. Puylaert et al. [219] führten ihre relativ hohe primäre klinische Erfolgsquote von 89,6 % ebenfalls auf die Tatsache zurück, daß sie bewußt die Nierenarterie um 1 mm überdilatierten. Tegtmeyer et al. [264, 265] empfahlen ebenfalls ein forcierteres Vorgehen, wobei sie in Abhängigkeit von Lokalisation, angiographischem Primärergebnis und Schmerzsymptomatik des Patienten Ballons einsetzten, die den angiographischen Durchmesser sogar um bis zu 2 mm überschritten.

Die durchschnittliche Länge der Stenose betrug in eigenen Untersuchungen [111, 112] 11,6 mm (4 – 30 mm). Ein Zusammenhang zwischen der Stenoselänge und dem angiographischen Primärergebnis wurde nicht erkennbar, wobei allerdings nur 5,3% der behandelten Einengungen über eine Strecke von mehr als 20 Bild-mm nachweisbar waren und Stenosierungen von mehr als 30 mm Länge nicht perkutan angioplastiert wurden.

Angiographische Frühergebnisse in Abhängigkeit von der Stenoselokalisation

Angiographisch wurden in eigenen Studien [112] bei Ostiumstenosen ungünstigere Behandlungsergebnisse erzielt (Tabelle 4.22). Dies steht im Einklang mit den Berichten von Cicuto et al. [54]. Sie konnten bei Ostiumstenosen durch aortale Plaques nur in 24% (im Vergleich zu 83% der Hauptstammstenosen) die Hypertonie verbessern oder heilen. Ihrer Meinung nach sollte aufgrund der geringeren Invasivität dennoch vor einer eventuellen operativen Revaskularisation ein PTA-Versuch auch bei Ostiumstenosen unternommen werden [54].

Klinische Frühergebnisse in Abhängigkeit von der seitengetrennten Reninbestimmung im Nierenvenenblut, dem Captopriltest und der Jod-Hippuran-Clearance

Über den Wert der selektiven Reninbestimmung zur Indikationsstellung operativer oder interventionaler Maßnahmen werden in der Literatur unterschiedliche Angaben gemacht [49, 169, 213]. Arlart et al. [10] beobachteten pathologische Reninquotienten zwar häufiger bei erfolgreich operierten Patienten, jedoch auch erfolglos behandelte Patienten wiesen pathologische Werte auf. In einer Untersuchung von Martin et al. [178] wiesen 78% der Patienten mit pathologischen Reninquotienten und unilateralen arteriosklerotisch bedingten NAST eine zumindest teilweise Besserung der arteriellen Hypertonie nach PTRA auf, wohingegen bei Patienten mit unauffälligem Reninquotient dies nur bei 43% beobachtet wurde.

In eigenen Untersuchungen [112, 120] traten Heilungen nach PTRA bei Patienten mit pathologischen Reninquotienten signifikant häufiger auf. Einem pathologischen Reninquotienten kommt daher eine prognostische Bedeutung für die Beeinflussung der arteriellen Hypertonie nach PTRA zu. Da Heilungen

Tabelle 4.22. Angiographisches Primärergebnis nach PTRA und Lokalisation der behandelten Gefäßveränderungen

Lokalisation	Angiographisches Primärergebnis			Summen
	Unverändert/ schlechter n [%]	Erweitert mit Reststenose n [%]	Vollständig erweitert n [%]	n [%]
Ostium	2 (14,3)	7 (50,0)	5 (35,7)	14 (100)
Hauptstamm	1 (1,1)	24 (26,7)	65 (72,2)	90 (100)
Polgefäß	0	3 (42,9)	4 (57,1)	7 (100)
Segmentgefäß	0	2 (66,7)	1 (33,3)	3 (100)
	3	36	75	114

jedoch auch bei fehlender Lateralisierung möglich sind, sollte ein normaler Reninquotient kein Ausschlußkriterium für eine PTRA sein.

Heilungen der arteriellen Hypertonie nach PTRA wurden häufiger bei Patienten mit normaler Jod-Hippuran-Gesamtclearance beobachtet. Anhand dieses Verfahrens können zwar keine sicheren Aussagen über die hämodynamische Wirksamkeit von Nierenarterienstenosen gemacht werden [195], dagegen kann die nicht oder nur gering eingeschränkte Funktion als günstiges prognostisches Zeichen für den Verlauf der arteriellen Hypertonie nach PTRA gewertet werden [138, 139]. Darüber hinaus lassen sich die funktionellen Auswirkungen eines komplikationsbedingten Verlustes der Niere abschätzen und damit auch das Risiko vor PTRA näher bestimmen.

Der Captopriltest ist ein relativ leicht durchführbares Screeningverfahren zum Nachweis einer reninabhängigen Hypertonie. Degenhardt et al. [64] bestimmten in einer prospektiven Untersuchung bei 86 Patienten mit arterieller Hypertonie die diagnostische Aussagefähigkeit des Captopriltests. Folgende Parameter wurden bei allen Patienten verglichen: Blutdruck, basale und captoprilstimulierte Plasma-Renin-Konzentration, IV-DSA der Nieren, seitengetrennte Jod-Hippuran-Clearance. Angiographisch nachgewiesene unilaterale NAST (n = 10) wurden in keinem Fall mit dem Captopriltest übersehen. Von 8 Patienten mit angiographisch gesicherten bilateralen NAST wiesen jedoch 4 (50%) einen unauffälligen Captopriltest, bei allerdings pathologischer Jod-Hippuran-Clearance, auf. Falsch-negative Ergebnisse des Captopriltests sind somit insbesondere bei Patienten mit beidseitigen Nierenarterienstenosen zu erwarten. Bei Vorliegen eindeutiger klinischer Verdachtskriterien kann auch bei negativem Ausfall der Screeninguntersuchungen auf eine intraarterielle Angiographie der Nieren in der Regel nicht verzichtet werden.

Ein pathologischer Captopriltest wurde in eigenen Untersuchungen [111, 112] relativ häufiger bei Patienten beobachtet, die nach PTRA eine geheilte oder gebesserte arterielle Hypertonie aufwiesen. Die Signifikanzgrenze wurde noch nicht erreicht. – Zusammenfassend kann somit festgehalten werden, daß dem Captopriltest unter Umständen eine prognostische Bedeutung für den Blutdruckverlauf nach PTRA zukommt.

4.8.6 Komplikationen

Die renale PTA ist technisch schwieriger durchführbar als z. B. eine perkutane Angioplastie im Beckenbereich und mit schwerwiegenderen Komplikationsmöglichkeiten verbunden. Patienten mit arteriosklerotischen NAST haben häufiger auch eine koronare und zerebrovaskuläre Beteiligung, wodurch sowohl die Risiken einer perkutanen renalen Angioplastie als auch einer operativen Revaskularisation erhöht sind. Die Literaturangaben über schwere Komplikationen, operative Interventionen und letale Verläufe der PTRA sind Tabelle 4.23 zu entnehmen. Mit wesentlichen Komplikationen muß in nahezu 10% der PTRA gerechnet werden. Operative Interventionen werden meist aufgrund von Nierenarterienrupturen, Verschlüssen oder Leistenaneurysmen

Tabelle 4.23. Komplikationen bei PTRA

Autoren	Pat./PTA	Schwere Komplikationen		Komplikationen mit OP-Folge		Letalität	
	n	n	[%]	n	[%]	n	[%]
Colapinto (1982)	68	4	(5,9)	3	(4,4)	0	0
Greminger (1982a)	48	4	(8,3)	0	(0,0)	0	0
Mahler (1982)	16	2	(12,5)	1	(6,3)	0	0
Löhr (1983)	155	15	(9,7)	10	(6,5)	0	0
Sos (1983)	89	13	(14,6)	8	(9,0)	0	0
Tegtmeyer (1984a)	109	12	(11,0)	4	(3,7)	1	(0,9)
Miller (1985)	63	7	(11,1)	2	(3,2)	1	(1,6)
Martin (1985)	100	11	(11,0)	6	(6,0)	0	0
Martin (1986)	100	9	(9,0)	3	(3,0)	0	0
Puylaert (1988)	213	15	(7,0)	11	(5,2)	2	(0,9)
Gross-Fengels (1989)	100	7	(7,0)	3	(3,0)	0	0
Gesamt	1061	99	(9,7)	51	(4,8)	4	(0,37)

erforderlich. Todesfälle wurden in 0–1,6% beschrieben. Diese letalen Verläufe gehen überwiegend auf Myokardinfarkte, Apoplexe, Mesenterialarterienverschlüsse oder zu spät erkannte Gefäßrupturen zurück [190, 218, 219, 263, 265, 266].

Die Komplikationshäufigkeit scheint mit zunehmender Erfahrung der Untersucher abzunehmen. Martin et al. [177] konnten bei den zweiten 100 Patienten den Anteil von operationspflichtigen Komplikationen von 6% auf 3% halbieren. Von besonderer Bedeutung ist die Mitteilung von Puylaert et al. [218], die bei 2 Patienten mehrere Stunden nach PTRA, die technisch nur erschwert durchführbar waren, eine ausgedehnte retroperitoneale Blutung sahen. In beiden Fällen war es offensichtlich bereits beim Vorschieben des Führungsdrahtes zu Perforationen der Nierenarterie gekommen, wobei bis zur vollständigen Ruptur noch mehrere Stunden vergingen. Ein Patient starb im hämorrhagischen Schock, die andere Patientin konnte nur durch eine notfallmäßige Nephrektomie gerettet werden.

Die Durchführung einer beidseitigen PTRA in einer Sitzung darf daher, auch unter Berücksichtigung eventueller thrombotischer Spätverschlüsse, nur in außergewöhnlichen Situationen unter Einhaltung strengster Sicherheitsvorkehrungen erfolgen. Die oben geschilderten Zusammenhänge verdeutlichen, daß sich eine renale PTA bei fehlenden chirurgischen Interventionsmöglichkeiten verbietet [249]. Insbesondere bei der PTA von anatomischen oder funktionellen Einzelnieren ist besondere Vorsicht geboten [2]. – Sowohl während als auch im Anschluß an die PTRA kann es zu erheblichen Blutdruckschwankungen kommen [260]. Engmaschige Blutdruckkontrollen sind daher obligat.

Vergleiche der Komplikationsraten operativer und interventioneller Behandlungen sind u. a. aufgrund unterschiedlich zusammengesetzter Patientengruppen, verschiedener Anästhesieverfahren und Zusatzbehandlungen nur sehr bedingt möglich [70, 81, 272, 302]. Eine prospektive Untersuchung zu dieser Fragestellung liegt bisher nicht vor. Die operative bzw. perioperative Letalität liegt bei renalen Gefäßrekonstruktionen in einer Größenordnung von 2–10% [281]. Die Patienten sind überwiegend durch sekundäre Komplikationen gefährdet. Novick et al. [206] konnten die OP-Letalität auf 2% senken, indem sie u. a. vor dem Eingriff an den Nierenarterien bei 14 von 100 Patienten eine koronare und bei 11 eine zerebrovaskuläre Revaskularisation veranlaßten.

4.8.7 Langzeitergebnisse nach PTRA

Die Langzeitergebnisse lassen sich u.a. anhand von angiographischen Kriterien, Blutdruckverhalten, Antihypertensivabedarf und Nierenfunktion erfassen.

Angiographische Verlaufsbeobachtungen

51 von 84 Patienten wurden in der eigenen Studie [111] durchschnittlich 17,2 Monate nach PTRA reangiographiert (42 IV-DSA, 9 IA-DSA). Da überwiegend Patienten untersucht wurden, die eine verschlechterte Blutdruckeinstellung oder ein Wiederauftreten der arteriellen Hypertonie erkennen ließen, ergibt sich für die Gruppe der reangiographierten Patienten eine gewisse Negativauswahl. Ähnliches gilt jedoch auch für die Untersuchungen anderer Autoren [141]. Aus Tabelle 4.24 sind die Ergebnisse angiographischer Kontrolluntersuchungen zu entnehmen.

Zusammenfassend läßt sich folgendes feststellen: 2 bis ca. 18 Monate nach PTRA ist bei reangiographierten Patienten in 14,3–44,4% mit geringeren und/oder erheblichen Restenosen zu rechnen. Bei den eigenen Patienten wurden geringe oder erhebliche Restenosen ca. 1,5 Jahre nach PTRA bei 43,1% der Reangiographierten beobachtet [111]. Dieser Wert entspricht nahezu den Angaben von Tegtmeyer et al. [265], die bei 44,4% der angiographisch nachuntersuchten Patienten Restenosen sahen. Von den reangiographierten Patienten ließen ca. ein Drittel eine erneute Verschlechterung der arteriellen Hypertonie erkennen, ohne daß angiographisch Restenosen erkennbar wurden.

Berücksichtigt man die negativen Auswahlkriterien, die zur Reangiographie führten und bezieht den Anteil der Restenosen auf die initial erfolgreich behandelten Patienten, so ergeben sich Restenoseraten von 15,5–29,3%. Bei Patienten mit atherosklerotisch bedingten Nierenarterienstenosen, die 6,8–24 Monate nach PTRA reangiographiert werden, muß mit Restenosen in durchschnittlich 36,6%, bei Patienten mit FMD in 18,3% gerechnet werden.

Damit liegt die Restenoserate deutlich über den 10–15%, von denen Ingrisch 1984 anhand der damals ausgewerteten Studien ausgehen konnte [138].

Tabelle 4.24. Angiographische Spätergebnisse nach PTRA (*AS* Arteriosklerose, *FMD* fibromuskuläre Dysplasie)

Autoren	Jahr	Pat.[a]	Intervall (Monate)	Ergebnisse	[%]
Ingrisch	(1982)	28	6	Geringe Restenose	17,8
				Erhebliche Restenose	17,8
Mahler	(1982)	13	2–9	Erhebliche Restenose	25,0
Greminger	(1982a)	24	6,8	Restenose bei AS	33,3
				Restenose bei FMD	22,2
Kuiper	(1983)	26	12 (AS)	Restenose bei AS	47,0
			15 (FMD)	Restenose bei FMD	14,3
Schwarten	(1984a)	46	>24	Restenose bei AS	22,5
				Restenose bei FMS	0,0
Tegtmeyer	(1984)	36	3–12 (oder bei RR-Anstieg)	Restenose bei reangiogr. Pat.	44,4
				Restenose der initial erfolgreich dilatierten Patienten	15,5
Kuhlmann	(1985)	33	6,8	Verschluß (n = 2)	
				Restenose (n = 9)	
				Restenose u. Verschluß	33,3
				Restenose bei AS	35,0
				Restenose bei FMD	15,0
Gross-Fengels	(1989)	51	17,2	Geringe Restenose	19,6
				Deutliche Restenose	23,5
				Restenose bei AS	45,2
				Restenose bei FMD	40,0
				Restenose der initial erfolgreich dilatierten Pat.	29,3

[a] Zum Teil wurden die Angaben auf die Zahl der behandelten Stenosen bezogen.

Spätverschlüsse nach initial erfolgreicher PTA treten nur selten auf [158] und wurden auch von uns ebenso wie Nierenarterienaneurysmen nicht beobachtet. Entgegen der Hoffnung mancher Therapeuten, ist mit einer weiteren Zunahme des Gefäßdurchmessers nur äußerst selten zu rechnen. Dagegen können sich poststenotische Dilatation oder Konturunregelmäßigkeiten im weiteren Verlauf zurückbilden. Dies entspricht auch den Erfahrungen von Tegtmeyer et al. [265].

Verlauf der arteriellen Hypertonie

Bei Patienten mit einer arteriellen Hypertonie soll die PTRA auch langfristig den Blutdruck günstig beeinflussen. In Tabelle 4.25 sind die Ergebnisse verschiedener Arbeitsgruppen aufgeführt. Auch diese Resultate sind aufgrund der oben bereits erwähnten Zusammenhänge nur bedingt vergleichbar. Darüber hinaus wurde ein Teil der Langzeitergebnisse nicht durch klinische Nachuntersuchung, sondern zum Teil allein aufgrund telefonischer Rückfragen bei

Tabelle 4.25. Blutdruckverhalten nach PTRA: Spätergebnisse (*AS* Arteriosklerose; *FMD* fibromuskuläre Dysplasie; *Ges.* Gesamtgruppe, z. T. incl. anderer Grunderkrankungen)

Autoren	Pat. n	Follow-up (Monate)	Geheilt[a] [%]		Gebessert[a] [%]		Summe (geheilt u. gebessert) [%]
Mahler (1982)	16	21,8	AS	(12,5)	AS	(62,5)	(75)
			FMD	(83,3)	FMD	–	–
Greminger (1982)	36	6–36	AS	(29)	–		–
			FMD	(50)	–		–
Martin (1985)	97	16,0	AS	(15)	AS	(50)	(65)
			FMD	(25)	FMD	(60)	(85)
Kuhlmann (1985)	60	21,6	AS	(29)	AS	(48)	(77)
			FMD	(50)	FMD	(32)	(82)
			Ges.	(38)	Ges.	(41)	(79)
Tegtmeyer (1984)	98	23,7	AS	(23)	AS	(71)	(94)
			FMD	(37)	FMD	(63)	(100)
			Ges.	(26)	Ges.	(67)	(93)
Miller (1985)	47	>6	AS	(14,7)	AS	(44,1)	(58,8)
			FMD	(84,6)	FMD	(15,4)	(100)
Puylaert (1988)	187	6	AS	(11,3)	AS	(78,3)	(89,6)
			FMD	(38,8)	FMD	(55,3)	(93,5)
			Ges.	(18,2)	Ges.	(71,7)	(89,9)
Gross-Fengels (1989)	61	15,1	AS	(13,9)	AS	(30,6)	(44,5)
			FMD	(39,1)	FMD	(26,1)	(65,2)
			Ges.	(23,0)	Ges.	(29,5)	(52,5)
			Ges.[b]				(69,2)

[a] Die Definitionen geheilt und gebessert wurden von den Arbeitsgruppen zum Teil unterschiedlich gewählt.
[b] Inklusive Re-PTRA.

den Patienten gewonnen [190]. Ferner fehlen zum Teil Angaben über die Anzahl der im Nachuntersuchungsintervall durchgeführten Redilatationen [190], oder die Zahlen der Nachuntersuchungen wurden nur auf die Patienten bezogen, die initial eine Heilung oder Besserung der arteriellen Hypertonie zeigten. Berücksichtigt man lediglich Studien mit einem mittleren bzw. medianen Nachuntersuchungsintervall von mehr als 12 Monaten, so ergibt sich folgendes Bild:

1. Durchschnittlich galten 82,8% der Patienten (69,2–93%) zum Zeitpunkt der Nachuntersuchungen als geheilt oder gebessert, wobei zum Teil Re-PTA in diesem Beobachtungszeitraum durchgeführt wurden.
2. Länger anhaltende Heilungen der arteriellen Hypertonie, d. h. eine vollständige Normalisierung des Blutdrucks ohne Antihypertensiva, wurden durchschnittlich bei 46,1% der Patienten mit FMD- und bei 19,1% der Patienten mit einer AS-bedingten NAST beschrieben.

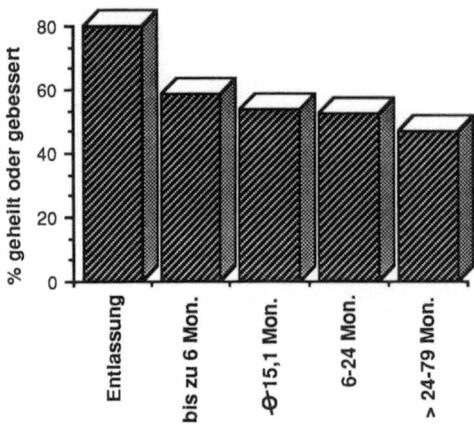

Abb. 4.15. Blutdruckverhalten nach PTRA, Verlaufsbeobachtungen. Aus [111]

Bei den eigenen Patienten stieg der Anteil günstiger Verläufe (geheilt und gebessert) durch erfolgreiche Zweit- und Dritteingriffe um mehr als 15 Prozentpunkte auf 69,2% (6–24 Monate nach PTA) an. Ein Wiederauftreten bzw. eine Verschlechterung der arteriellen Hypertonie wurde überwiegend in den ersten 6 Monaten nach PTRA beobachtet, danach stabilisierte sich der Anteil günstiger Verläufe (ohne Re-PTRA) bei ca. 50% (Abb. 4.15).

Ein Vergleich der chirurgischen Langzeitergebnisse mit den Resultaten der PTRA zeigt folgendes Bild: Günstige Langzeitergebnisse lassen sich bei ca. 66% der mittels Bypass behandelten Patienten erzielen [82, 164], so daß für den Zeitraum von 1–3 Jahren nach PTRA bzw. Operation in etwa vergleichbare Behandlungsergebnisse erreichbar sind. Dafür sprechen auch die Ergebnisse der Züricher Arbeitsgruppe [109]. Sie fand nach einem mittleren postoperativen Beobachtungszeitraum von 2,6 Jahren eine Heilung oder Besserung bei 96% (FMD) bzw. 88% (AS) der Patienten. In der Angioplastiegruppe betrugen nach 6 Monaten die entsprechenden Werte 92% bzw. 75%.

Denecke et al. [66] berichteten über operierte Patienten der Kölner und Münchener Universitätskliniken. 5–10 Jahre nach der operativen Korrektur sahen sie bei 27% bzw. 56% der Patienten mit AS- bzw. FMD-bedingten NAST eine Normalisierung des Blutdrucks. Über den Anteil der Patienten, die zusätzlich Antihypertensiva erhielten, wurden jedoch keine Angaben gemacht.

Bisher liegt keine prospektive, randomisierte Vergleichsuntersuchung über die Ergebnisse der PTRA und chirurgischen Revaskularisation vor.

Langfristige Beeinflussung der Jod-Hippuran-Clearance nach PTRA

Als ein relativ grober Parameter der Nierenfunktion gilt das Serumkreatinin. Eine differenzierte und seitengetrennte Beurteilung ist mit der Jod-123- oder Jod-131-Hippuran-Clearance möglich. Jod-Hippuran wird von der Niere in ähnlicher Weise ausgeschieden wie die Paraaminohippuransäure (PAH). Hierbei handelt es sich um eine stoffwechselinerte Substanz, die zu 20% glomerulär filtriert und zu 80% tubulär sezerniert wird. Das die Niere durchströmende Plasma wird zu 90% in einem Durchgang von der Substanz befreit, so daß die PAH-Clearance dem renalen Plasmafluß entspricht.

Nach operativer Korrektur von NAST wurde ein durchschnittlicher Anstieg der Clearance um 19% auf der betroffenen Seite beschrieben [11]. Es war daher naheliegend, diesen Parameter auch zur Verlaufsbeobachtung nach PTRA heranzuziehen. Ingrisch untersuchte 30 Patienten vor und bis zu 6 Monate nach PTRA [138]. Angiographisch waren bei diesen Patienten Restenosen ausgeschlossen. Sowohl auf der behandelten als auch auf der Gegenseite beobachtete er bei diesen positiv ausgewählten Patienten einen Clearanceanstieg, der besonders stark bei Patienten mit normalisiertem Blutdruck ausfiel.

Aus der Literatur sind bisher keine weiteren Angaben über eine längerfristige Beeinflussung der Jod-Hippuran-Clearance nach PTRA zu entnehmen. Durchschnittlich 19,6 Monate nach PTRA war in eigenen Untersuchungen bei 24 Patienten ein mittlerer Anstieg der Jod-Hippuran-Clearance um 22,1% erkennbar. Dies zeigt, daß auch langfristig durch die PTRA eine günstige Beeinflussung der Nierenfunktion möglich ist.

4.8.8 Wertung

Eine kausale Therapie der renovaskulären Hypertonie ist neben der chirurgischen Revaskularisation durch die PTRA möglich geworden. Nachdem anfangs diese Methode zur Behandlung der renovaskulären Hypertonie eher euphorisch aufgenommen wurde, ist heute unter Berücksichtigung der Langzeitergebnisse eine differenziertere Betrachtungsweise erforderlich.

Bei Nierenarterienstenosen kann inzwischen die initiale technische Erfolgsquote der PTRA mit 90% angesetzt werden. Aus technischer Sicht sind für den Primärerfolg 2 Faktoren entscheidend:

1. die atraumatische, sichere Passage der Stenose mit einem geeigneten Führungsdraht,
2. die Wahl der geeigneten Ballongröße.

Von prognostischer Bedeutung für das Ergebnis der PTRA sind Art, Lokalisation und Ausdehnung der NAST, Reninquotient, Alter des Patienten, Hypertoniedauer, Nierenfunktion und u.U. der Captopriltest. Es konnte gezeigt werden, daß die Langzeitergebnisse mit dem initial erzielten angiographischen Resultat korrelieren, was die Notwendigkeit einer subtilen angiographischen Untersuchungs- und interventionellen Behandlungstechnik unterstreicht, wobei die technische Entwicklung der Materialien nicht abgeschlossen ist.

Bei ca. 4 Fünfteln der Patienten kann initial mit einer günstigen Beeinflussung der arteriellen Hypertonie gerechnet werden. Langfristig scheint dies jedoch auch unter Einbeziehung von Reinterventionen bei 65–75% der Patienten möglich zu sein. Bei einem Teil der Patienten kommt es zu einer erneuten Verschlechterung der arteriellen Hypertonie, ohne daß angiographisch Restenosen erkennbar sind. Deutliche Restenosen sind 1,5 Jahre nach PTRA bei ca. einem Viertel der Patienten erkennbar. Inwieweit das Auftreten von Restenosen durch Implantation von Stents verhindert bzw. verzögert werden kann, müssen weitere Untersuchungen zeigen.

Die Möglichkeit einer Verbesserung der Nierenfunktion durch die PTRA sollte stärker berücksichtigt werden. Gegenüber chirurgischen Verfahren besitzt die PTRA aufgrund ihrer geringeren Invasivität entscheidende Vorteile. Letalität- und Nephrektomierate liegen etwa um einen Faktor von 8–10 niedriger. Wesentliche Komplikationsmöglichkeiten sind jedoch zu beachten; im Notfall muß eine rasche chirurgische Intervention gewährleistet sein. Die chirurgische Korrektur bleibt in solchen Fällen indiziert, in denen die Dilatation nicht ausreichend sicher durchgeführt werden kann oder die morphologischen und klinischen Ergebnisse nach PTRA unbefriedigend sind.

4.9 Anwendungsmöglichkeiten der PTA im Bereich von Gefäßprothesen und operativ angelegten Anastomosen

In der Literatur liegen zahlreiche Berichte über die Anwendungsmöglichkeiten der PTA nach vorangegangener Gefäßrekonstruktion, Shunt-Operation oder Transplantation vor (Tabelle 4.26). Strombahnhindernisse können vorzugsweise im proximalen oder distalen Anastomosenbereich sowie innerhalb von Fremdimplantaten oder autologen Venenbypasses entstehen. Dabei scheinen pathogenetisch folgende Faktoren eine Rolle zu spielen [4, 281]:

- Progression der Grunderkrankung,
- Intimahyperplasie („Pannusbildung"),
- periadventitielle Entzündungsreaktion,
- immunologische Vorgänge,
- intraoperative Traumatisierung (Gefäßklemme),
- abrupte Schwankungen der Compliance (Prothese vs. originäres Gefäß),
- externe Gefäßkompression,
- Knickbildung.

Operative Reinterventionen gelten, insbesondere an den Viszeral- und Nierenarterien, als technisch schwierig und risikoreicher als Ersteingriffe [70]. Insofern kommt einer nichtoperativen, risikoärmeren Therapie dieser Stenosen besondere Bedeutung zu. Bei der PTA von Gefäßprothesen, Anastomosen oder bei transplantierten Patienten ist eine besonders enge Abstimmung mit einer gefäßchirurgischen Einrichtung anzustreben.

4.9.1 Ergebnisse

Ruff et al. [233] berichteten über 12 Patienten, die zur Minderung der portalen Hypertension diverse Shunts erhielten und bei denen im weiteren Verlauf eine

Tabelle 4.26. PTA nach gefäßchirurgischen Maßnahmen, beispielhafte Literaturangaben

Autoren	Art der vorangegangenen Op.	behandelter Gefäßabschnitt
Viszeral		
Saddekni (1980)	Nierentransplantation	A. renalis
Martin (1980)	Nierentransplantation	A. renalis
Ingrisch (1980)	Aortorenaler Venenbypass	Bypass
Rose (1988)	Lebertransplantation	Kavale Anastomose
Abad (1989)	Lebertransplantation	A. hepatica
Saddekni (1980)	OP-Korrektur Lig. arcuatum	Truncus coeliacus
Novelline (1980)	Splenorenaler Shunt	Anastomose
Ruff (1987)	Shunt-OP V. cava inf. → V. mes. superior	Anastomose
Howd (1987)	Veneninterponat A. mes. superior	Anastomose
Beers (1988)	Splenorenaler Shunt	Anastomose
Zollikofer[a] (1989)	PTFE + Venenbypass A. mes. superior	Anastomose
Martin (1980)	Dacron-Prothese A. pulmonalis	Anastomose
Marx (1988)	Blalock-Taussig-Shunt	Anastomose
Pelikan (1988)	Aortopulmonaler Bypass	Anastomose
Worms (1989)	Fallot-Korrektur	Anastomose
Supraaortal		
Tievsky (1983)	TEA A. carotis	Arteriotomie
Courtheaux (1987)	TEA A. carotis	Arteriotomie
Dacie (1985)	PTFE-Bypass A. carotis externa	Anastomose
Tisnado (1984)	TEA A. subclavia	Arteriotomie
Numaguchi (1984)	TEA A. carotis	Im Bereich der distalen, intraoperativ angelegten, vorübergehenden Gefäßabbindung
Gross-Fengels (1990 b)	A.-carotis- A.-subclavia-Bypass	A.-subclavia-Segment 1
Peripherie		
Alpert (1979)	Autologes Venentransplatat (femoropoplitealer, femorotibialer, axillofemoraler Bypass)	Anastomose und/oder Venenbypass
Martin (1980)	V.-saphena-Bypass PTFE-Prothese A. fem. com.	Bypass Anastomose
Tisnado (1984)	TEA A. iliaca	Arteriotomie
Roth (1988)	Profunda-Patchplastik	Anastomose
Gross-Fengels (1988 a)	Rohrprothese	Distale Anastomose
Snidermann (1989)	V.-saphena-in-situ-Bypass	Distale Anastomose und Bypassstenose

[a] Inclusive Stent.

PTA von Shuntstenosen erforderlich wurde. Eine Minderung der portalen Hypertension gelang bei allen Patienten, zu einer erneuten Blutung kam es nur einmal. Bei 2 Interventionen traten Komplikationen auf, die in einem Fall einen letalen Ausgang hatten. Alpert et al. [4] führten bei 10 hochgradig stenosierten Venenbypasses eine oder mehrere PTA durch. Der Eingriff verlief bei

9 von 10 Patienten technisch erfolgreich, so daß eine operative Korrektur vermieden werden konnte; Komplikationen traten nicht auf. Die Autoren sahen die PTA von Bypass-Stenosen als effektives und sinnvolles Alternativverfahren zur chirurgischen Revaskularisation an.

4.10 PTA von Hämodialyseshunts

Die chronische Hämodialyse setzt einen beliebig oft wiederverwendbaren, ausreichend großen Gefäßzugang voraus, der einen extrakorporalen Blutfluß von mindestens 200 ml/min garantiert. AV-Fisteln zur Hämodialyse, z. B. Cimino-Shunts, lassen sich mit einem kleinen operativen Eingriff anlegen [243]. Bei vielen Patienten bleiben Shunts über Jahre funktionsfähig. Hingegen werden besonders bei Patienten mit Diabetes mellitus oder polyzystischer Nierendegeneration häufiger Shuntrevisionen bzw. Neuanlagen erforderlich. Bei Shuntprothesen muß über die gesamte Nutzungsdauer mit 3,9 Revisionen gerechnet werden [30]. Angiographisch lassen sich bei funktionsgestörten Dialyseshunts in bis zu 40% Stenosen, in bis zu 9% thrombotische Verschlüsse und in bis zu 7% Aneurysmen nachweisen [78, 189]. Da die Anzahl der für eine Shuntanlage zur Verfügung stehenden Gefäße begrenzt ist, gewinnt die Anwendung gefäßerhaltender Maßnahmen bei Dialysepatienten besondere Bedeutung. Im Vergleich zur PTA von z. B. arteriosklerotischen Läsionen in anderen Gefäßgebieten ergeben sich aufgrund unterschiedlicher pathophysiologischer Bedingungen bei der Dilatation von Hämodialyseshunts auch Unterschiede in der Behandlungstechnik. Zum einen muß das Angioplastiemanöver im Rahmen einer Intervention bis zu 5mal wiederholt werden, zum anderen ist die jeweilige Dilatationsdauer mit 3–5 min außerordentlich lang. Hunter et al. [136] empfahlen auf der venösen Shuntseite eine deutliche Überdilatation mit Verwendung von Ballonkathetern, die den angiographisch bestimmten Gefäßdurchmesser um 3–7 mm übersteigen. Gmelin mußte bei entsprechendem Vorgehen (n = 31) eine Venenruptur beobachten [101]. Glanz et al. wiesen darauf hin, daß sich sowohl die initiale Erfolgsquote als auch die Zahl der nach 6 Monaten noch offenen Shunts durch die Anwendung stärker druckbelastbarer Katheter verbessern ließe [96–99].

Inwieweit bei vollständig verschlossenen Dialyseshunts zusätzlich zur PTA oder als alleinige Therapiemaßnahme lokal Fibrinolytika appliziert werden sollten, wird in der Literatur kontrovers diskutiert (s. 6.3.4). Verschlüsse, die in den ersten 3 Wochen nach operativer Anlage entstehen, sollten nach Hunter et al. nicht mit interventionellen Verfahren eröffnet werden [136].

4.10.1 Frühergebnisse

Die Ergebnisse verschiedener Arbeitsgruppen sind aus Tabelle 4.27 zu entnehmen. Die initiale Erfolgsquote beträgt für Stenosen (Abb. 4.16) mehr als 90%

Tabelle 4.27. PTA von Dialyseshunts: Früh- und Spätergebnisse, Komplikationen

Autoren	PTA n	Ver-schlüsse [%]	Prothesen [%]	Erfolg [%]	Kompli-kationen [%]	Funktions-dauer/Durch-gängigkeit
Martin (1980)	3	0	0	100,0	0	Mittelwert 5 Mon.
Lawrence (1981)	6	0	0	50,0	0	Max. 10 Mon.
Probst (1982)	5	0	0	80,0	20,0	Mittelwert 6,5 Mon.
Glanz (1984)	56	–	80,3	70,0	5,3	6 Mon.: 70%
Hunter (1984)	45	62,2	–	53,3	11,1	Mittelwert 9,3
Tortolani (1984)	10	–	–	20,0	–	Max. 3 Mon.
Reichelt (1986)	21	0	0	54,0	9,5	6 Mon.: 43%
Glanz (1987)	141			82		Patency: 12 Mon.: 45% 24 Mon.: 24%
Gmelin (1987)	31	38,7	9,7	51,6	12,9	Max. 14 Monate
Saeed (1987)	30	0	90,0	80,0	6,7	6 Monate 76%
Günther (1988)	3	0	66,6	100,0	–	–
Bohndorf (1990)	49			91 (Stenosen) 77 (Verschlüsse)		90% nach 8 Monaten
Gmelin (1990)	265			93 (Stenosen)		Patency: 6 Mon.: 75% 12 Mon.: 62% 24 Mon.: 34%
				63 (Verschlüsse)		6 Mon.: 73% 12 Mon.: 54% 24 Mon.: 14%

und liegt für Verschlüsse bei ca. 60%, wobei schlechtere Ergebnisse bei mehr als 4 cm langen Verschlüssen beobachtet werden. Der hohe Anteil von Verschlüssen, bei denen primär der Versuch einer PTA unternommen wurde, wirkt sich bei den Untersuchungen von Hunter et al. [136] und Gmelin et al. [101] ungünstig auf das Gesamtergebnis aus. Glanz et al. [96–99] wiesen darauf hin, daß es ihnen bei der PTA von Dialyseshunts nicht gelungen sei, Läsionen von mehr als 6 cm Länge erfolgreich zu behandeln. Die Frühergebnisse scheinen bei Patienten mit stenosierten Anastomosen (PTFE-Prothesen) nicht schlechter zu sein als bei Patienten mit autologen AV-Fisteln. Saeed et al. [235] erzielten bei 18 von 22 Prothesendilatationen im Anastomosenbereich günstige Primärergebnisse. Die gleiche Arbeitsgruppe wies darauf hin, daß sich auch proximal gelegene, venöse Stenosen, z.B. im Bereich der V. subclavia, bei Shuntpatienten mit einer hohen Erfolgsquote (8 von 8) dilatieren lassen.

4.10.2 Langzeitergebnisse

Die Durchgängigkeitsraten (Funktionsdauer) nach Shunt-PTA sind ebenfalls aus Tabelle 4.27 zu entnehmen. Die 6-Monats-Durchgängigkeitsrate liegt zwischen 43 und 76%. Gmelin und Karnel [102] stellten die Ergebnisse von 265

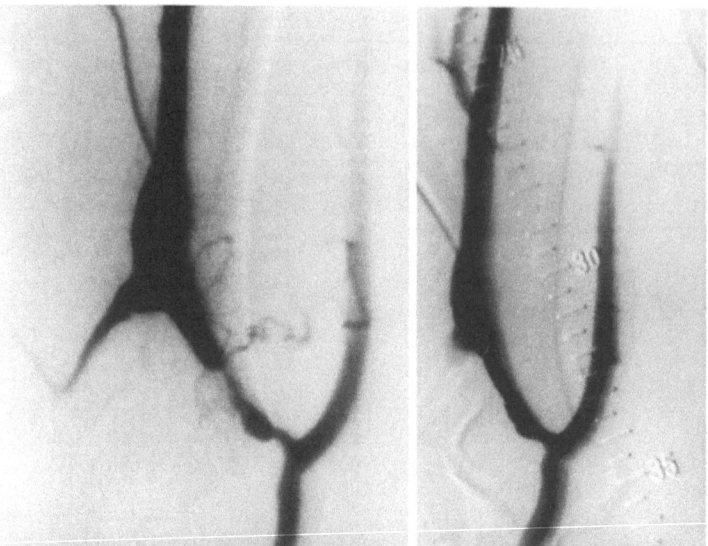

a b

Abb. 4.16 a, b. PTA einer Dialyse-Fistel; Z.n. mehrfachen Shunt-Revisionen, jetzt Brachialisfistel mit Stenose des venösen Shuntschenkels. **a** Shuntphlebographie vor PTA: hochgradige Stenose im venösen Shuntschenkel; bis auf 0,5 cm an die End-zu-Seit-Anastomose heranreichend. **b** Nach PTA (Ballondurchmesser 6 mm) weitgehende Aufdehnung. Bei der unmittelbar anschließend durchgeführten Dialyse lag wieder ein ausreichender Zustrom vor; Normalisierung der Dialysezeit

Interventionen zusammen. Die primäre Erfolgsquote war für Stenosen mit 93% deutlich besser als für Verschlüsse (62,5%). Sie kamen zu dem Ergebnis, daß die interventionellen Behandlungen im Vergleich zur operativen Revision mittels Patchplastik zu vergleichbaren Langzeitergebnissen führen, aber einfacher und risikoärmer durchführbar sind.

Verglichen mit den Langzeitergebnissen der PTA von iliakalen oder femoralen Stenosen, sind diese Werte niedrig, wenngleich in Einzelfällen nach Shunt-PTA eine Funktionsfähigkeit von Fisteln bzw. Prothesen über mehr als 24 Monate beobachtet wurden. Inwieweit sich die Langzeitergebnisse nach Shunt-PTA durch Applikation von Pharmaka günstig beeinflussen lassen, ist bisher nicht systematisch untersucht. Es wird von einigen radiologischen Arbeitsgruppen nach Shunt-PTA eine Behandlung mit Acetylsalicylsäure in niedriger Dosierung durchgeführt [101].

4.10.3 Komplikationen

Die Komplikationsrate der Shunt-PTA liegt in der Literatur zwischen 0 und 20% (s. Tabelle 4.27). Neben Anastomosenverschluß und Thrombosierung des venösen Shuntschenkels ist mit Venenverletzungen bzw. auch Spätrupturen im Einzelfall zu rechnen. Darüber hinaus sind die häufig in dieser Patientengruppe vorliegenden kardiovaskulären Begleiterkrankungen zu beachten. Schwerwiegende Komplikationen sind jedoch bei der Shunt-PTA selten, so daß einige Untersucher die Behandlung auch ambulant durchführen [102]. Da in der Regel im Anschluß an die Shunt-PTA eine Hämodialyse erfolgt, ist über Stunden eine weitere ärztliche Überwachung gewährleistet. Mit wesentlichen Blutungskomplikationen nach Shunt-PTA ist im Unterarmbereich bei ausreichender Kompression nicht zu rechnen. Tritt eine Shuntthrombose auf, sollte noch am gleichen Tag die Möglichkeit zur chirurgischen Revision bestehen. Auch die Gefahr einer akuten arteriellen Ischämie erfordert, insbesondere bei anastomosenahen Eingriffen, eine vorherige Abstimmung mit der Gefäßchirurgie.

4.10.4 Wertung

Patienten, die zur Shunt-PTA zugewiesen werden, haben sich in der Regel bereits mehreren Shuntoperationen unterziehen müssen, so daß die Möglichkeit eines gefäßerhaltenden Eingriffes auch in Anbetracht eventueller weiterer chirurgischer Maßnahmen von besonderem Interesse ist. In ausgesuchten Fällen kann risikoarm durch die PTA ohne höhergradige Belastung des Patienten eine sofortige Wiederherstellung der Shuntfunktion erreicht werden, die sich über Monate erhalten läßt. Schlägt die PTA fehl, ändert sich in der Regel das primär vorgesehene operative Vorgehen nicht. Wenngleich Restenosen wiederum mittels einer PTA behandelt werden können, sind die Langzeitergebnisse der Shunt-PTA im Vergleich zur operativen Shuntrevision schlechter. Bei langstreckigen Stenosen erscheint die PTA weniger sinnvoll [114, 136].

4.11 PTA im venösen System

Im Gegensatz zum arteriellen Gefäßsystem liegen über die Anwendung der PTA im venösen Bereich – postoperative Eingriffe ausgenommen – nur einzelne kasuistische Mitteilungen vor. Venöse Stenosen im Bereich der oberen Extremität können Ausgangspunkt für thrombotische Verschlüsse sein. Ferner können Thrombosen sekundär durch raumfordernde Prozesse, z. B. des oberen Mediastinums, entstehen. Von erheblicher klinischer Bedeutung sind Einengungen der V. cava inferior oder der Lebervenen, die zu einer posthepatischen Abflußstörung und sekundären Leberfunktionsstörung führen (Budd-Chiari-Syndrom).
  Bei der PTA von Venen sind elastische „Recoilphänomene" zu beachten, die den Behandlungserfolg in Frage stellen können. In jüngster Zeit empfahlen daher einige Autoren – auch für Angioplastien im venösen System – die Implantation sog. Stents [237, 310]. Da keine größeren Untersuchungsserien über die PTA im venösen Gefäßsystem vorliegen, können keine verläßlichen Anga-

Tabelle 4.28. PTA im venösen Gefäßsystem (Literaturauswahl)

Autoren	Gefäßgebiet
Rochini (1982)	V. cava superior
Yamada (1983)	V. cava inferior
Furui (1988)	V. cava inferior
Zollikofer (1989)	V. cava superior[a]
Sherry (1986)	V. cava superior
Ali (1987)	V. cava superior
Rocchini (1984)	V. pulmonalis
Ingram (1988)	V. anonyma
Glanz (1988)	V. axillaris
Becker (1985)	V. subclavia
Günther (1988)	V. subclavia
Zollikofer (1988)	V. iliaca communis[a]
Zollikofer (1988)	V. femoralis superficialis[a]
Zollikofer (1989)	Vv. hepaticae

[a] Inclusive Stent.

ben über die technische und klinische Erfolgsquote gemacht werden. Yamada et al. [294] erzielten bei 5 Patienten mit Kavastenosen im hepatischen Segment durch die PTA günstige Früh- und Spätergebnisse. Komplikationen traten nicht auf. Aus Tabelle 4.28 sind weitere Anwendungsmöglichkeiten der venösen PTA zu entnehmen.

Literatur

1. Abad J, Hidalgo EG, Cantarero J, Parga G, Fernandez R et al. (1989) Hepatic artery anastomotic stenosis after transplantation: treatment with percutaneous transluminal angioplasty. Radiology 171: 661–662
2. Adam A, Winearls CG, Allison DJ (1983) Hypertension due to fibromuscular disease in a solitary kidney: treatment by percutaneous transluminal angioplasty. Br J Radiol 56: 494–496
3. Ali MK, Ewer MS, Balakrishnan P et al. (1987) Balloon angioplasty for superior vena cava obstruktion. Ann Intern Med 107: 867–857
4. Alpert J, Ring E, Berkowitz H, Freiman D (1979) Treatment of vein graft stenosis by balloon catheter dilatation. JAMA 242: 2769–2771
5. Andel van G, van Erp W, Krepel V, Breslau P (1985) Percutaneous transluminal dilatation of the iliac artery: long-term results. Radiology 156: 321–323
6. Appleberg M (1977) Graduated internal dilatation in the treatment of fibromuscular dysplasia of the internal carotid artery. SAfr Med J 51: 244–246
7. Arbona G, van Aman M, Smead W (1983) Percutaneous transluminal angioplasty of the abdominal aortic bifurcation. South Med J 76: 22–26
8. Arfvidsson B, Davidsen J, Persson B, Spangen L (1983) Percutaneous transluminal angioplasty (PTA) for lower extremity arterial insufficiency. Acta Chir Scand 149: 43–47

9. Arlart IP, Bargon G (1982) Pre-interventional prognostic value of renal endocrine, hemodynamic and arteriographic parameters in hypertensive patients with uni – and bilateral renal artery stenosis: a ten years' experience. Eur J Radiol 2: 18–23
10. Arlart IP (1988) Ballonkatheterdilatation in der Behandlung des Subclavian-Steal-Syndroms. ROFO 149: 263–266
11. Arlart IP, Rosenthal J, Adam W, Bargon G, Franz H (1979) Predictive value of radionuclid methods in the diagnosis of unilateral renovascular hypertension. Cardiovasc Radiol 2: 115–125
12. Arlart IP, Dewitz HV, Bargon G (1985) Transvenous DSA for diagnostic control following percutaneous transluminal angioplasty (PTA) in patients with renovascular hypertension. Eur J Radiol 5: 115–119
13. Athanasoulis C (1980) Percutaneous transluminal angioplasty: general principles. Amer J Roentgenol 135: 893–900
14. Bachmann DM, Kim RM (1980) Transluminal dilatation for subclavian steal syndrome. AJR 135: 995–996
15. Bachmann DW, Casarella WJ, Sos TA (1979) Percutaneous iliofemoral angioplasty via the contralateral femoral artery. Radiology 130: 617–621
16. Baert AL, de Somer F, Wilms G, de Maeyer P (1983) Digitale intravenöse Subtraktionsangiographie als Screeningsmethode bei Patienten mit Verdacht auf renovaskuläre Hypertonie. Röntgenblätter 36: 337–340
17. Barnes R (1982) Initial results after percutaneous transluminal angioplasty in femoral and iliac obstruction. VASA 11: 301–304
18. Basche S (1989) Die perkutane transluminale Angioplastik der A. carotis Fortbildungsveranstaltung, Radiologisches Institut, Universität zu Köln
19. Basche S, Ritter H, Gaerisch F, Grossmann K et al. (1983) Die perkutane transluminale Angioplastik der A. subclavia. Zentralbl Chir 108: 142–149
20. Baxter JD, Lorsham PH (1972) Tissue effects of glucocorticoids. Am J Med 53: 573–589
21. Bean WJ, Rodan BA, Franqui DA (1984) Subclavian steal: treatment with percutaneous transluminal angioplasty. South Med J 77: 1044–1046
22. Beck A, Ostheim-Dzerowycz W, Grosser G, Heiss HW (1988) Klinische und angiographische Langzeitergebnisse der perkutanen transluminalen Angioplastie und der lokalen Katheterlysebehandlung der supraaortalen, Becken- und Beinarterien. CorVas 2: 77–86
23. Becker GJ, Holden RW, Mail JT, Olson EW, Castaneda-Zuniga WR (1985) Local thrombolytic therapy for „thoracic inlet syndrome". Sem Interv Radiol 2: 349–353
24. Becker GJ, Katzen B, Dake M (1989) Noncoronary angioplasty. Radiology 170: 921–940
25. Beers van B, Roche A, Cauquil P (1988) Transluminal angioplasty of a stenotic surgical splenorenal shunt. Acta Radiol 29: 329
26. Beil D, Bolsinger G, Deininger HK (1985) Digitale intravenöse Subtraktionsangiographie in der Diagnostik des renalen Hochdrucks. Röntgenblätter 38: 279–281
27. Beinart C, Sos TA, Saddekni S, Weiner MA, Sniderman KW (1983) Arterial spasm during renal angioplasty. Radiology 149: 97–100
28. Belan A, Vesela M, Vanek I et al. (1982) Percutaneous transluminal angioplasty of fibromuscular dysplasia of the internal carotid artery. Cardiovasc Intervent Radiol 5: 79–81
29. Belli A (1988) Aortic angioplasty. Br J Hosp Med 40: 382–384
30. Bell DD, Rosental JJ (1988) Arteriovenous graft life in chronic hemodialysis. Arch Surg 123: 1169–1172
31. Bennett IC, Downes MO, Collins REC (1989) Distal bowel infarction following angioplasty of the internal iliac artery. Br J Radiol 62: 489–490
32. Berg E van den, Walterbusch G, Gotzen L, Rumpf KD, Otten B, Fröhlich H (1982) Ergotismus – eine ernste Komplikation der medikamentösen Thrombemboliepropylaxe. Dtsch Med Wochenschr 107: 716–718
33. Berger T, Sörensen R, Konrad J (1986) Aortic rupture: a complication of transluminal angioplasty. AJR 146: 373–374

34. Bettmann MA (1987) Anticoagulation and restenosis after percutaneous transluminal coronary angioplasty. Am J Cardiol 60: 178–198
35. Birch SJ, Colapinto RF (1982) Transluminal dilatation in the management of mesenteric angina: a report of two cases. J Can Assoc Radiol 33: 46–47
36. Block P (1984) Mechanism of transluminal angioplasty. Am J Cardiol 53: 69C–71C
37. Bockenheimer SA, Mathias K (1983) Percutaneous transluminal angioplasty in arteriosclerotic internal carotid artery stenosis. Am J Neuroradiol 4: 791–792
38. Bohndorf K, Günther RW, Vorwerk D, Gladziwa U, Kistler D, Sieberth HG (1990) Technical aspects and results of percutaneous transluminal angioplasty in Brescia–Cimino dialysis fistulas. Cardiovasc Intervent Radiol 13(5): 323–326
39. Bollinger A (1986) Primär- und Sekundärprophylaxe perpherer arterieller Durchblutungsstörungen. Therapiewoche 36: 1775–1782
40. Brecht G, Harder T, Franken T (1984) Die venöse Subtraktionsangiographie der Nierenarterien bei Hypertoniekranken. ROFO 140: 254–258
41. Brescia MJ, Cimino JE, Appel K, Baruch J et al. (1966) Chronic hemodialysis using venipuncture and a surgically created arteriovenous fistula. N Engl J Med 275: 1089–1092
42. Brewer ML, Kinnison ML, Perler BA, White RI (1988) Blue toe syndrome: treatment with antiocoagulants and delayed percutaneous transluminal angioplasty. Radiology 166: 31–36
43. Brown KT, Schoenberg N, Moore E, Saddekni S (1988) Percutaneous transluminal angioplasty of infrapopliteal vessels: preliminary results and technical considerations. Radiology 169: 75–78
44. Brückmann H, Ringelstein EB, Buchner H, Zeumer H (1986) Percutaneous transluminal angioplasty of the vertebral artery. A therapeutic alternative to operative reconstruction of proximal vertebral artery stenoses. J Neurol 233: 336–339
45. Brückmann H, Hutschenreuter M, Ringelstein EB, Zeumer H (1987) Die Bedeutung der Vertebralisangiographie für die Diagnostik und Therapie der vertebro-basilären Durchblutungsstörungen unter besonderer Berücksichtigung gefäßrekanalisierender Verfahren. Radiologe 27: 495–501
46. Brückmann H, Zeumer H, Ringelstein EB (1989) PTA der supraaortalen Äste. In: Friedmann G, Steinbirch W, Gross-Fengels W (eds) Angioplastie, Embolisation, Punktion, Drainagen – Interventionelle Methoden der Radiologie. Schnetztor, Konstanz, S 45–50
47. Brunner U, Grüntzig A (1975) Das Dilatationsverfahren nach Dotter in gefäßchirurgischer Sicht. VASA 4: 334–337
48. Burke D, Gordon R, Mishkin J, McLean G, Meranze S (1987) Percutaneous transluminal angioplasty of subclavian arteries. Radiology 164: 699–704
49. Bussmann WD, Grützmacher P, Ruminsky R et al. (1983) Follow-up in patients undergoing percutaneous angioplasty for renal artery stenosis and occlusion. In: Dotter C, Grüntzig A, Schoop W, Zeitler E (eds) Percutaneous Transluminal Angioplasty. Springer, Berlin Heidelberg New York, S 272–278
50. Castaneda-Zuniga W, Formanek A, Tudavarthy M, Vlodaver Z, Edwards J, Zollikofer C, Amplatz K (1980) The mechanism of balloon angioplasty. Radiology 135: 565–571
51. Castaneda-Zuniga WR, Gomes A, Weenes C et al. (1982) Transluminal angioplasty in the management of mesenteric angina. ROFO 137: 330–332
52. Charlebois N, Saint-Georges G, Hudon G (1986) Percutaneous transluminal angioplasty of the lower abdominal aorta. AJR 146: 369–371
53. Chesebro JH, Lam LY, Fuster V (1986) The pathogenesis and prevention of aortocoronary vein bypass graft occlusion and restenosis after arterial angioplasty: role of vascular injury and platelet thrombus deposition. J Am Coll Cardiol 8: 57B–66B
54. Cicuto KP, McLean G, Oleaga J, Freiman D, Grossmann RA, Ring EJ (1981) Renal artery stenosis: anatomic classification for percutaneous transluminal angioplasty. AJR 137: 599–601
55. Cohan R, Dunnick NR (1987) Intravascular contrast media: adverse reactions. AJR 149: 665–670

56. Colapinto RF (1983) Long-term results of iliac and femoropopliteal angioplasty. In: Dotter C, Grüntzig A, Schoop W, Zeitler E (eds) Transluminal angioplasty. Springer, Berlin Heidelberg New York, p 102
57. Colapinto RF, Stronell RD, Harries-Jones EP et al. (1982) Percutaneous transluminal dilatation of the renal artery: follow-up studies on renovascular hypertension. AJR 139: 727–732
58. Courtheoux P, Tournade A, Theron J et al. (1985) Transcutaneous angioplasty of vertebral atheromatous ostial stricture Neuroradiology 27: 259–264
59. Courtheoux P, Theron J, Tournade A, Maiza D et al. (1987) Percutaneous endoluminal angioplasty of post endarterectomy carotid stenoses. Neuroradiology 29: 186–189
60. Cunningham D, Kumar B, Siegel B, Gilula L et al. (1984) Aspirin inhibition of platelet deposition at angioplasty sites: demonstration by platelet scintigraphy. Radiology 151: 487–490
61. Dacie J, Lumley J (1985) Goretex graft-external carotid artery anastomotic stricture treated by percutaneous transluminal angioplasty. Cardiovasc Intervent Radiol 8: 191–194
62. Damuth HD, Diamond AB, Rappoport AS, Renner JW (1983) Angioplasty of subclavian artery stenosis proximal to the vertebral origin. AJNR 4: 1239–1242
63. DeBakey M, Lawrie G, Glaeser D (1985) Patterns of atherosclerosis and their surgical significance. Ann Surg 201: 115–131
64. Degenhardt S, Friedrich H, Wambach G et al. (1989) Der Stellenwert des Captopriltests in der Hypertoniediagnostik. Klin Wochenschr 67: 1077–1084
65. Deinse van WH, Zawacki JK, Phillips D (1986) Treatment of acute mesenteric ischemia by percutaneous transluminal angioplasty. Gastroenterology 91: 475–478
66. Denecke H, Becker M, Heberer G (1986) Indikation zur operativen Revascularisation bei renovasculärem Hochdruck. Angio 8: 91–94
67. Derauf B, Erickson DL, Castaneda-Zuniga WR et al. (1986) „Washout" technique for brachiocephalic angioplasty. AJR 146: 849–851
68. De Laurentis DA, Friedmann P, Wolferth C, Wilson A, Naide D (1978) Atherosclerosis and the hypoplastic aorto-iliac system. Surgery 83: 27–35
69. Dongen van R (1981) Perkutane transluminale Katheterbehandlung supraaortaler Arterienobstruktionen. Angio 2: 111–112
70. Dongen van R, Schwilden E (1980) Reinterventionen an den Visceral- und Nierenarterien. Chirurg 51: 7–13
71. Dorros G (1984) The brachial artery method to peripheral transluminal angioplasty. Cathet Cardiovasc Diagn 10: 115–127
72. Dotter CT, Judkins MP (1964) Transluminal treatment of arteriosclerotic obstruction: description of a new technique and a preliminary report of its application. Circulation 30: 654–670
73. Düber C, Klose K-J, Kopp H, Schild H, Hake U (1989) Angioplastie der Arteria subclavia. Dtsch Med Wochenschr 114: 496–502
74. Dublin AB, Baltaxe H, Cobb CA (1983) Percutaneous transluminal carotid angioplasty in fibromuscular dysplasia. Am J Neuroradiol 59: 162–165
75. Effeney J, Ehrenfeld W, Stoney R, Wylie E (1980) Why operate on carotid fibromuscular dysplasia? Arch Surg 115: 1261–1265
76. Eisenberg RL, Bank WO, Hedgcock M (1981) Renal failure after major angiography can be avoided with hydration. AJR 136: 859–861
77. Eisenhardt H, Zehle A, Pichlmaier H (1980) Indikationsstellung und operationstechnisches Vorgehen bei chronischen Verschlüssen des Truncus brachiocephalicus und der A. subclavia im Abschnitt I, Langenbecks Arch Chir 35: 161–169
78. Erasmi H, Neufang KFR, Schmitz-Rixen T et al. (1985) Erfahrungen mit der digitalen Subtraktionsangiographie (DSA) bei Dialyse-Shunt-Komplikationen. Vasa 14: 144–148
79. Faxon D, Sanborn T, Haudenschild C, Ryan T (1984) Effect of antiplatelet therapy on restenosis after experimental angioplasty. Am J Cardiol 53: 72C–76C
80. Flanigan D, Schuler J, Spigos D, Lim L (1982) Anatomic and hemodynamic evaluation of percutaneous transluminal angioplasty. Surg Gynecol Obstet 154: 181–185

81. Flechner S (1984) Percutaneous transluminal dilatation – a realistic appraisal in patients with stenosing lesions of the renal artery. Urol Clin North Am 11 : 515–527
82. Foster JH, Maxwell M, Franklin S et al. (1975) Renovascular occlusive disease: results of operative treatment. JAMA 231 : 1043–1048
83. Freiman DB, Spence R, Catenby R, Gertner et al. (1981) Transluminal angioplasty of the iliac and femoral arteries: follow-up results without anticoagulation. Radiology 141 : 347–350
84. Freitag G, Freitag J (1988) Perkutane transluminale Angioplastik bei Angina abdominalis-Stenose eines coliaco-mesenterialen Truncus. Vasa 17 : 47–50
85. Freitag G, Freitag J, Koch RD, Wagemann W (1986) Percutaneous angioplasty of carotid artery stenoses. Neuroradiology 28 : 126–127
86. Furrer J, Grüntzig A, Kugelmeier J, Goebel N (1980) Treatment of abdominal angina with percutaneous dilatation of an arterial mesenteric superior stenosis. Cardiovasc Intervent Radiol 3 : 42–44
87. Furui S, Yamauchi T, Ohtomo K et al. (1988) Hepatic interior vena cava obstructions: clinical results of treatment with percutaneous laser-assisted angioplasty. Radiology 166 : 673–677
88. Gailer H, Grüntzig A, Zeitler E (1983) Late results after percutaneous transluminal angioplasty of iliac and femoropopliteal obstructive lesions – a cooperative study. In: Dotter C, Grüntzig A, Schoop W, Zeitler E (eds) Percutaneous transluminal angioplasty. Springer, Berlin Heidelberg New York, pp 215–218
89. Galichia JP, Bajaj AK, Vine DL, Roberts RW (1983) Subclavian artery stenosis treated by transluminal angioplasty: six cases. Cardiovasc Intervent Radiol 6 : 78–81
90. Gallino A, Mahler F, Probst P, Nachbur B (1982) Percutane transluminale Angioplastie der Arterien der unteren Extremität: Langzeitergebnisse. Vasa 11 : 319
91. Gallino A, Mahler F, Probst P, Nachbur B (1984) Percutaneous transluminal angioplasty of the arteries of the lower limbs: a 5 year follow-up. Circulation 70 : 619–623
92. Gardiner GA, Meyerovitz M, Harrington D, Boxt L et al. (1985) Dissection complicating angioplasty. AJR 145 : 627–631
93. Cardiner GA, Meyerovitz M, Stokes K, Clouse M, Harrington D, Bettmann M (1986) Complications of transluminal angioplasty. Radiology 159 : 201–208
94. Garrido E, Montoyya J (1981) Transluminal dilatation of internal carotid artery in fibromuscular dysplasia: a preliminary report. Surg Neurol 16 : 469–471
95. Gaux JC, Bourquelot P, Raynaud A et al. (1983) Percutaneous transluminal angioplasty of stenotic lesions in dialysis vascular accesses. Eur J Radiol 3 : 189–193
96. Glanz S, Gordon D, Butt KMH et al. (1984) Dialysis access fistulas: treatment of stenoses by transluminal angioplasty. Radiology 152 : 637–642
97. Glanz S, Gordon DH, Khalid KM et al. (1985) Stenotic lesions in dialysis-access fistulas: treatment by transluminal angioplasty using high-pressure balloons. Radiology 156 : 236
98. Glanz S, Gordon DH, Butt KM et al. (1987) The role of percutaneous angioplasty in the management of chronic hemodialysis fistulas. Ann Surg 206 : 777–781
99. Glanz S, Gordon DH, Lipkowitz G et al. (1988) Axillary and subclavian vein stenosis: percutaneous angioplasty. Radiology 168 : 371–373
100. Glickmann RM, Isselbacher K (1980) Diseases of the small intestine. In: Harrison TR (ed) Principles of internal medicine. McGraw-Hill, New York, pp 1415–1419
101. Gmelin E (1987) Indikationen zur perkutanen transluminalen Angioplastie (PTA) bei Funktionsstörungen von Hämodialysefisteln. Dtsch Med Wochenschr 112 : 13–16
102. Gmelin E, Karnel F (1990) Radiologische Rekanalisation von Venen. Gefäßprothesen und Arterien bei insuffizienten Dialysefisteln. ROFO 153 : 432–437
103. Gmelin E, Winterhoff R, Rinast E (1989) Insufficient hemodialysis access fistulas: late results of treatment with percutaneous balloon angioplasty. Radiology 171 : 657–660.
104. Golden DA, Ring EJ, McLean GK, Freiman D (1982) Percutaneous transluminal angioplasty in the treatment of abdominal angina. AJR 139 : 247–249
105. Gomes AS, Pais S, Barbaric L (1983) Digital subtraction angiography in the evaluation of hypertension AJR 140 : 779–783

106. Gordon RL, Haskell L, Hirsch M et al. (1985) Transluminal dilatation of the subclavian artery. Cardiovasc Intervent Radiol 8 : 14–19
107. Greenfield AJ (1982) Percutaneous transluminal angioplasty of the femoral, popliteal, and tibial vessles. In: Athanasoulis C, Pfister C, Greene R, Roberson G (eds) Interventional radiology. Saunders, Philadelphia, pp 286–298
108. Greminger P, Kuhlmann U, Vetter W et al. (1982a) Langzeitverläufe nach perkutaner transluminaler Dilatation von Nierenarterienstenosen Vasa 11 : 362–366
109. Greminger P, Vetter W, Lüscher T et al. (1982b) Renovaskuläre Hypertonie: Vergleich zwischen transluminaler Dilatation und operativen Verfahren. Schweiz Med Wochenschr 112 : 1344–1347
110. Grollmann J, DelVicario M, Mittal A (1980) Percutaneous transluminal abdominal aortic angioplasty. AJR 134 : 1053–1054
111. Gross-Fengels W (1989) Interventionelle Radiologie. Perkutane transluminale Angioplastie und lokale Fibrinolystherapie. Ein klinisch-radiologisches Konzept. Habilitationsschrift, Universität Köln
112. Gross-Fengels W, Degenhardt S, Steinbrich W (1988) Früh- und Spätergebnisse der perkutanen transluminalen Angioplastie von Nierenarterienstenosen. Radiologe 28 : 387–394
113. Gross-Fengels W, Mödder U, Beyer D, Neufang KFR, Godehardt E (1987) Komplikationen brachiocephaler Katheterangiographien bei Verwendung eines nicht-ionischen Kontrastmittels. Radiologe 27 : 83–88
114. Gross-Fengels W, Neufang KFR, Baldamus C, Schmitz-Rixen T (1989) Shunt-PTA. In: Friedmann G, Steinbrich W, Gross-Fengels W (Hrsg) Angioplastie, Embolisation, Punktion, Drainagen – Interventionelle Methoden der Radiologie. Schnetztor, Konstanz, S 65–75
115. Gross-Fengels W, Steinbrich W, Pichlmaier H, Erasmi H (1990a) Die Perkutane transluminale Angioplastie (PTA) der infrarenalen Aorta abdominalis. Radiologe 30 : 235–241
116. Gross-Fengels W, Steinbrich W, Easmi H, Neufang KFR, Zanella FE (1990b) Die perkutane transluminale Angioplastie (PTA) der Arteria subclavia. Technik, Ergebnisse, Risiken. Röntgenblätter 43 : 203–212
117. Grote R, Freyschmidt J, Walterbusch G (1983) Die perkutane transluminale Angioplastik (PTA) von proximalen Subclaviastenosen. ROFO 138 : 660–664
118. Grüntzig A (1976) Perkutane Dilatation von Coronarstenosen – Beschreibung eines neuen Kathetersystems. Klin Wochenschr 54 : 543–545
119. Grüntzig A, Hopff H (1974) Perkutane Rekanalisation chronischer arterieller Verschlüsse mit einem neuen Dilatationskatheter. Dtsch Med Wochenschr 99 : 2502–2505
120. Grüntzig A, Myler RK, Hanna ES, Turina MI (1977) Transluminal angioplasty of coronary artery stenosis. Circulation 56 : 84
121. Grüntzig A, Kuhlmann U, Vetter W (1978) Treatment of renovascular hypertension with percutaneous transluminal dilatation of a renal-artery stenosis. Lancet 1 : 801–802
122. Gu Z, Lin G, Li M, Zhou J, Pan W (1988) Transluminal catheter angioplasty of abdominal aorta in Takayasu's arteritis. Acta Radiol 29 : 509–513
123. Günther RW, Hollmann JP (1988) Venöse Thrombolyse und Angioplastie. In: Günther RW, Thelen M (Hrsg) Interventionelle Radiologie. Thieme, Stuttgart, S 92–96
124. Hach W (1988) ASS Praxis-Forum. Arterien Venen 4 : 11
125. Harter RH, Burch JW, Majerus P et al. (1979) Prevention of thrombosis in patients on hemodialysis by low-dose aspirin. N Engl J Med 301 : 577–579
126. Hasso A, Bird C, Zinke D, Thompson JR (1981) Fibromuscular dysplasia of the internal carotid artery: percutaneous transluminal angioplasty. AJNR 2 : 175–180
127. Head R, Robboy S (1972) Embolic stroke from mural thrombi – a fatal complication of axillary artery catheterization. Radiology 102 : 307
128. Heeny D, Bookstein J, Daniels E, Warmath M, Horn J, Rowley W (1983) Transluminal angioplasty of the abdominal aorta. Radiology 148 : 81–83

129. Hess H, Mietaschk A (1982) Rezidivprophylaxe nach PTA: Antikoagulantien oder Aggregationshemmer. Vasa 4: 344–346
130. Hess H, Müller-Faßbender H, Ingrisch H, Mietaschk A (1978) Verhütung von Wiederverschlüssen nach Rekanalisation obliterierter Arterien mit der Kathetermethode. Dtsch Med Wochenschr 50: 1994–1997
131. Hessel JS, Adams DF, Abrams HL (1981) Complications of angiography. Radiology 138: 273–281
132. Higashida RT, Hieshima G, Tsai F et al. (1987) Transluminal angioplasty of the vertebral and basilar artery. AJNR 8: 745–749
133. Hodgins GW, Dutton JW (1982) Subclavian and carotid angioplasties for Takayasu's arteritis. J Can Assoc Radiol 33: 205–207
134. Höpp HW, Eggeling T, Hombach V, Osterspey A, Beyer D (1986) Perkutane transluminale Ballonkatheter Rekanalisation bei akuter Lungenembolie. Dtsch Med Wochenschr 111: 1660–1661
135. Howd A, Loose H, Chamberlain J (1987) Transluminal angioplasty in the treatment of mesenteric vein graft stenosis Cardiovasc Intervent Radiol 10: 43–45
136. Hunter WD, Castaneda-Zuniga WR, Coleman CC et al. (1984) Failing arteriovenous dialysis fistulas: evaluation and treatment. Radiology 152: 631–635
137. Ingram TL, Reid SH, Tisnado J et al. (1988) Percutaneous transluminal angioplasty of brachiocephalic vein stenoses in patients with dialysis shunts. Radiology 166: 45–47
138. Ingrisch H (1984a) Radiologische Therapie der Nierenarterienstenose durch perkutane transluminale Angioplastik. ROFO [Suppl] 121: 72–94
139. Ingrisch H, Arlart IP (1984b) Radiologische Diagnostik der renovaskulären Hypertonie. ROFO [Suppl] 121: 30–71
140. Ingrisch H, Härlin M (1980) Perkutane transluminale Angioplastik einer Stenose in einem aortorenalen Veneninterpositionstransplantat. ROFO 133: 493–495
141. Ingrisch H, Hegele T, Frey K (1982) Angiographic control of renal artery stenoses 6 months following percutaneous transluminal renal angioplasty. Cardiovasc Intervent Radiol 5: 249–256
142. Ingrisch H, Stiegler H, Rath M (1983) Nichtoperative Behandlung von infrarenalen Aortenstenosen durch Katheterdilatation. Röntgenpraxis 36: 363–367
143. Jack C, Mehta B, Boulos R et al. (1986) Interventional neuroradiology: Henry Ford Hospital experience with nonembolization procedures. Henry Ford Hosp Med J 34: 11–18
144. Janson R, Neuhaus G, Thelen M (1980) Extrakranielle arterielle Verschlußerkrankung bei gefäßchirurgischen Patienten mit peripheren Durchblutungsstörungen. ROFO 133: 484
145. Jensen S, Voegeli D, Crummy A et al. (1985) Iliac artery rupture during transluminal angioplasty: treatment by embolization and surgical bypass. AJR 145: 381–382
146. Jonas S, Hass WK (1979) An approach to the maximal acceptance stroke complication rate after surgery for TIA. Stroke 10: 104
147. Jooma R, Bradshaw R, Griffith H (1985) Intimal dissection following percutaneous transluminal carotid angioplasty for fibromuscular dysplasia. Neuroradiology 27: 181–182
148. Kachel R, Endert G, Basche S, Grossmann K, Glaser F (1987) Percutaneous transluminal angioplasty (dilatation) of carotid, vertebral, and innominate artery stenoses. Cardiovasc Intervent Radiol 10: 142–146
149. Kadir S, White R, Kaufmann S et al. (1983) Long-term results of aortoiliac angioplasty. Surgery 94: 10–14
150. Kadir S, Russel RP, Kaufmann S, Williams G, Burdick J, White RI, Soya-Grimm K (1984) Renal artery angioplasty. ROFO 141: 378–383
151. Kappert A (1987) Lehrbuch und Atlas der Angiologie. Huber, Bern
152. Katzen BT (1983) Transluminal angioplasty in ischemic peripheral vascular disease. In: Castaneda-Zuniga W (ed) Transluminal angioplasty. Thieme, New York
153. Katzen BT (1984) Percutaneous transluminal angioplasty for arterial disease of the lower extremities. AJR 142: 23–25

154. Kerstein M, Puyau FA (1984) Value of periangiographic hydration. Surgery 96: 919–922
155. Kinnison ML, White RI, Bowers W, Dunlap E (1985) Cost incentives for peripheral angioplasty. AJR 145: 1241–1244
156. Krepel V, van Andel G, van Erp W, Breslau P (1985) Percutaneous transluminal angioplasty of the femoropopliteal artery: initial and long-term results. Radiology 156: 325–328
157. Krings W, Roth FJ, Rieger H (1983) Früh- und Spätergebnisse der perkutanen transluminalen Angioplastie von Beckenarterienstenosen. Med Welt 34: 66–69
158. Kuhlmann U, Greminger P, Grüntzig A et al. (1985) Long-Term Experience in percutaneous transluminal dilatation of renal stenosis. J Med 79: 692–698
159. Kuiper KJ, deJong PE, deZeeuw D, Schuur K, van der Hem G (1983) Restenosis of the renal artery after percutaneous transluminal renal angioplasty: an inevitable outcome? Proc EDTA 20: 538–543
160. Kumpe D (1981) Percutaneous dilatation of an abdominal aortic stenosis. Radiology 141: 536–538
161. Kumpe D, Zwerdlinger S, Griffin D (1988) Blue digit syndrome: treatment with percutaneous transluminal angioplasty. Radiology 166: 37–44
162. Lackner KR, Janson R, Franken T, Harder T, Thurn P (1983) Digitale Subtraktionsangiographie (DSA). Dtsch Med Wochenschr 108: 350–355
163. Lawrence PF, Miller FJ, Mineau DE (1981) Balloon catheter dilatation in patients with failing arteriovenous fistulas. Surgery 89: 439–442
164. Lawrie GM, Morris G, Soussou I, Starr D, Silvers A, Glaeser D, Debakey M (1980) Late results of reconstructive surgery from renovascular disease. Ann Surg 191: 528–533
165. Lee J, Wattie J (1984) Balloon angioplasty of a mesenteric artery occlusion in a patient with angiodysplasia of the caecum. Australas Radiol 28: 240–243
166. Leimgruber P, Roubin G, Anderson V et al. (1985) Influence of intimal dissection on restenosis after successful coronary angioplasty. Circulation 72: 530–535
167. Leu H (1982) Morphologie der Arterienwand nach perkutaner transluminaler Dilatation. Vasa 11: 265–269
168. LeVeen RF, Wolf GL, Biery D (1985) Angioplasty-induced vasospasm in rabbit model. Invest Radiol 20: 938–944
169. Levin D (1984) Percutaneous transluminal angioplasty of the renal arteries. JAMA 251: 759–763
170. Levy PJ, Haskell L, Gordon R (1987) Percutaneous transluminal angioplasty of splanchnic arteries: an alternative model to operative revascularisation in chronic visceral ischemia. Eur J Radiol 7: 239–242
171. Löhr E, Budach V, Birkner P, Hartjes H, Spira G, Weichert H.C (1983) PTA der Nierenarterien – ein therapeutisches Prinzip zur nicht-operativen Behandlung einer durch Nierenarterienstenose ausgelösten renovaskulären Hypertonie. Radiologe 23: 215–218
172. Lupatelli L, Barzi F, Corneli P et al. (1987) Percutaneous transluminal angioplasty in angina abdominis. Radiol Med (Turin) 74: 30–33
173. Mahler F (1990) Katheterinterventionen in der Angiologie. Thieme, Stuttgart
174. Mahler F, Probst P, Haertel M, Weidmann P, Kreta A (1982) Lasting improvement of renovascular hypertension by transluminal dilatation of atherosclerotic and nonatherosclerotic renal artery stenoses. Circulation 65: 611–617
175. Martin EC, Diamond NG, Casarella WJ (1980) Percutaneous transluminal angioplasty in non-atherosclerotic disease. Radiology 135: 27–33
176. Martin EC, Fankuchen E, Karlson K, Dolgin C, Collins R, Voorhees A, Casarella W (1981) Angioplasty for femoral artery occlusion: comparison with surgery. AJR 137: 915–919
177. Martin L, Casarella W, Alspaugh JP, Chuang V (1986) Renal artery angioplasty: increased technical success and decreased complications in the second 100 patients. Radiology 159: 631–634

178. Martin LG, Price R, Casarella W et al. (1985) Percutaneous angioplasty in clinical management of renovascular hypertension: initial and long-term results. Radiology 155: 629–633
179. Martin RC (1986) Percutaneous transluminal angioplasty of rarer categories of vascular disease. In: Jang GD (ed) Angioplasty. McGraw-Hill, New York
180. Marx GR, Allen HD, Ovitt TW, Hanson W (1988) Balloon dilatation angioplasty of Blalock–Taussig shunts. Am J Cardiol 62: 824–827
181. Mason RA, Arbeit LA, Giron F (1985) Renal dysfunction after arteriograph. JAMA 253: 1001–1004
182. Mathias K (1987) Katheterbehandlung der arteriellen Verschlußkrankheit supraaortaler Gefäße. Radiologe 27: 547–554
183. Mathias K (1984) Persönliche Mitteilungen 1983. In: Rieger H. Perkutane Katheterrekanalisation bei Verschlüssen und Stenosen der Becken-Beinschlagadern. Med Welt 35: 959–963
184. Mathias K, Staiger J, Thron A et al. (1980) Perkutane Katheterangioplastik der Arteria subclavia. Dtsch Med Wochenschr 105: 16–18
185. Mathias K, Heiss HW, Gospos C (1982) Subclavian-Steal-Syndrom – operieren oder dilatieren? Langenbecks Arch Chir 356: 279–283
186. Mathias KG, Nöldge G, Konrad-Graf S, Kiefer S (1979) Perkutane transluminale Katheterrekanalisation eines posttraumatischen Popliteaverschlusses. Dtsch Med Wochenschr 104: 60–61
187. Maxwell M, Bleifer KH, Franklin S, Varady P (1972) Cooperative study of renovascular hypertension. JAMA 220: 1195–1204
188. McCormack LJ, Poutasse E, Meaney TF (1966) A pathologic-arteriographic correlation of renal artery disease. Am Heart J 72: 188–198
189. Mennes PA, Gilula LA, Anderson CB et al. (1973) Complications associated with arteriovenous fistulas in patients undergoing chronic hemodialysis. Arch Intern Med 138: 1117–1121
190. Miller A, Ford K, Braun S, Newman G, Moore A, Malone R, Dunnick N (1985) Percutaneous transluminal angioplasty vs. surgery for renovascular hypertension. AJR 144: 447–450
191. Minar E, Ahmadi RA, Ehringer H et al. (1986) Percutaneous transluminal angioplasty (PTA) in peripheral arterial occlusive disease of the lower extremeties. Wien Klin Wochenschr 98: 33–40
192. Minton MJ, McIvor J, Cappuccio FP, MacGregor G, Newlands E (1986) Case report: renovascular hypertension following radiotherapy and chemotherapy treated by transluminal angioplasty. Clin Radiol 37: 399–401
193. Moore TS, Russell WF, Parent AD et al. (1982) Percutaneous transluminal angioplasty in subclavian steal syndrome: recurrent stenosis and retreatment in two patients. Neurosurg 11: 512–517
194. Morag B, Rubinstein Z, Kessler A, Schneidermann J, Levinkopf M, Bass A (1987) Percutaneous transluminal angioplasty of the distal abdominal aorta and its bifurcation. Cardiovasc Intervent Radiol 10: 129–133
195. Moser E (1987) Nephrourologie. In: Büll U, Hör G (Hrsg) Klinische Nuklearmedizin. VCH, Weinheim, S
196. Motarjeme A, Keifer JW, Zuska J (1980) Percutaneous transluminal angioplasty of the iliac arteries: 66 experiences. AJR 135: 937–944
197. Motarjeme A, Keifer J, Zuska A (1982) Percutaneous transluminal angioplasty of the brachiocephalic arteries. AJR 138: 457–462
198. Motarjeme A, Keifer JW, Zuska AJ, Nabawi P (1985) Percutaneous transluminal angioplasty for treatment of subclavian steal. Radiology 155: 611–612
199. Mullan S, Duda E, Patronas N (1980) Some examples of balloon technology in neurosurgery. J Neurosurg 52: 321–329
200. Muller F, Sealey J, Case DB et al. (1986) The captopril test for identifying renovascular disease in hypertensive patients. Am J Med 80: 633–644

201. Murray R, Hewes R, White R et al. (1987) Long-segment femoropopliteal stenoses: is angioplasty a boon or a bust? Radiology 162: 473–476
202. Neithamer CD, Sniderman KW, Sprayregen S, Saddekni S, Srur MF, Rozenblit G, Sos TA (1986) Transluminal angioplasty in allograft renal-artery stenosis. Semin Interv Radiol 3: 93–103
203. Neumayer K, Schreyer H, Justich E, Lammer J, Bone G, Ladurner G (1985) Senkung der Komplikationsrate zerebraler Angiographien durch eine standardisierte Untersuchungsmethode. ROFO 142: 166–169
204. NIH (1980) Consensus development conference. Thrombolytic therapy in thrombosis. Ann Intern Med 93: 141–144
205. Novelline RA (1980) Percutaneous transluminal angioplasty: newer applications. AJR 135: 983–988
206. Novick AC, Straffon R, Stewart B, Gifford R, Vidt D (1981) Diminished operative morbidity and mortality in renal revascularization. JAMA 246: 749–753
207. Numaguchi Y, Puyau FA, Provenza L, Richardson DE (1984) Percutaneous transluminal angioplasty of the carotid artery to post surgical stenosis. Neuroradiology 26: 527–530
208. Odurny A, Sniderman KW, Colapinto RF (1988) Intestinal angina: percutaneous transluminal angioplasty of the celiac and superior mesenteric arteries. Radiology 167: 59–62
209. Odurny A, Colapinto R, Snidermann K, Johnston KW (1989) Percutaneous transluminal angioplasty of abdominal aortic stenosis. Cardiovasc Interv Radiol 12: 1–6
210. Olbert F, Mendel H, Muzika N, Schlegl A (1983) Perkutane transluminale Gefäßdilatation, Langzeitergebnisse und Erfahrungsbericht mit einem neuen Kathetersystem: transaxilläre Technik. Wiener Klin Wochenschr 15: 528–536
211. Peene PT, Wilms G, Nevelsteen A, Vermylen J, Baert A (1989) Intra-arterial injection of papaverine in the decision of balloon dilatation of the iliac arteries. ROFO 151: 678–680
212. Pelikan P, French WJ, Ruiz C, Laks H, Criley JM (1988) Percutaneous double-balloon angioplasty of a modified fontan aortic homograft conduit. Cathet Cardiovasc Diagn 15: 47–51
213. Pickering T, Sos T, Vaughan E, Case D, Sealy J, Harshfield G, Laragh J (1984) Predictive value and changes of renin secretion in hypertensive patients with unilateral renovascular disease undergoing successful renal angioplasty. Am J Med. 76: 398–404
214. Porstmann W (1973) Ein neuer Korsett-Ballon Katheter zur transluminalen Rekanalisation nach Dotter unter besonderer Berücksichtigung von Obliterationen an den Beckenarterien. Radiol Diagn (Berlin) 14: 239
215. Pritz MB, Smolin MF (1984) Treatment of tandem lesions of the extracranial carotid artery. Neurosurgery 15: 233–236
216. Probst P, Mahler F, Krneta A, Descoeudres C (1982) Percutaneous transluminal dilatation for restoration of angioaccess in chronic hemodialysis patients. Cardiovasc Intervent Radiol 5: 257–259
217. Probst P, Cerny P, Owens A, Mahler F (1983) Patency after femoral angioplasty: correlation of angiographic appearance with clinical findings. AJR 140: 1227–1232
218. Puylaert C, Mali W, Rosenbusch G, v. Straalen A, Klinge J, Feldberg M (1986) Delayed rupture of renal artery after renal percutaneous transluminal angioplasty. Radiology 159: 635–637
219. Puylaert C, Klinge J, Malp W, Geyskes G (1988) Results and complications of renal PTA. Ann Radiol 31: 82–86
220. Reichelt HG (1986) Perkutane transluminale Angioplastie bei insuffizientem Brescia–Cimino-Shunt. ROFO 144: 183–189
221. Renkin J, David P, Hudon G, Bourassa M (1985) L'angioplastie transluminale percutanée multifocale, coronaire et aortique. Arch Mal Coer 78: 1575–1578
222. Rieger H (1984) Perkutane Katheterrekanalisation bei Verschlüssen und Stenosen der Becken-Beinschlagadern. Med Welt 35: 539–563

223. Ring EJ, Freiman DB, McLean GK, Schwarz W (1982) Percutaneous recanalization of common iliac artery occlusions: an unacceptable complication rate? AJR 139: 587–589
224. Ringelstein EB, Zeumer H, Brückmann H et al. (1986) Atraumatische Diagnostik und semi-invasive Therapie des Subklaviaanzapfsyndroms mit Hilfe der perkutanen transluminalen Angioplastie (PTA). Ein zeitgemäßes Konzept. Fortschr Neurol Psychiat 54: 216–231
225. Roberts L, Wertman DA, Mills S, Moore A, Heaston D (1983) Transluminal angioplasty of the superior mesenteric artery: an alternative to surgical revascularization. AJR 141: 1039–1042
226. Rocchini AP, Kveselis D (1984) The use of balloon angioplasty in the pediatric patient. Pediatr Clin North Am 31: 1293–1305
227. Rocchini AP, Cho KJ, Byrum C, Heidelberger K (1982) Transluminal angioplasty of superior vena cava obstruction in a 15-month-old child. Chest 82: 506–508
228. Rose BS, van Aman ME, Simon D et al. (1988) Transluminal balloon angioplasty of infrahepatic caval anastomotic stenosis following liver transplantation: a case report. Cardiovasc Intervent Radiol 11: 79–81
229. Rossi P, Sciacca V, Castrucci M, Mingoli A, di Marzo L, Pavone P, Cavallaro A (1988) Percutaneous transluminal angioplasty of subclavian artery. A comparative study with axillo-contralateral bypass. Ann Radiol 31: 87–91
230. Roth FJ, Cappius G, Fingerhut E (1983) Radiological pattern at and after angioplasty. In: Dotter C, Grüntzig A, Schoop W, Zeitler E (eds) Percutaneous transluminal angioplasty. Springer, Berlin Heidelberg New York, pp 73–83
231. Roth FJ, Berliner P, Kopper B, Grün B, Cappius G (1986) Katheterdilatation. Therapiewoche 36: 1793–1806
232. Roth FJ, Heining T, Berliner P, Grün B, Kopper B, Krings W (1988) Perkutane Rekanalisation peripherer Gefäße PTA der Becken-Beingefäße. In: Günther R, Thelen M (Hrsg) Interventionelle Radiologie. Thieme, Stuttgart, S 20–44
233. Ruff RJ, Chuang VP, Alspaugh JP et al. (1987) Percutaneous vascular intervention after surgical shunting for portal hypertension. Radiology 164: 469–474
234. Saddekni S, Sniderman KW, Hilton S, Sos TA (1980) Percutaneous transluminal angioplasty of nonatherosclerotic lesions. AJR 135: 975–982
235. Saeed M, Newman GE, McCann RL et al. (1987) Stenoses in dialysis fistulas: treatment with percutaneous angioplasty. Radiology 164: 693–697
236. Sanborn T, Faxon D, Haudenschild C et al. (1983) The mechanism of transluminal angioplasty: evidence for formation of aneurysms in experimental atherosclerosis. Circulation 68: 1136–1140
237. Schild H, Schmied W, Irving D (1989) Perkutane Implantation einer endovaskulären Gianturco-Prothese bei V.-subclavia-Verschluß. ROFO 151: 120–121
238. Schmidtke I, Zeitler E, Schoop W (1978) Spätergebnisse (5–8 Jahre) der perkutanen Katheterbildung (Dotter-Technik) bei femoro-poplitealen Arterienverschlüssen im Stadium II. Vasa 7: 4–13
239. Schneider E, Grüntzig A, Bollinger A (1982) Spätergebnisse der PTA im unteren Extremitätenbereich. Vasa 11: 336
240. Schneider E, Grüntzig A, Bollinger A (1983) Percutaneous transluminal angioplasty: late results in leg arteries. In: Dotter C, Grüntzig A, Schoop W, Zeitler E (eds) Percutaneous transluminal angioplasty. Springer, Berlin Heidelberg New York, pp 175–180
241. Schwarten DE (1984a) Percutaneous transluminal angioplasty of the iliac arteries: intravenous digital subtraction angiography for follow-up. Radiology 150: 363–367
242. Schwarten DE (1984b) Percutaneous transluminal angioplasty of the renal arteries: intravenous digital subtraction angiography for follow-up. Radiology 150: 369–373
243. Schwarten DE, Cutcliff W (1988) Arterial occlusive disease below the knee: treatment with percutaneous transluminal angioplasty performed with low-profile catheters and steerable guide wires. Radiology 169: 71–47
244. Schwartz CJ, Mitchell J (1961) Atheroma of the carotid and vertebral arterial system. BR Med J 2: 1057–1065

201. Murray R, Hewes R, White R et al. (1987) Long-segment femoropopliteal stenoses: is angioplasty a boon or a bust? Radiology 162: 473–476
202. Neithamer CD, Sniderman KW, Sprayregen S, Saddekni S, Srur MF, Rozenblit G, Sos TA (1986) Transluminal angioplasty in allograft renal-artery stenosis. Semin Interv Radiol 3: 93–103
203. Neumayer K, Schreyer H, Justich E, Lammer J, Bone G, Ladurner G (1985) Senkung der Komplikationsrate zerebraler Angiographien durch eine standardisierte Untersuchungsmethode. ROFO 142: 166–169
204. NIH (1980) Consensus development conference. Thrombolytic therapy in thrombosis. Ann Intern Med 93: 141–144
205. Novelline RA (1980) Percutaneous transluminal angioplasty: newer applications. AJR 135: 983–988
206. Novick AC, Straffon R, Stewart B, Gifford R, Vidt D (1981) Diminished operative morbidity and mortality in renal revascularization. JAMA 246: 749–753
207. Numaguchi Y, Puyau FA, Provenza L, Richardson DE (1984) Percutaneous transluminal angioplasty of the carotid artery to post surgical stenosis. Neuroradiology 26: 527–530
208. Odurny A, Sniderman KW, Colapinto RF (1988) Intestinal angina: percutaneous transluminal angioplasty of the celiac and superior mesenteric arteries. Radiology 167: 59–62
209. Odurny A, Colapinto R, Snidermann K, Johnston KW (1989) Percutaneous transluminal angioplasty of abdominal aortic stenosis. Cardiovasc Interv Radiol 12: 1–6
210. Olbert F, Mendel H, Muzika N, Schlegl A (1983) Perkutane transluminale Gefäßdilatation, Langzeitergebnisse und Erfahrungsbericht mit einem neuen Kathetersystem: transaxilläre Technik. Wiener Klin Wochenschr 15: 528–536
211. Peene PT, Wilms G, Nevelsteen A, Vermylen J, Baert A (1989) Intra-arterial injection of papaverine in the decision of balloon dilatation of the iliac arteries. ROFO 151: 678–680
212. Pelikan P, French WJ, Ruiz C, Laks H, Criley JM (1988) Percutaneous double-balloon angioplasty of a modified fontan aortic homograft conduit. Cathet Cardiovasc Diagn 15: 47–51
213. Pickering T, Sos T, Vaughan E, Case D, Sealy J, Harshfield G, Laragh J (1984) Predictive value and changes of renin secretion in hypertensive patients with unilateral renovascular disease undergoing successful renal angioplasty. Am J Med. 76: 398–404
214. Porstmann W (1973) Ein neuer Korsett-Ballon Katheter zur transluminalen Rekanalisation nach Dotter unter besonderer Berücksichtigung von Obliterationen an den Beckenarterien. Radiol Diagn (Berlin) 14: 239
215. Pritz MB, Smolin MF (1984) Treatment of tandem lesions of the extracranial carotid artery. Neurosurgery 15: 233–236
216. Probst P, Mahler F, Krneta A, Descoeudres C (1982) Percutaneous transluminal dilatation for restoration of angioaccess in chronic hemodialysis patients. Cardiovasc Intervent Radiol 5: 257–259
217. Probst P, Cerny P, Owens A, Mahler F (1983) Patency after femoral angioplasty: correlation of angiographic appearance with clinical findings. AJR 140: 1227–1232
218. Puylaert C, Mali W, Rosenbusch G, v. Straalen A, Klinge J, Feldberg M (1986) Delayed rupture of renal artery after renal percutaneous transluminal angioplasty. Radiology 159: 635–637
219. Puylaert C, Klinge J, Malp W, Geyskes G (1988) Results and complications of renal PTA. Ann Radiol 31: 82–86
220. Reichelt HG (1986) Perkutane transluminale Angioplastie bei insuffizientem Brescia–Cimino-Shunt. ROFO 144: 183–189
221. Renkin J, David P, Hudon G, Bourassa M (1985) L'angioplastie transluminale percutanée multifocale, coronaire et aortique. Arch Mal Coer 78: 1575–1578
222. Rieger H (1984) Perkutane Katheterrekanalisation bei Verschlüssen und Stenosen der Becken-Beinschlagadern. Med Welt 35: 539–563

269. Thornton MA, Gruentzig AR, Hollman J et al. (1984) Coumadin and aspirin in prevention of recurrence after transluminal coronary angioplasty: a randomized study. Circulation 69: 721–727
270. Tievsky A, Druy EM, Mardiat J (1983) Transluminal angioplasty in postsurgical stenosis of the extracranial carotid artery. Am J Neuroradiol 4: 800–802
271. Tisnado J, Vines F, Barnes RW et al. (1984) Percutaneous transluminal angioplasty following endarterectomie. Radiology 152: 361–364
272. Torsello G, Sandmann W, Kniemeyer H (1986) Revaskularisation der Nierenarterien in der Chirurgie des Bauchaortenaneurysma. Angio 8: 95–100
273. Tortolani EC, Tan AH, Butchart S (1984) Percutaneous transluminal angioplasty. An ineffective approach to the failing vascular access. Arch Surg 119: 221–223
274. Tsai FY, Matovich V, Hieshima G et al. (1986) Percutaneous transluminal angioplasty of the carotid artery. AJNR 7: 349–358
275. Uflacker R, Goldany MA, Constant S (1980) Resolution of mesenteric angina with percutaneous transluminal angioplasty of a superior mesenteric artery using a balloon catheter. Gastrointestinal Radiol 5: 367–369
276. Velasquez G, Castaneda-Zuniga W, Formanek M et al. (1980) Nonsurgical aortoplasty in Leriche syndrome. Radiology 134: 359–360
277. Villarica J, Gross R (1986) Treatment of angioplasty-related iliac-artery rupture without bypass surgery. AJR 147: 389–390
278. Vitek JJ (1983) Percutaneous transluminal angioplasty of the external carotid artery. Am J Neuroradiol 4: 796–799
279. Vitek JJ (1989) Subclavian artery angioplasty and the origin of the vertebral artery. Radiology 170: 407–409
280. Vitek JJ, Keller FS, Duvall ER et al. (1986) Brachiocephalic artery dilatation by percutaneous transluminal angioplasty. Radiology 158: 779–785
281. Vollmar J (1982) Rekonstruktive Chirurgie der Arterien. Thieme, Stuttgart
282. Wallace S, Medellin H, DeJongh D, Gianturco C (1972) Systematic heparinization for angiography. AJR 116: 204–209
283. Walstra BJ, Janevski BK (1987) Sequential PTA of abdominal aorta. ROFO 146: 446–449
284. Weber M, Lorenz R, Schramm W, Theisen K (1986) Prävention der Thrombose in der Nachbehandlung von Koronardilatation und Thrombolyse. Z Kardiol 75: 107–111
285. Wells KE, Steed DL, Zajko AB, Webster MW (1986) Recognition and treatment of arterial insufficiency from Cafergot. J Vasc Surg 4: 8–16
286. Wiggli U, Gratzl O (1983) Percutaneous transluminal angioplasty of stenotic carotid arteries: case reports and protocols. AJNR 4: 793–795
287. Wilms G, Baert AL (1986) Transluminal angioplasty of superior mesenteric artery and celiac trunk. Ann Radiol (Paris) 29: 535–538
288. Wilms GE, Smits J, Baert AL, De Wolf L (1985) Percutaneous transluminal angioplasty in fibromuscular dysplasia of the internal carotid artery: one year clinical and morphological follow-up. Cardiovasc Intervent Radiol 8: 20–23
289. Wilms GE, Baert A, Deweale D, Vermylen J, Nevelsteen A, Suy R (1987) Percutaneous transluminal angioplasty of the subclavian artery: early and late results. Cardiovasc Intervent Radiol 10: 123–128
290. Wilson SE, Wolf GL, Cross A (1989) Percutaneous transluminal angioplasty versus operation for peripheral aterisclerosis. J Vasc Surg 9: 1–9
291. Wolf G, LeVeen R, Ring E (1984) Potential mechanisms of angioplasty. Cardiovasc Intervent Radiol 7: 11–17
292. Worms AM, Marcon F, Pernot C (1989) Percutaneous transluminal angioplasty of stenosis of the pulmonary arteries after surgical repair of tetralogy of Fallot. Arch Mal Coer 82: 701–706
293. Yakes W, Kumpe D, Brown S et al. (1989) Percutaneous transluminal aortic angioplasty: techniques and results. Radiology 172: 965–970
294. Yamada R, Sato M, Kawabata M et al. (1983) Segmental obstruction of the hepatic inferior vena cava treated by transluminal angioplasty. Radiology 149: 91–96

295. Zeitler E (1976) Wirkung verschiedener Medikamente zur Verhütung des Reverschlusses nach Katheter-Desobliteration nach Dotter. Med Welt 27: 1377–1380
296. Zeitler E (1980) Percutaneous dilatation and recanalization of iliac and femoral arteries. Cardiovasc Intervent Radiol 3: 207–212
297. Zeitler E (1986) Transluminal catheter dilatation. Inter Angio 5: 137–150
298. Zeitler E, Schoop W, Zahnow W (1971) The treatment of occlusive arterial disease by transluminal catheter angioplasty. Radiology 99: 19–26
299. Zeitler E, Reichold J, Schoop W, Loew D (1973) Einfluß von Acetylsalicylsäure auf das Frühergebnis nach perkutaner Rekanalisation arterieller Obliterationen nach Dotter. Dtsch Med Wochenschr 98: 1285–1288
300. Zeitler E, Ernsting M, Richter E, Seyferth W (1982) Komplikationen nach PTA femoraler und iliakaler Obstruktionen. Vasa 11: 270–273
301. Zeitler E, Richter E, Roth F, Schoop W (1983a) Results of percutaneous transluminal angioplasty. Radiology 146: 57–60
302. Zeitler E, Krönert E, Lux E, Richter E-I (1983b) Dilatation von Nierenarterienstenosen (PTRD). Herz Gefäße 3: 772–783
303. Zeitler E, Berger G, Schmitt-Rüth R (1984) Perkutane transluminale Angioplastie der supraaortischen Arterien. In: Frommhold W, Gerhardt P (1984) Degenerative arterielle Gefäßerkrankungen. Thieme, Stuttgart
304. Zeumer H, Ringelstein EB, Hacke W (1983) Gefäßrekanalisierende Maßnahmen in der interventionellen Neuroradiologie. ROFO 139: 467–475
305. Zollikofer C (1989) PTA-Technik, Vorgehensweise, pathophysiologische Mechanismen. In: Friedmann G, Steinbrich W, Gross-Fengels W (Hrsg) Angioplastie, Embolisation, Punktion, Drainagen – Interventionelle Methoden der Radiologie. Schnetztor, Konstanz, S 23–29
306. Zollikofer C, Salomonowitz E, Brühlmann W (1985) Significance of balloon pressure recording during angioplasty. ROFO 142: 527–530
307. Zollikofer C, Salomonowitz E, Brühlmann EF, Castaneda-Zuniga WR, Amplatz K (1986a) Dehnungs-, Verformungs- und Berstungscharakteristika häufig verwendeter Ballondilatationskatheter (Teil 1). ROFO 144: 40–46
308. Zollikofer C, Salomonowitz E, Brühlmann EF, Castaneda-Zuniga WR, Amplatz (1986b) Dehnungs-, Verformungs- und Berstungscharakteristika häufig verwendeter Ballondilatationskatheter (Teil 2). ROFO 144: 189–195
309. Zollikofer C, Redha FH, Bruhlmann WF, Uhlschmid GK, Vlodaver Z, Castaneda-Zuniga WR, Amplatz K (1987) Acute and long-term effects of massive balloon dilatation on the aortic wall and vasa vasorum. Radiology 164: 145–149
310. Zollikofer CL, Largiader I, Bruhlmann WF et al. (1988) Endovascular stenting of veins and grafts: preliminary clinical experience. Radiology 167: 707–712

5 Gefäßendoprothesen (Stents)

5.1 Historische Entwicklung

Die konventionelle PTA von umschriebenen konzentrischen Stenosen im Bekkenbereich konnte als effektives und vergleichsweise risikoarmes Verfahren etabliert werden. Weniger günstig sind die Ergebnisse bei exzentrischen und langstreckigen Stenosen. Auch wurde in der Vergangenheit die PTA von Bekkenarterienverschlüssen kontrovers diskutiert. Bei stark verkalkten oder ulzerös veränderten Stenosen sowie bei Dissektionen läßt sich durch die konventionelle PTA häufig kein zufriedenstellendes Ergebnis erzielen.

Die potentiellen Vorteile der perkutanen Plazierung von Gefäßendoprothesen wurden bereits 1964 von Dotter und Judkins diskutiert [6]. 5 Jahre später publizierte Dotter die ersten experimentellen Ergebnisse über spiralförmige „tube-grafts", die er in die A. poplitea von Kaninchen implantierte [6]. Es dauerte jedoch noch bis Mitte der 80er Jahre, bevor, durch technologische Verbesserungen begünstigt, weitere vielversprechende experimentelle Untersuchungen vorgelegt wurden. An diesen Arbeiten waren besonders die Arbeitsgruppen aus Zürich, San Antonio, Minneapolis und Houston beteiligt [4, 5, 22, 27, 28, 54]. Sogenannte Gefäßstützen (engl.: Stents) bzw. perkutan plazierbare Endoprothesen sollen im arteriellen System in Ergänzung zur PTA

1. akute, durch Dissektion, Thrombose und/oder Spasmus bedingte Gefäßverschlüsse vermeiden,
2. zu größeren Gefäßquerschnitten mit glatteren Innenkonturen und höherem Durchfluß führen,
3. durch Intimaproliferation und/oder lokale Progression der Artherosklerose bedingte Restenosen bzw. erneute Verschlüsse verhindern oder ihr Auftreten verzögern.

5.2 Arten von Gefäßendoprothesen

Inzwischen liegen Berichte über die klinische Anwendung verschiedener Stenttypen vor, die entweder selbstexpandierbar sind oder mittels eines Angioplastieballonkatheters im Gefäß aufgerichtet werden [2, 3, 10, 13, 16, 31, 32, 34–36, 45, 47, 49, 52, 56].

5.2.1 Gianturco-Zickzackstent

Er besteht aus einem rostfreien Stahldraht, der von außen durch einen Teflonkatheter ummantelt wird. Der Stent steht wie eine Feder unter Eigenspannung. Wird der äußere Führungs- bzw. Plazierungskatheter zurückgezogen, springt der Stent auf. Die Eigenspannung kann durch Zahl und Stärke der Drahtstreben variiert werden. Stents mit einem Enddurchmesser von bis zu 50 mm können über eine 10-F-Schleuse plaziert werden. Dieser Stenttyp bietet sich daher besonders für großlumige Venen oder auch für das Tracheobronchialsystem an und hat sich dort besonders bei externer Kompression aufgrund umgebender Tumormassen bewährt. Als nachteilig müssen die geringe Flexibilität in Längsrichtung und die Starrheit des Stents insbesondere bei gewundenen Gefäßverläufen angesehen werden [42, 45].

5.2.2 Medinvent- oder Wallstent

Er besteht aus einem feinen Drahtschlauch (Abb. 5.1), der sich gut komprimieren läßt, ebenfalls wie der Gianturco-Stent zu den selbstexpandierbaren Endoprothesen zählt und eine gute Flexibilität sowohl in Längs- als auch in Querrichtung aufweist. Der Stent wird von außen durch eine Kunststoffhülle

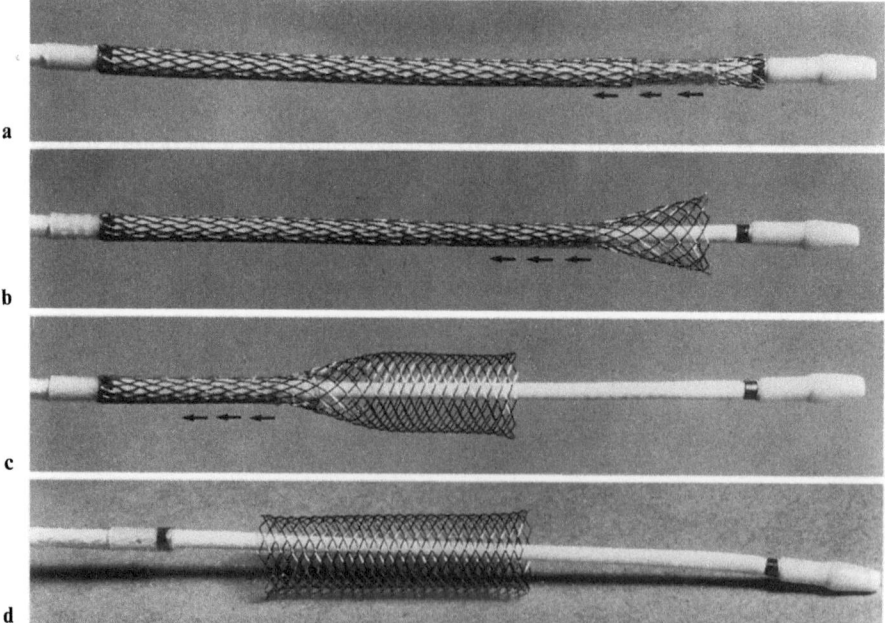

Abb. 5.1 a–d. Selbstexpandierender Medinvent – bzw. Wallstent. **a** Vor Rückzug der Außenhülle; **b, c** zunehmende Stententfaltung bei Rückzug der Hülle; **d** vollständig entfalteter Wallstent

Arten von Gefäßendoprothesen 171

gehalten. Wird diese zurückgezogen, entfaltet sich der Stent selbstständig bis auf einen vorgegebenen Durchmesser. Die bei der Plazierung auftretende Verkürzung des Stents muß berücksichtigt werden. Vorteile sind die variable Länge des Stents (z. B. 40 + 80 mm) und die Flexibilität, die sich als besonders günstig z. B. bei Eingriffen im Gallenwegsbereich erweist [42, 49–52].

5.2.3 Strecker-Stent

Dieser besteht aus einem gestrickten Drahtgeflecht. Als Material wurde das röntgenologisch gut sichtbare Tantal gewählt. Der Stent kommt bereits vormontiert zur Anwendung. Bei der Inflation des Ballons wird der Stent aufgerichtet (Abb. 5.2), Kuststoffmuffen am Rand geben die Endoprothese frei. Die relativ hohe Flexibilität des Systems erlauben z. B. eine Plazierung auch in der sog. Cross-over-Technik. Als nachteilig sind die vergleichsweise groben Stentmaschen, insbesondere im Kreuzungsbereich des Drahtgeflechts, anzusehen. Ferner ist die Stabilität des Stents gegen äußeren Druck etwas geringer [42, 44–46].

5.2.4 Palmaz-Stent

Der Palmaz-Stent besteht aus einem 0,1–0,15 mm dünnen, nahtlosen Stahlrohr, in das durch ein Spezialverfahren feine längliche Schlitze eingebracht wurden. Es wird durch einen Ballonkatheter im Gefäß aufgerichtet (Abb. 5.3). Dazu können verschiedene, qualitativ hochwertige Dilatationskatheter verwandt werden, auf die der Stent individuell montiert wird. Wahlweise können bereits vormontierte Stents appliziert werden. Der Enddurchmesser kann von

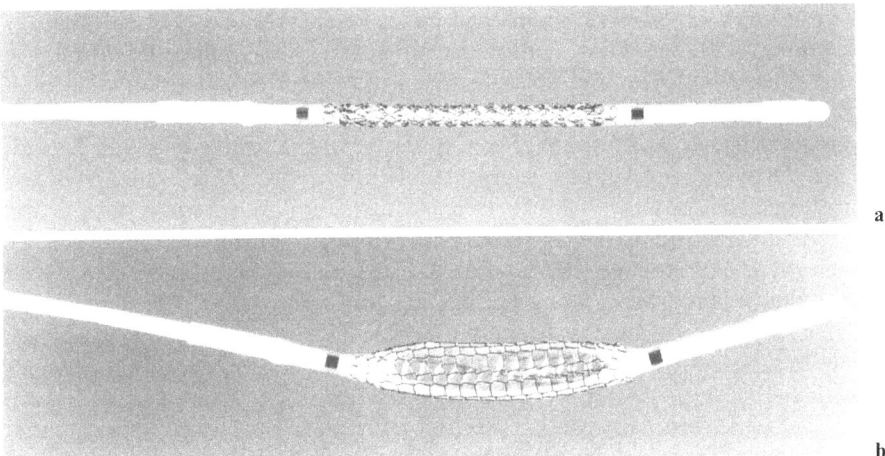

Abb. 5.2a, b. Ballonexpandierbarer Strecker-Stent vor (**a**) und während (**b**) der Expansion

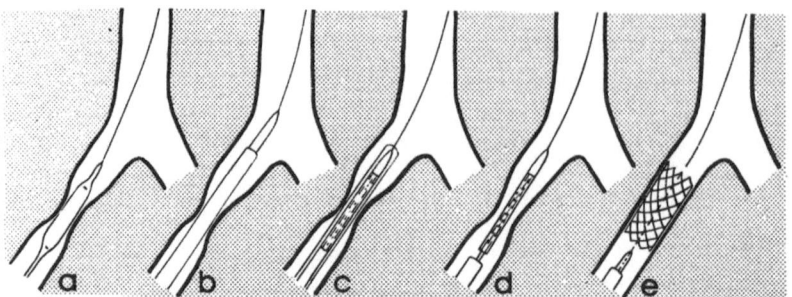

Abb. 5.3a–e. Plazierung eines Palmaz-Stents. **a** Vordilatation der Obstruktion mit einem konventionellen PTA-Katheter, **b** Einführung der 9-F-Schleuse, **c** Plazierung des montierten Stents im Stenosebereich, **d** Rückzug der Schleuse, **e** Rückzug des Ballonkatheters nach Aufrichten des Stents (Führungsdraht bleibt bis zum Abschluß der Behandlung liegen)

6 bis 15 mm variiert werden. Als Vorteil ist ferner die absolut glatte Innenfläche des entfalteten Stents zu nennen. Nachteilig ist die fehlende Flexibilität des Stents in Längsrichtung sowie die Größe (8–10 F) der Einführungsbestecke [25–31, 33–36, 42].

5.3 Biokompatibilität

Zu diesem Themenkreis liegen umfangreiche Publikationen insbesondere der Arbeitsgruppen aus San Antonio/Freiburg vor, die das Verhalten des Palmaz-Stents experimentell näher untersucht haben [24, 26–29, 47]. Auf die Stentimplantation folgt eine relativ uniforme und speziesunabhängige Reaktion, die am Palmaz-Stent wie folgt abläuft:

Zunächst wird der Stent innerhalb von Minuten von einem feinen Proteinfilm überzogen. Dann kommt es zur Adhäsion von Thrombozyten mit Ausbildung eines 0,1 mm dünnen Fibrinplättchenthrombus. Nach ca. 3 Wochen findet sich anstelle des Fibrins ein fibroblastäres Bindegewebe, das lumenwärts durch unreife Endothelzellen überdeckt wird. In der Media unterhalb des Stents zeigt sich kollagenes Material. Die Adventitia bleibt unberührt. Nach zwischenzeitlicher Verdickung auf 0,3–0,4 mm zeigt sich experimentell nach 25–30 Wochen wieder eine Abnahme der Neointimabreite auf 0,1–0,15 mm. Die Stentstreben zeigen sich vollständig von einer feinen Neointima bedeckt. Seitlich abgehende Gefäßaufzweigungen bleiben in der Regel perfundiert.

Der periphere Abstrom hat Einfluß auf die intiale Thrombosierung und sekundär auf die Breite der Neointima. Diese ist dicker bei schlechtem peripheren Abstrom.

5.4 Iliakale Stentimplantation

5.4.1 Technische Aspekte

Die Implantation von Stents erfordert eine genaue angiographische Technik. Hierbei sind Parallaxenverschiebungen um bis zu 2 cm bei unterschiedlicher Zentrierung und durch die kissenartige Verzeichnung der Bildverstärker im Randbereich ebenso wie gerätebedingte Projektionsbedingungen zu berücksichtigen. Stents müssen mit einer Genauigkeit von 1–2 mm plazierbar sein. Vor definitiver Implantation ist daher die Lage, z. B. mittels IA-DSA, exakt zu prüfen. Insbesondere die proximalen Abschnitte der Obstruktion müssen vom Stent erfaßt werden (Abb. 5.4). Bei Verschlüssen ist der technisch schwierigste

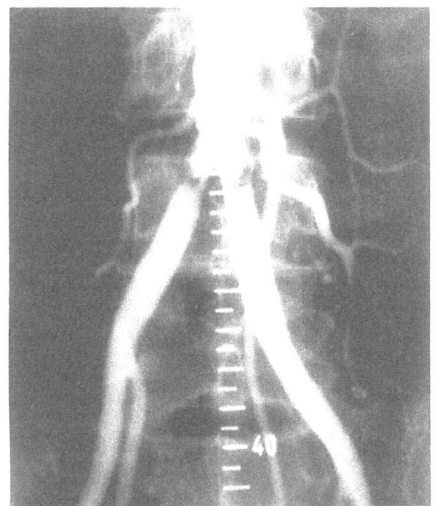

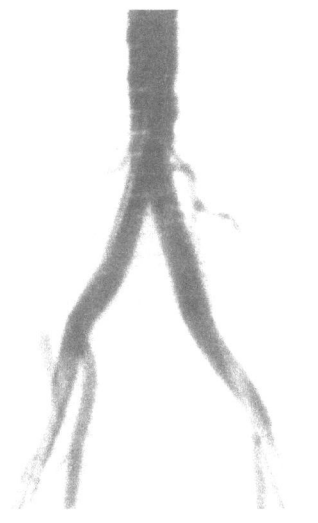

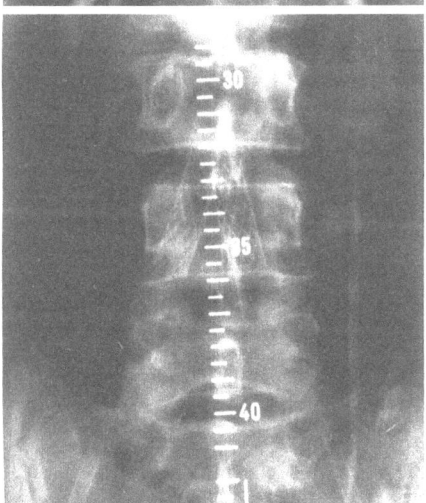

Abb. 5.4 a–c. Beidseitige iliakale Stentplazierung; Restenosen nach konventioneller PTA. a Blattfilmarteriographie vor Stentplazierung: Beidseits exzentrische, hochgradige Stenosen der A. iliaca communis. b IA-DSA nach beidseitiger Stentplazierung: völlig glatte Wandkonturen ohne Reststenose, kein arterieller Druckgradient mehr nachweisbar. c Stentdarstellung im konventionellen Röntgenbild: vollständige Entfaltung beider Stents

Teil die primäre Rekanalisation der Beckenstrombahn [11]. Rotations- und Lasersysteme haben sich dabei nicht bewährt. Vielmehr wird nach oder ohne vorherige lokale Fibrinolysetherapie der Verschluß konventionell, z. B. mit einem leicht gebogenen 5-F-Katheter unter Zuhilfenahme geeigneter Drähte, behutsam rekanalisiert. Als vorteilhaft hat sich die vorherige intraarterielle Darstellung über einen kontralateralen Zugang bewährt. Die vollständige Entfaltung des Stents und seine feste Verankerung werden durch manometerkontrollierte Druckapplikation (8–12 bar) gewährleistet. Der Durchmesser des Hochdruckballons sollte nicht unter dem des regulären Gefäßdurchmessers liegen, um einer Stentdislokation vorzubeugen.

5.4.2 Eigene Ergebnisse im Beckenbereich

Bei 57 Patienten (47 Männer, 10 Frauen) im Alter von 36–69 Jahren (Mittelwert: 53,8) wurden 69 Palmaz-Stents in die linke oder rechte Beckenachse (Summe = 65) eingesetzt [10]. Die Indikationen zur Stentimplantation sind aus Tabelle 5.1 zu entnehmen.

Ein technischer Primärerfolg konnte bei 62 (95,4%) von 65 behandelten Beckenstrombahnen erzielt werden. Die mittlere Katheterliegezeit (von Plazierung des Diagnostikkatheters bis zum Ziehen der Schleuse) betrug bei einseitiger, singulärer Stentimplantation 90 min (45–155), bei einseitigen, multiplen Stent-Applikationen im Durchschnitt 111 min (82–140) und bei beidseitigen Stentplazierungen, ggf. jeweils kombiniert mit weiteren konventionellen PTA, im Durchschnitt 123 min (110–145). Die Verteilung der Fontaine-Stadien vor und nach Stentimplantation (günstigstes Nachuntersuchungsergebnis zugrundeliegend) ist aus Tabelle 5.2 zu entnehmen. 78,5% der Patienten wurden nach Stentimplantation völlig beschwerdefrei. Noch bestehende Klaudikationsbeschwerden gingen in der Regel bei den übrigen Patienten auf nachgeschaltete Veränderungen, z. B. im Bereich der Oberschenkelstrombahn, zurück. Angio-

Tabelle 5.1. Palmaz-Stents bei AVL des Beckens; Indikationen

	n	[%]
Exzentrische Stenose	16	(24,6)
Verschluß	15	(23,1)
Re-PTA	13	(20,0)
Ulzeration	7	(10,8)
Reststenose nach konv. PTA	7	(10,8)
Dissektion	4	(6,1)
– nach PTA 3		
– primär 1		
Striktur nach OP	3	(4,6)
– Z.n. Aortobiiliak. Proth.-Impl.		
– Z.n. Rohrprothese		
– Z.n. Aorten-TEA		
Gesamt	65	(100,0)

Tabelle 5.2. Palmaz-Stents bei AVL des Beckens; hämodynamische Frühergebnisse

	Arterieller Druckgradient (Mittelwerte in mmHg)		%-Patienten
	Prae	Post	≥ 10 mmHg
I ΔP-Mitteldruck	22,9	1,5 PTA incl. Stent	6,7
II ΔP-Systolisch	43,9	2,9 PTA incl. Stent	9,7
III ΔP-Systolisch	42,3	5,8 PTA ohne Stent	22,7

I Prae vs. post: $p < 0,0005$ (gepaarter t-Test).
II Prae vs. post: $p < 0,0005$ (gepaarter t-Test).
III Post ΔP-systolisch incl. Stent vs. post ΔP-systolisch ohne Stent: $< 0,05$ (ungepaarter t-Test).

graphisch zeigte sich bei einem Patienten eine 15%ige Reststenose. Hier war der distale Stentabschnitt nicht ausreichend gedehnt worden (Abb. 5.5). Bei einem weiteren Patienten fand sich eine 25%ige Reststenose durch deutliche Unterdimensionierung des Ballonkatheters. Multiple hintereinandergeschaltete Stenosen führten bei einem weiteren Patienten zum Therapie-Abbruch, da eine PTA mittels Stentimplantation nicht sinnvoll erschien. Im weiteren Verlauf kam es zu einem Verschluß der entsprechenden Beckenachse, ohne daß eine Stadienänderung resultierte (IIb nach IIb). Dieser Patient wurde einer elektiven Revaskularisation mittels Bifurkationsprothesenimplantation zugeführt. Bei den übrigen (95,4%) Stentimplantationen fand sich bei den angiographischen Frühkontrollen weder Reststenosen noch Dissektionen.

Der arterielle Druckgradient (Mitteldruck) konnte von 22,9 auf 1,5 mmHg (t-Test; $p < 0,005$) bzw. der systolische Gradient von 43,9 auf 2,9 mmHg gesenkt werden. Diese hämodynamischen Ergebnisse nach Stentimplantation wurden einer eigenen historischen Vergleichsgruppe (n = 22) gegenübergestellt. Apparative Ausstattung und technische Durchführung der Intervention unterschieden sich bis auf die jetzt vorgenommene Stentimplantation in beiden

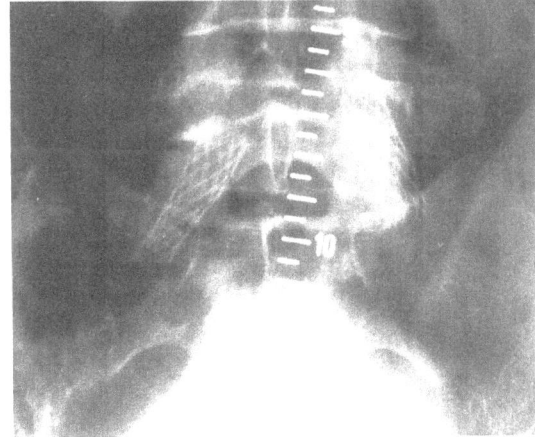

Abb. 5.5. Stentkontrolle. Das konventionelle Röntgenbild zeigt, daß rechts im unteren Stentanteil keine vollständige Entfaltung erzielt wurde. (15 Monate nach Stentimplantation kam es bei diesem Patienten zu einem Verschluß der rechten A. iliaca communis bei weiterhin freier Durchgängigkeit links)

Gruppen nicht. Nach konventioneller PTA der Beckenstrombahn war der systolische Restgradient mit 5,8 mmHg signifikant höher (ungepaarter t-Test; $p < 0,05$) als nach Plazierung von Endoprothesen (s. Tabelle 5.2).

Die Dopplerverschlußdrücke („arm-ankle-indices") vor Stentimplantation betrugen durchschnittlich 0,63 (0,27–0,95). Sie stiegen um einen mittleren Wert von 0,33 auf 0,96 (0,4–1,32) an. Bei der letzten Nachuntersuchung betrug der Mittelwert 0,88 (0,36–1,32).

Die angiographischen Spätkontrollen ließen in keinem Fall eine hämodynamisch relevante Restenosierung erkennen. Eine atherosklerotische Plaquebildung im oder am Stent mit geringgradiger, nicht therapiebedürftiger Einengung (11–30%) wurde bei 6 (18%) von 33 angiographisch kontrollierten Beckenstrombahnen erkennbar (Tabellen 5.3 und 5.4).

Bei einem Patienten fand sich angiographisch nach 15,3 Monaten ein Verschluß der Beckenstrombahn. Bei diesem Patienten war initial durch einen technischen Fehler eine unvollständige Stentdehnung vorgenommen worden. Die histologische Untersuchung der explantierten Endoprothese (Patholog. Institut der Universität zu Köln, Direktor: Prof. Fischer) zeigte z. T. organisierte Thromben und atherosklerotisches Plaquematerial. Eine vermehrte Intimaproliferation als Ursache des Stentverschlusses wurde nicht erkennbar.

Das Ausmaß der Intimaproliferation wurde, soweit möglich, bei allen angiographischen Kontrollen vermessen. Dabei wurden einseitige Intimaverbreiterungen von 0,1 bis 0,9 mm (Mittelwert 0,39 mm) ermittelt.

Die sog. Patency (Life-table-Analyse) der Endoprothesen wurde, den Empfehlungen der amerikanischen Gesellschaft für Gefäßchirurgie entspre-

Tabelle 5.3. Palmaz-Stents bei AVL des Beckens; angiographische Frühergebnisse

Frühergebnisse	n	[%]
Technischer Erfolg	62	(95,4)
Technischer Mißerfolg	3	(4,6)
Reststenose 15% (distaler Stent-Anteil nicht ausreichend dilatiert)	1	
Reststenose 25% (Ballonkatheter um 3 mm unterdimensioniert)	1	
Verschluß (multiple Stenosen – Therapieabbruch)	1	

Tabelle 5.4. Palmaz-Stents bei AVL, des Beckens; angiographische Spätergebnisse

Stenosegrad [%]	n	[%]
0–10	26	(79)
11–20	2	(6)
21–30	4	(12)
31–99	0	–
Verschluß	1	(3)
Gesamt	33	(100)

chend (Rutherford et al. 1986 [39]), bestimmt. Die kumulative Patency betrug nach 10–12 Monaten 100% und nach 16–18 Monaten 96%.

Bei der Stentimplantation in 5 von 65 Beckenstrombahnen (7,7%) kam es zu folgenden Komplikationen:

Eine Embolie in die kontralaterale Trifurkation konnte erfolgreich mittels lokaler Fibrinolyse therapiert werden. Bei einem Patienten mit vorbestehenden Gerinnungsstörungen und präinterventioneller Gabe von Gerinnungsfaktoren (hepatozelluläres Karzinom) kam es, u. U. durch den Kompressionsverband begünstigt, zu einer Beinvenenthrombose, die sich klinisch unter systemischer Heparinisierung zurückbildete. Ferner wurde ein Verschluß der homolateralen A. femoralis superficialis nach 14 Tagen mittels femoropoplitealer Bypassanlage behandelt. Bei der angiographischen Nachuntersuchung fanden sich sowohl im Stentbereich als auch am femoropoplitealem Bypass regelrechte Verhältnisse. Bei einem Patienten kam es, ohne Änderung des Fontaine-Stadiums, zu einem Verschluß der Beckenstrombahn. Der Behandlungsversuch wurde abgebrochen (s. oben). Ferner wurde bei einem Patienten ein Angina-pectoris-Anfall mittels Nitratgabe therapiert.

Primäre oder sekundäre Stentdislokationen traten ebenso wie Infektionen der Endoprothesen nicht auf.

Besonders erwähnt werden muß ein 46jähriger Patient mit beidseitigen Veränderungen der Beckenstrombahn. Die exzentrischen Stenosen der rechten Beckenstrombahn wurden erfolgreich mittels Stentimplantation versorgt. Auf dieser Seite wurde der Patient zunächst beschwerdefrei. Ein langstreckiger kontralateraler Verschluß wurde nicht interventionell therapiert, sondern später vereinbarungsgemäß chirurgisch angegangen. Bei dem Eingriff mußte kurzfristig die Aorta und die kontralaterale (mittels Stent versorgte) A. iliaca communis abgeklemmt werden, was zu einer Beschädigung und Kompression des Stents führte, der daraufhin operativ entfernt werden mußte. Die übrigen, röntgenologisch kontrollierten Stents ließen bei den Nachuntersuchungen eine unveränderte äußere Konfiguration erkennen.

5.4.3 Angiographische und hämodynamische Frühergebnisse iliakaler Stentimplantationen

Durch die Stentimplantation lassen sich auffallend glatte Gefäßinnenkonturen ohne Reststenosen erzielen. In früheren eigenen Untersuchungen konnte gezeigt werden, daß geringe Reststenosen nach PTA, d. h. gute angiographische Frühergebnisse, die Häufigkeit von Spätrezidiven mindern. Insofern kommt einem optimalen angiographischen Frühergebnis besondere Bedeutung zu.

Der Vergleich zur konventionellen PTA war besonders eindrucksvoll bei Patienten, die mit identischen Ballongrößen und Drücken auf der einen Seite konventionell und auf der anderen Seite mittels Stentimplantation versorgt wurden. In eigenen Untersuchungen [10] war so bei 6 Patienten ein direkter Vergleich möglich. Das angiographische Initialergebnis war auf der „gestenteten" Seite ausnahmslos besser. Ähnlich eindeutig fällt der Vergleich der Dissektionen aus, die sich interventionell unserer Meinung nach nur mit einer Stentimplantation behandeln lassen.

Exakt objektivierbar sind die arteriellen Druckgradienten, die nach Lumenerweiterung bestehen bleiben. Nach konventioneller PTA wurden mittlere Restgradienten von 4–7 mmHg beschrieben. Der Anteil von Patienten mit Gradienten ≥ 10 mmHg betrug bei Kadir [17] 24%. Rees et al. [33] gaben nach Stentimplantation einen mittleren Restgradienten (Mitteldruck) von 1,4 mmHg an. Restgradienten ≥ 10 mmHg wurden von dieser Gruppe nach Stentimplantation nicht beschrieben. In der eigenen Studie [10] konnte beim Vergleich mit einer eigenen historischen Vergleichsgruppe (Bildgebung, Druckmessung und PTA in identischer Technik) ein signifikant besseres hämodynamisches Ergebnis durch die Stentimplantation erzielt werden.

5.4.4 Intimaproliferation

Durch Intimaproliferation können hämodynamisch signifikante Restenosen nach Stentimplantation entstehen. Deren Außmaß und die daraus resultierende Flußminderung variieren erheblich mit dem behandelten Gefäßgebiet. Restenosen (wie auch Frühverschlüsse) scheinen besonders bei kleineren Gefäßen, z. B. den femoropoplitealen Arterien und den Koronarien, aufzutreten [12, 43]. Eine Therapie dieser Veränderungen ist z. B. mittels erneuter konventioneller PTA oder Atherektomie möglich [53]. Auf der anderen Seite vermindert die Intimaabdeckung eine Infektions- und Dislokationsgefahr des Stents und reduziert dessen Thrombogenität. Bei vor- und nachgeschalteten Stenosen muß im Stentbereich u. a. aufgrund des geringeren Flusses mit einer stärkeren initialen Thrombusbildung und einer später verstärkten Intimaproliferation gerechnet werden [24].

In experimentellen Untersuchungen wurden nach Stentimplantation Intimaverbreiterungen von ca. 0,3 mm beschrieben [41]. Rees et al. berichteten kürzlich in einer kleineren Studie (Reangiographien n = 4) nach iliakaler Stentimplantation über eine durchschnittliche Intimaverbreiterung von 0,45 mm [33]. Dies entspricht nahezu dem in der eigenen Untersuchung gefundenen Wert von 0,39 (Palmaz-Stent).

5.4.5 Klinische Ergebnisse iliakaler Stentimplantationen

Eine klinische Verbesserung sahen Palmaz et al. [31] durchschnittlich 6 Monate nach der Intervention bei 87% Patienten. Von diesen waren wiederum 82,4% völlig beschwerdefrei. Von 134 verbesserten Patienten wiesen 71 eine Veränderung des Fontaine-Grades um eine Stufe, 32 um 2 und 31 Patienten sogar um 3 Stufen auf. Der Anteil von Patienten mit unbegrenzter Gehstrecke lag in der randomisierten Vergleichsstudie von Richter nach Stentimplantation um 10 Prozentpunkte höher als nach konventioneller PTA.

Die Dopplerverschlußdrücke steigen stadienabhängig und bis 6 Monate nach Stentimplantation anhaltend an. Palmaz et al. [31] berichteten für Patienten im Stadium II über einen durchschnittlichen Anstieg von 0,63 auf 0,91 (Frühkontrolle) bzw. 0,90 bei der letzten Nachuntersuchung (im Durchschnitt 6 Monate nach Stentimplantation).

5.4.6 Indikationen zur iliakalen Stentimplantation

In der Vergangenheit wurde die Indikation zur PTA von Verschlüssen der Beckenstrombahn aufgrund der unsicheren Behandlungserfolge zurückhaltend gestellt. Durch Einführung der Stents stehen wir hier vor einer neuen Entwicklung. Noch sind die publizierten Fallzahlen (Tabelle 5.5) im Vergleich zur chirurgischen Literatur gering, doch wird erkennbar, daß kurz- und mittelstreckige Verschlüsse insbesondere der A. iliaca communis und der proximalen A. iliaca externa mit gutem Initialergebnis mittels Stentimplantation behandelbar sind. Nach Angaben der Aachener Arbeitsgruppe sind mehr als 70% dieser Verschlüsse initial rekanalisierbar und somit einer anschließenden Stentimplantation zugänglich [50, 52].

In eigenen Untersuchungen fand sich neben dem ermutigenden Initialergebnis auch mittelfristig ein günstiger Verlauf. Bei einem mittleren Nachuntersuchungsintervall von fast einem Jahr waren sämtliche „gestenteten" Verschlüsse weiterhin durchgängig [10]. Hier müssen allerdings einschränkend die relativ kurzen Verschlußlängen und die in der Regel guten Abstromverhältnisse berücksichtigt werden.

Auch umschriebene Dissektionen (Abb. 5.6) lassen sich durch Stents radiologisch-interventionell effektiv behandeln [2, 48]. Dies betrifft sowohl Dis-

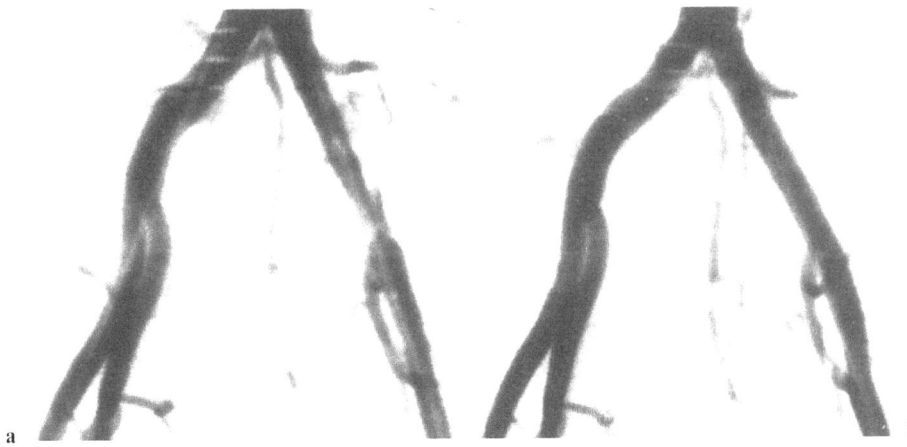

Abb. 5.6a, b. Unzureichendes Ergebnis nach konventioneller PTA; Stentplazierung. **a** PTA der linken A. iliaca communis: Nach konventioneller PTA Dissektion und Reststenose. **b** Nach Stemtimplantation glatte Gefäßkonturen ohne noch erkennbare Einengung

Tabelle 5.5. Stents bei Patienten mit iliakalem AVL (*Pa* Palmaz-, *SS* Strecker-, *WaS* Wall-, *Giat* Gianturco-Stent)

Autoren	Stenttyp	n (Interventionen)	Techn. Erf.	n (Stenosen)	Techn. Erf.	n (Verschl.)	Techn. Erf.	Nachunters. (Monate) Min.	Max.	Mittelw.	Restenose, Neuverschl.	Komplikationen [%]
Palmaz (1988)	Pa	15	100	–	–	–	–	6	12	–	1	6,6
Strecker (1988)	SS	10	100	10	100	–	–	1	7	3,5	0	0,0
Günther (1989)	WaS	31	100	15	100	16	100	2	12	5,5	2	6,5
Günther (1989)	WaS	54	–	26	–	28	100	1	17	6,9	3	–
Rees (1989)	Pa	12	100	–	–	12	100	1	14	7,4	1	17,0
Kichikawa (1990)	Giat	10	100	5	100	5	100	2	18	10,3	0	0,0
Zollikofer (1990)	WaS	19	–	–	–	–	–	1	26	12	2	–
Vorwerk (1990)	WaS	76/55	–	–	–	76	72,4	–	–	12,9	5	1,3
Gardiner (1990)	Pa	21	–	–	–	–	–	2	17	8	0	–
Richter (1990)	Pa	67	98	–	–	–	–	–	–	–	–	4,5
Hausegger (1990)	–	11	–	–	–	11	100	1	18	–	1	–
Bonn (1990)	Pa	23	96	22	95	1	–	–	–	6	–	18,0
Becker (1990)	Pa	12	92	Diss.	–	Diss.	–	1	16,5	9,5	1	0,0
Palmaz (1990)	Pa	154	97	134	–	20	–	1	24	6	2	11,7
Gross-Fengels (1991)	Pa	65	95	50	94	15	100	1	17,5	10,1	1	7,7

sektionen, die bei der PTA entstehen, als auch ältere Dissektionen anderer Genese. In der eigenen Untersuchung [10] wurde ein Patient mit einer 9 Monate alten, das Lumen verlegenden Dissektion erfolgreich mittels Stentimplantation therapiert (Abb. 5.7). Eine unmittelbar vorher versuchte konventionelle PTA blieb ohne Ergebnis. Vor Einführung der vaskulären Endoprothesen hätte dieser 45jährige Patient nur chirurgisch versorgt werden können. Inwieweit zukünftig auch aortale Dissektionen und Aneurysmen mittels Stents behandelbar sind, müssen weitere Untersuchungen zeigen [23].

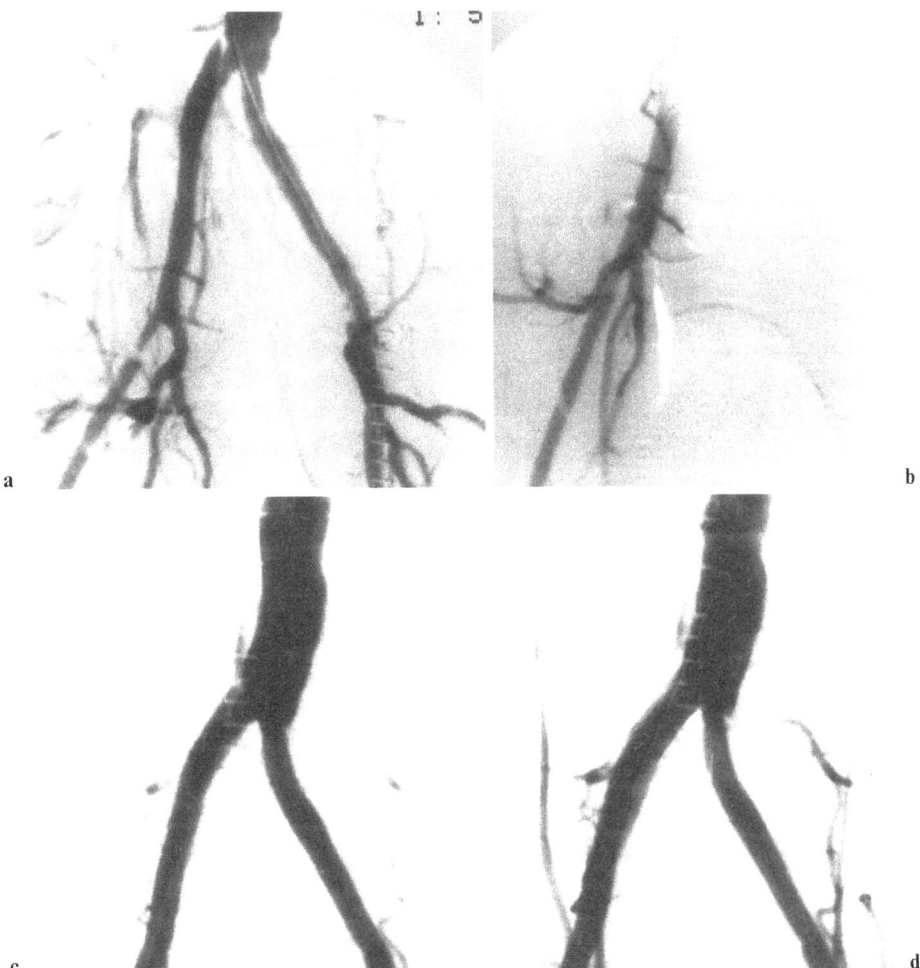

Abb. 5.7 a–d. Stentplazierung bei vorbestehender Dissektion; Z.n. rechtsfemoraler Herzkatheteruntersuchung 9 Monate zuvor, seitdem AVL II b rechts. **a, b** IA-DSA des Beckens und Vordilatation der rechten Beckenstrombahn in „Cross-over-Technik": Bandförmige Dissektion der rechten A. iliaca communis. **c, d** Nach konventioneller Angioplastie kein Anlegen der Dissektionsmembran; dies gelingt erst durch die Stentimplantation (**d**)

5.4.7 Komplikationen iliakaler Stentimplantationen

Aus den Literaturangaben (s. Tabelle 5.5) berechnet sich bei iliakaler Stentimplantation eine mittlere Komplikationsquote von 7,7% (0–18%). Diese Zahl liegt zwar noch über dem der konventionellen PTA, wobei jedoch berücksichtigt werden muß, daß bei Stentimplantation kompliziertere und ausgedehntere Gefäßveränderungen therapiert wurden. Am häufigsten werden in der Literatur Punktionshämatome, distale Embolien und Frühverschlüsse genannt. Eine Stentdislokation wurde bisher nur einmal beschrieben [3]. Berichte über Todesfälle, die unmittelbar bei der Stentimplantation auftraten, fehlen. Auch wurden bisher keine Stentinfektionen beobachtet, wohingegen infizierte Punktionshämatome aufgetreten sind. Bei der Implantation von Stents sind an das aseptische Vorgehen höhere Anforderungen zu stellen als bei Durchführung einer konventionellen PTA.

Embolien scheinen häufiger bei der Stentversorgung langstreckiger Beckenarterienverschlüsse zu entstehen [31]. Eine Okklusion der A. iliaca externa mit sekundärer Thrombosierung unter der Stentimplantation ist besonders bei multiplen, langstreckigen Stenosen und einem Gefäßlumen von weniger als 5 mm zu befürchten [3]. Die Liegezeit großkalibriger Schleusen sollte daher begrenzt werden. Risiko- bzw. Komplikationshäufigkeit der Stentimplantationen liegen jedoch deutlich unter dem chirurgischen Verfahren, und die Inanspruchnahme der Anästhesie für Narkosen und Nachbehandlungen auf Intensivstationen entfällt weitgehend. Auf eine ausreichende Heparinisierung während der Stentimplantation ist zu achten. Eine Vor- und Nachbehandlung mit Aggregationshemmern erscheint unumgänglich, wohingegen eine Langzeitantikoagulation mit Cumarinen (z. B. Marcumar) nach iliakaler Stentimplantation im Regelfall nicht erforderlich ist [21, 31].

5.4.8 Wertung

- Durch Stentimplantationen im Beckenbereich lassen sich initial eindeutig günstigere hämodynamische Ergebnisse erzielen. Der arteriell bestimmte Restgradient ist signifikant niedriger als nach konventioneller PTA.
- Das angiographische Primärergebnis nach Stentimplantation ist durch glattere Wandkonturen, geringere oder völlig fehlende Reststenosen und größere Gefäßdurchmesser gekennzeichnet.
- Verschlüsse insbesondere im Bereich der A. iliaca communis lassen sich bis zu einer Länge von ca. 6 cm durch diese Technik zuverlässig behandeln (Abb. 5.8). Gleiches gilt für umschriebene Dissektionen und Restenosen nach PTA. Auch exzentrisch gelegene und ulzerös veränderte Stenosierungen können mit guten morphologischen und hämodynamischen Ergebnissen therapiert werden. Gleiches gilt für postoperative narbige Strikturen (Abb. 5.9). Inwieweit auch ältere Verschlüsse vor Stentimplantation zunächst mittels lokaler Fibrinolysetherapie angegangen werden sollten, wird kontrovers diskutiert.

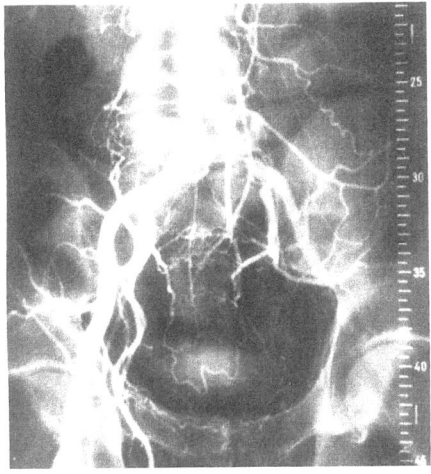
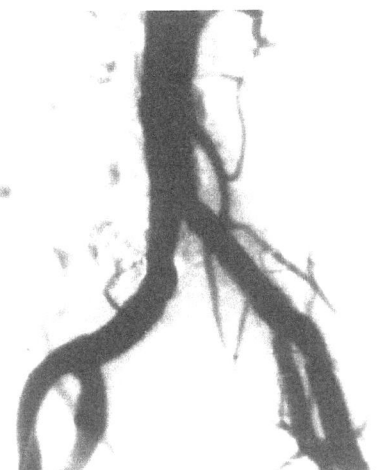
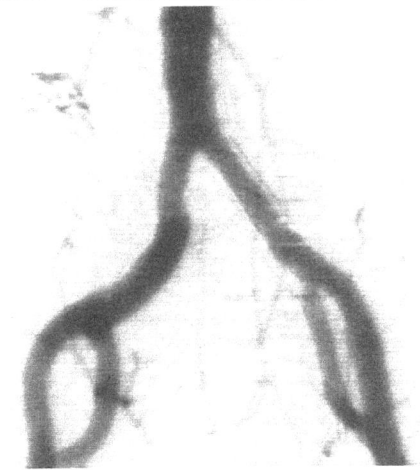

Abb. 5.8 a–c. Stentplazierung bei Verschluß der A. iliaca communis; AVL II b III links. **a** Blattfilmarteriographie unmittelbar vor Stentimplantation: 4 cm langer Verschluß der linken A. iliaca communis. **b** IA-DSA unmittelbar nach Stentplazierung: vollständige Rekanalisation ohne Flußbehinderung. **c** IV-DSA 7,5 Monate nach Stentimplantation: weiterhin vollständige Rekanalisation, 0,8 mm breite Intimaproliferation ohne umschriebene Stenosierung; klinisch AVL I

– Eigene angiographische Nachuntersuchungen [10], im Durchschnitt 47 Wochen nach Stentimplantation ließen nur einen sekundären Stentverschluß erkennen. Signifikante Restenosen im Stentbereich wurden auch von anderen Arbeitsgruppen im Becken nur selten beobachtet.
– In randomisierten Studien [25] fand sich im Vergleich zur konventionellen PTA nach 6 Monaten eine signifikant günstigere Beinflussung der Fontaine-Stadien sowie nach 12monatiger Beobachtungsdauer eine höhere Patency in der „Stentgruppe".
– Gefäßstützen im Beckenbereich stellen aus unserer Sicht ein wirksames und in gewissen Situationen unverzichtbares Hilfsmittel dar, das den Behandlungserfolg einer PTA u. U. erst primär ermöglicht oder mittelfristig sichert.
– Eine weitere Beurteilung muß anhand der noch ausstehenden klinischen Langzeitergebnisse erfolgen.

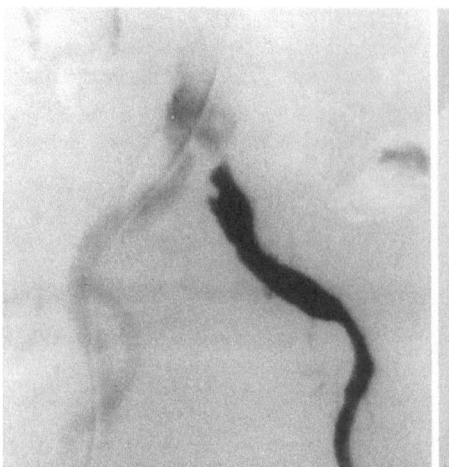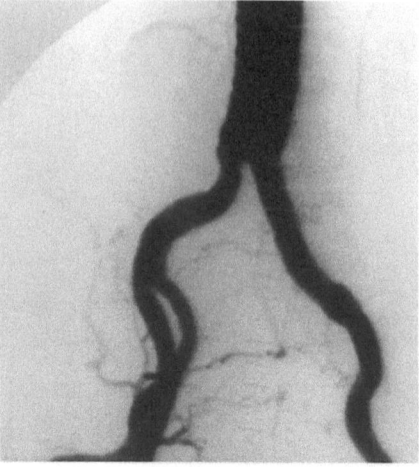

Abb. 5.9a, b. Stentplazierung bei postoperativen Strikturen und progredienter Arteriosklerose; Z.n. Implantation einer Rohrprothese 3,5 Jahre zuvor, jetzt AVL II b links. **a** Retrograde IA-DSA des Beckens (Führungsdraht rechts bereits ebenfalls plaziert): hochgradige, exzentrische Stenose im Anastomosenbereich. **b** IA-DSA nach Stentimplantation: vollständige Lumenerweiterung mit glatten Innenkonturen

5.5 Femorale Stentimplantation

5.5.1 Technische Aspekte

Im Bereich der femoropoplitealen Arterien wurden sowohl selbstexpandierbare als auch mittels Ballon expanierbare Stenttypen eingesetzt. Im Femoralbereich ergeben sich aufgrund der primär kleineren Gefäßdurchmesser und des geringeren Flusses ungünstigere pathophysiologische Ausgangsbedingungen für die Endoprothesenanwendung. Knickbildungen, z.B. im Bereich der A. poplitea, und externe Kompressionsmöglichkeiten mit Stentverlegung stellen besondere Probleme dar.

5.5.2 Klinische Ergebnisse (Tabelle 5.6)

Größere Fallzahlen sind bisher nur für den Wallstent und jetzt auch den Streckerstent verfügbar. Triller et al. [49] implantierten in 26 femoropopliteale Verschlüsse Stents. Die primär technische Erfolgsquote betrug zwar 100%, innerhalb eines mittleren Nachuntersuchungsintervalls von 9 Monaten traten jedoch bei 31% der Patienten Wiederverschlüsse bzw. Restenosierungen auf.

Ähnliche Ergebnisse wurden auch von der Aachener Gruppe [52] publiziert.

Tabelle 5.6. Stents bei femoropoplitealem AVL

Autoren	Typ	n (Interventionen)	Techn. Erf.	n (Stenosen)	Techn. Erf.	n (Verschl.)	Techn. Erf.	Nachtunters. (Monate) Min.	Max.	Mittelw.	Restenose, Neuverschl. [%]	Komplikationen [%]
Triller (1989)	Medinv.	26	100	–	–	26	100	–	–	9	31	19 (Frühverschl.) 7,7 (dist. Emb.)
Strecker (1990)	Strecker	8	100	8	–	–	–	3	6	–	0	
Vorwerk (1991)	Medinv.	22	90,1	8	–	14	–	–	–	24,9	45	18 (Frühverschl.) 9,1 (Blutung)
Joffre (1991)	Medinv.	52	–	–	–	ca. 30%	–	6	46	–	30	15 (Frühverschl.)
Strecker (1991)	Strecker	65	–	–	–	–	–	4	7	–	30 (dist. SFA + A. pop.)	

5.5.3 Komplikationen

Als Komplikationen werden distale Embolien, Frühverschlüsse und operationspflichtige Hämatome genannt. Insgesamt liegen die Komplikationsraten noch über denen der konventionellen PTA. Hier muß allerdings berücksichtigt werden, daß es sich bei den mit Stents versorgten Patienten um eine negative Auslese von schwierigen, komplikationsträchtigen Gefäßveränderungen handelt und daß erfolglose Angioplastieversuche häufig vorausgingen.

5.5.4 Indikationen zur femoralen Stentimplantation

Als Indikationen können in Abhängigkeit von operativen Möglichkeiten und Einsatz anderer interventioneller Techniken folgende Veränderungen gelten:
- Restenose mit Flußbehinderung nach konventioneller PTA,
- sogenannte kollabierende Stenosen,
- Dissektionen mit Flußbehinderung nach konventioneller PTA,
- Stenose mit Aneurysma, insbesondere bei deutlich erhöhtem OP-Risiko.

5.5.5 Wertung

Der Einsatz von Stents im femoropoplitealen Stromgebiet kann derzeit nicht generell empfohlen werden, sondern muß noch auf Einzelfälle beschränkt bleiben. Komplikationsquote sowie Früh- und Spätergebnisse sind noch unbefriedigend. Eine Anwendung von Stents im femoropoplitealen Stromgebiet erscheint nur gerechtfertigt, wenn nach PTA komplikationsbedingt eine dissektionsbedingte Obstruktion auftritt oder die Behandlung von Verschlüssen der Femoralarterien mit anderen interventionellen oder operativen Verfahren nicht möglich ist bzw. nicht sinnvoll erscheint. Auf eine effiziente Antikoagulation kann nach femoropoplitealer Stentimplantation nicht verzichtet werden. Die alleinige Gabe von Thrombozytenaggregationshemmern reicht nicht aus.

5.6 Weitere Anwendungen

Erste Ergebnisse von extrakoronaren Stentimplantationen wurden für degenerative Veränderungen z. B. von Nierenarterien, der A. subclavia und im venösen System mitgeteilt. Aufgrund der noch kleinen Fallzahlen und kurzen Nachbeobachtungszeiträume ist jedoch derzeit noch keine abschließende Wertung möglich. Vorläufige Studien lassen jedoch in ausgesuchten Fällen Vorteile gegenüber der konventionellen PTA erkennen [13, 20, 35, 36].

Literatur

1. Barth KH, Virmani R, Strecker EP, Savin MA, Lindisch D, Matsumoto AH, Teitelbaum GP (1990) Flexible tantalum stents implanted in aortas and iliac arteries: effects in normal canines. Radiology 175: 91–96
2. Becker GJ, Palmaz JC, Rees CR et al. (1990) Angioplasty-induced dissections in human iliac arteries: management with Palmaz balloon-expandable intraluminal stents. Radiology 176: 31–38
3. Bonn J, Gardiner GA jr, Shapiro MJ, Sullivan KL, Levin DC (1990) Palmaz vascular stent: initial clinical experience. Radiology 174: 741–745
4. Castaneda-Zuniga WR, Formanek A, Tadavarthy M, Vlodaver Z, Edwards JE, Zollikofer C, Amplatz K (1980) The mechanism of balloon angioplasty. Radiology 135: 565–571
5. Cragg A, Lund G, Rysavy J, Castaneda F, Castaneda-Zuniga W, Amplatz K (1983) Nonsurgical placement of arterial endoprotheses: A new technique using nitinol wire. Radiology 147: 261–263
6. Dotter CT (1969) Transluminally placed coil springs and arterial tube grafts: long-term patency in the canine popliteal artery. Invest Radiol 4: 329–332
7. Dotter CT, Judkins MP (1964) Transluminal treatment of arteriosclerotic obstruction: description of a new technique and a preliminary report of its application. Circulation 30: 654–670
8. Duprat G jr, Wright KC, Charnsangavej C, Wallace S, Gianturco C (1987) Self-expanding metallic stents for small vessels: an experimental evaluation. Radiology 162: 469–472
9. Gardiner G, Bonn J, Garcia O, Shapiro M, Sullivan K, Levin D (1990) Palmaz vascular stent: Short- and intermediate-term angiographic results. Radiology 177 P: 152
10. Gross-Fengels W, Friedmann G, Palmaz J (1991) Ballon-expandierbare Stents bei arteriellen Veränderungen der Beckenstrombahn: Früh- und Nachuntersuchungsergebnisse von 65 Interventionen. ROFO 155: 349–356
11. Günther RW, Vorwerk D, Bohndorf K, Peters I, El-Din A, Messmer B (1989) Iliac and femoral artery stenoses and occlusions: treatment with intravascular stents. Radiology 172: 725–730
12. Günther RW, Vorwerk D, Bohndorf K, El-Din A, Peters I, Messmer BJ (1989) Perkutane Implantation von Gefäßendoprothesen (Stents) in Becken- und Oberschenkelarterien. Deutsch Med Wochenschr 114: 1517–1523
13. Günther RW, Vorwerk D, Bohndorf K et al. (1989) Venous stenoses in dialysis shunts: treatment with self-expanding metallic stents. Radiology 170 2: 401–405
14. Hausegger K, Lammer H, Klein E, Fleckiger F, Pilger E, Lafer M (1990) Percutaneous treatment of iliac artery occlusions with fibrinolysis percutaneous transluminal angioplasty, and stents. Radiology 177 P: 299
15. Joffre F, Bernadet P, Rousseau H, Nomblot C, Durand D, Chamontin B, Suc JM (1989) Utilite d'une endoprothese percutanee dans le traitement des stenoses de l'artere renale. Arch Mal Coeur 82: 1199–1204
16. Joffre F (1991) Medinvent stent: clinical experiences. Intravascular Stent Symposium, San Antonio, Jan. 11–12
17. Kadir S, White RI, Kaufmann SL et al. (1983) Long-term-results of aorto-iliac angioplasty. Surgery 94 (1983) 10–14
18. Kichikawa K, Uchida H, Toshioka T et al. (1990) Iliac artery stenosis and occlusions: preliminary results of treatment with Gianturco expandable metallic stents. Radiology 177: 799–802
19. Krpski WC, Bass A, Kelly AB, Marzec UM, Hanson SR, Harker LA (1990) Heparin-resistant thrombus formation by endovascular stents in baboons. Interruption by a synthetic antithrombin. Circulation 82: 570–577

20. Landwehr P, Lackner K, Gotz R (1990) Dilatation und ballonexpandierbare Stents zur Therapie zentralvenöser Stenosen bei Dialysepatienten. ROFO 153: 239-245
21. Lembo NJ, Black AJ, Roubin GS, Wilentz JR, Mufson LH, Douglas JS jr, King SB (1990) Effect of pretreatment with aspirin versus aspirin plus dipyridamole on frequency and type of acute complications of percutaneous transluminal coronary angioplasty. Am J Cardiol 65: 422-426
22. Maass D, Zollikofer C, Largiader F, Senning A (1984) Radiologic follow-up of transluminally inserted vascular endoprotheses: an experimental study using expanding spirals. Radiology 152: 659-663
23. Mirich D, Wright K, Wallace S et al. (1989) Percutaneously placed endovascular graftsin aortic aneurysms: feasibility study. Radiology 170: 1033-1037
24. Nöldge G, Richter GM, Siegerstetter V, Garcia O, Palmaz JC (1990) Tierexperimentelle Untersuchungen über den Einfluß der Flußrestriktion auf die Thrombogenität des Palmaz-Stents mittels 111-Indium-markierter Thrombozyten. ROFO 152: 264-270
25. Palmaz JC (1988) Balloon-expandable intravascular stent. AJR 150: 1263-1269
26. Palmaz JC, Sibbitt RR, Reuter SR, Garcia F, Tio FO (1985) Expandable intrahepatic portacaval shunt stents: early experience in the dog. AJR 145: 821-825
27. Palmaz JC, Sibbitt RR, Tio FO, Reuter SR, Peters JE, Garcia F (1986) Expandable intraluminal vascular graft: a feasibility study. Surgery 99: 199-205
28. Palmaz JC, Windeler SA, Garcia F, Tio FO, Sibbitt RR, Reuter SR (1986) Atherosclerotic rabbit aortas: expandable intraluminal grafting. Radiology 160: 723-726
29. Palmaz JC, Kopp DT, Hayashi H et al. (1987) Normal and stenotic renal arteries: experimental balloon-expandable intraluminal stenting. Radiology 164: 705-708
30. Palmaz JC, Richter GM, Nöldge G et al. (1988) Intraluminal stents in atherosclerotic iliac artery stenosis: preliminary report of a multicenter study. Radiology 168: 727-731
31. Palmaz JC, Garcia OJ, Schatz RA et al. (1990) Placement of balloon-expandable intraluminal stents in iliac arteries: first 171 procedures. Radiology 174: 969-975
32. Raillat C, Rousseau H, Joffre F, Roux D (1990) Treatment of iliac artery stenoses with the Wallstent endoprothesis. AJR 154: 613-616
33. Rees CR, Palmaz JC, Garcia O, Roeren T, Richter GM, Gardiner G jr (1989) Angioplasty and stenting of completely occluded iliac arteries. Radiology 172: 953-959
34. Richter G, Nöldge G, Roeren T, Landwehr P, Brambs H, Kaufmann G, Palmaz J (1990) First long-term results of a randomized multicenter trial: iliac ballon-expandable stent placement vs. regular percutaneous angioplasty. Radiology 177 P: 151
35. Richter G, Roeren T, Nöldge G et al. (1990) Renal artery stenting: European experience with the new type of Palmaz-Schatz two-segment articulated stent. Radiology 177 P: 299
36. Richter GM, Palmaz JC, Nöldge G, Rössle M, Siegerstetter V, Franke M, Wenz W (1989) Der transhepatische portosystemische Stent-Shunt (TIPSS). Radiologe 29: 406-411
37. Rousseau H, Joffre F, Raillat C, Boccalon H, Roux D, Dalous P, Glock Y (1989) Applications aux arteres des membres inferieurs des endoprotheses auto-expansibles. Ann Cardiol Angeiol (Paris) 38: 455-459
38. Rousseau H, Joffre F, Raillat C, Duboucher C, Glock Y, Escourrou G (1989) Iliac artery endoprothesis: radiologic and histologic findings after 2 years. AJR 153: 1075-1076
39. Rutherford R et al. (1986) Suggested standards for reports dealing with lower extremity ischemia. Vasc Surg 4: 80-94
40. Schatz RA (1989) A view of vascular stents. Circulation 79: 445-457
41. Schatz RA, Palmaz JC, Fermin T, Garcia F, Garcia O, Reuter S (1987) Balloon-expandable intracoronary stents in the adult dog. Circulation 76: 450-457
42. Schild H (1991) Stentimplantation – Grundlagen, Pathophysiologie, Mechanik, medikamentöse Zusatztherapie. In: Friedmann G, Gross-Fengels W, Neufang KFR (Hrsg) Stentimplantationen und vaskuläre MR-Diagnostik. Springer, Berlin Heidelberg New York Tokyo
43. Sigwart U, Puel J, Mirkovitch V, Joffre F, Kappenberger L (1987) Intravascular stents to prevent occlusion and restenosis after transluminal angioplasty. Engl J Med 316: 701-706

44. Strecker EP (1991) (zitiert nach Barth C): Current experience with the Strecker stent. Intravascular Stent Symposium, San Antonio, Jan. 11–12
45. Strecker EP, Liermann D, Wolff H (1990) Long-term follow-up of peripheral arterial occlusive disease treated with flexible tantalum stents. Radiology 177: 202
46. Strecker EP, Romaniuk P, Schneider B, Westphal W, Zeitler E, Wolf HD, Freudenberg N (1988) Perkutan implantierbare, durch Ballon aufdehnbare Gefäßprothese. Deutsch Med Wochenschr 113: 538–542
47. Sutton CS, Tominaga R, Harasaki H et al. (1990) Vascular stenting in normal and atherosclerotic rabbits. Studies of the intravascular endoprothesis of titanium-nickel-alloy. Circulation 81: 667–683
48. Trent MS, Parsonnet V, Shoenfeld R et al. (1990) A balloon-expandable intravascular stent of obliterating experimental aortic dissection. Vasc Surg 11: 707–717
49. Triller J, Mahler F, Do D, Thalmann R (1989) Die vaskulare Endoprothese bei femoropoplitealer Verschlußkrankheit. ROFO 150: 328–334
50. Vorwerk D, Günther RW (1990) Mechanical revascularization of occluded iliac arteries with use of self-expandable endoprotheses. Radiology 175: 411–415
51. Vorwerk D, Günther RW (1990) Removal of intimal hyperplasia in vascular endoprotheses by atherectomy and balloon dilatation. AJR 154: 617–619
52. Vorwerk D, Günther RW (1991) Selbstexpandierende Endoprothesen (Stents) zur Behandlung peripher-arterieller Läsionen: Femoropopliteale vs. iliakale Lokalisation. In: Friedmann G, Gross-Fengels W, Neufang KFR (Hrsg) Stentimplantationen und vaskuläre MR-Diagnostik. Springer, Berlin Heidelberg New York Tokyo
53. Wilson SE, Wolf G, Cross A (1989) Percutaneous transluminal angioplasty versus operation for peripheral ateriosclerosis. Vasc Surg 9: 1–9
54. Wright KC, Wallace S, Charnsangavej C, Carrasco CH, Gianturco G (1985) Percutaneous endovascular stents: an experimental evaluation. Radiology 156: 69–72
55. Zocholl G, Zapf S, Schild H, Thelen M (1990) Funktionsangiographie der kniegelenksnahen Arterien: Konsequenzen für die Stentimplantation? ROFO 153: 658–662
56. Zollikofer CL, Pfyffer M, Stuckmann G (1990) Clinical experience with arterial stent placement of the Wallstent. Radiology 177 P: 151

6 Kathetervermittelte lokale Fibrinolysetherapie (LFT)

6.1 Grundlagen

6.1.1 Historische Entwicklung

Akute und subakute thrombembolische Verschlüsse der Extremitätenarterien lassen sich gefäßchirurgisch sowie mit lokaler oder systemischer Applikation von Fibrinolytika therapieren [4, 7, 9, 11, 12, 16, 24, 25, 26, 27, 29, 31, 41, 43, 46, 47, 48, 50, 51, 58, 59]. Bei der systemischen Applikation werden unter anderem Früh- und Spätfibrinolysen sowie konventionelle und ultrahochdosierte Behandlungsschemata unterschieden [32]. Der hochdosierten systemischen Fibrinolyse liegt nach Martin folgende Überlegung zugrunde: Das Fibrinolytikum wird im Rahmen der systemischen Infusion so hoch dosiert (z. B. 1 500 000 IE Streptokinase/h), daß es per diffusionem in relativ großen Mengen in den Thrombus eindringen kann. Das unter der Streptokinaseinfusion stark erniedrigte Plasminogen steigt nach deren Beendigung wieder an und trifft an der Thrombusoberfläche auf die aus dem Gerinnsel per diffusionem wieder austretende Streptokinase. Selbstverständlich läuft dieser Prozeß nicht nur im Bereich der zu behandelnden Gefäßabschnitte, sondern auch – unerwünschterweise – an anderen frischen Thromben ab.

6.1.2 Wahl des Fibrinolytikums

Sowohl Streptokinase als auch Urokinase wurden erfoglreich zur lokalen Fibrinolysetherapie von peripheren arteriellen Verschlüssen eingesetzt [14, 15, 21, 45, 60]. Streptokinase ist ein Protein betahämolysierender Streptokokken der Lancefield-Gruppe mit einem Molekulargewicht von 47000 Dalton. Hochgereinigte Streptokinasepräparate sind heute in lyophilisierter Form verfügbar. Die Halbwertzeit nach i.v.-Gabe beträgt ca. 10 min. Streptokinase aktiviert das körpereigene fibrinolytische System über eine Anlagerung an Plasminogen. Die so entstehenden Komplexe besitzen Aktivatoreigenschaften und katalysieren die Umwandlung von weiterem Plasminogen zu fibrinauflösendem Plasmin. Durch vorausgegangene Streptokokkeninfektionen können Streptokinaseantikörper vorliegen. Darüber hinaus ist eine Bildung von Antikörpern durch vorausgegangene Streptokinasetherapien möglich. Durch diese Antikörper, deren Konzentration individuell stark variiert, kann die Streptokinase in ihrer Wirkung inhibiert werden. Die Kosten von Streptokinase, bezogen auf die gleiche Anzahl von Einheiten betragen 20–30% der von Urokinase.

Urokinase läßt sich u. a. aus fetalen Nierenzellkulturen oder menschlichem Urin gewinnen. Es handelt sich um ein doppelkettiges Polypeptid mit einem Molekulargewicht von 54000 Dalton[1] und einer Halbwertzeit von 15 min nach i.v.-Applikation. Dieser körpereigene Fibrinolyseaktivator wandelt im Gegensatz zur Streptokinase das Plasminogen direkt in das fibrinolytisch aktive Plasmin um. Als homologes Enzym, das in der Niere synthetisiert wird, wirkt die Urokinase nicht immunogen. In vitro konnten Pilger et al. [40] für die Urokinase zwar eine höhere fibrinolytische Aktivität nachweisen, in vivo unterschieden sich bei i.a.-Applikation die Rekanalisationsquoten jedoch nicht. Saldinger et al. [46] wiesen auf die engere Dosis-Wirkungs-Beziehung der Urokinase hin. Pilger et al. [40] konnten bei i.a.-Applikation von Streptokinase und Urokinase keine Unterschiede in der Auswirkung auf die systemische Gerinnung erkennen. Ferner liegen erste Erfahrungen mit der lokalen i.a.-Applikation von rTPA vor [20, 34].

6.1.3 Technisches Vorgehen, spezielle Kathetersysteme

Bei der *lokalen kathetervermittelten Fibrinolysetherapie* wird das Fibrinolytikum über ein Kathetersystem direkt an das Verschlußmaterial herangebracht (Abb. 6.1) und in den Thrombus injiziert, so daß lokale eine hohe Dosierung bei niedriger Gesamtdosis erzielt werden [6, 16, 18–20, 65]. Sowohl im Gefäßlumen liegende Thromben als auch parietale thrombotische Abscheidungen können aufgelöst werden, wohingegen bei atherosklerotischen Thrombosen der auslösende pathologische Wandprozeß unbeeinflußt bleibt. Vor Beginn der lokalen Fibrinolysetherapie sollten Lokalisation, Ausdehnung, Alter und Art des Verschlusses möglichst genau bestimmt werden. Verschlüsse im femoropoplitealen Segment können zur Lysetherapie wahlweise über eine antegrade Punktion der homolateralen A. femoralis communis oder mit der sog. Crossover-Technik angegangen werden (Abb. 6.2). Bei Punktionen in Seldinger-Technik sollte eine Perforation der Arterienhinterwand vermieden werden. Die Plazierung der Katheter über eine antegrade Punktion kann bei hoher Lage der Femoralisgabel oder Adipositas erschwert sein. Nach erfolgreicher antegrader Punktion (z. B. Amplatz-, Jantsch-Nadel) ist jedoch die selektive Son-

---

[1] 1 Dalton = $1,66018 \cdot 10^{-27}$ kg.

Abb. 6.1 a–f. Lokale Fibrinolysetherapie (LFT). 53jähriger Patient, seit 7 Tagen Ruheschmerzen in der linken unteren Extremität. **a** IA-DSA vor LFT. Vollständiger, am ehesten embolisch bedingter Verschluß der linken A. poplitea und Trifurkation. **b** IA-DSA Phase I nach lokaler Applikation von 200000 IE Urokinase. Katheterspitze im Verschlußmaterial, beginnende Rekanalisation. **c, d** IA-DSA nach Abschluß der Phase II mit einer Gesamtdosis von 1,9 Mio. IE Urokinase. Vollständige Rekanalisation. **e, f** IV-DSA 9 Monate nach LFT. Weiterhin frei perfundierte A. poplitea und Trifurkation

Grundlagen

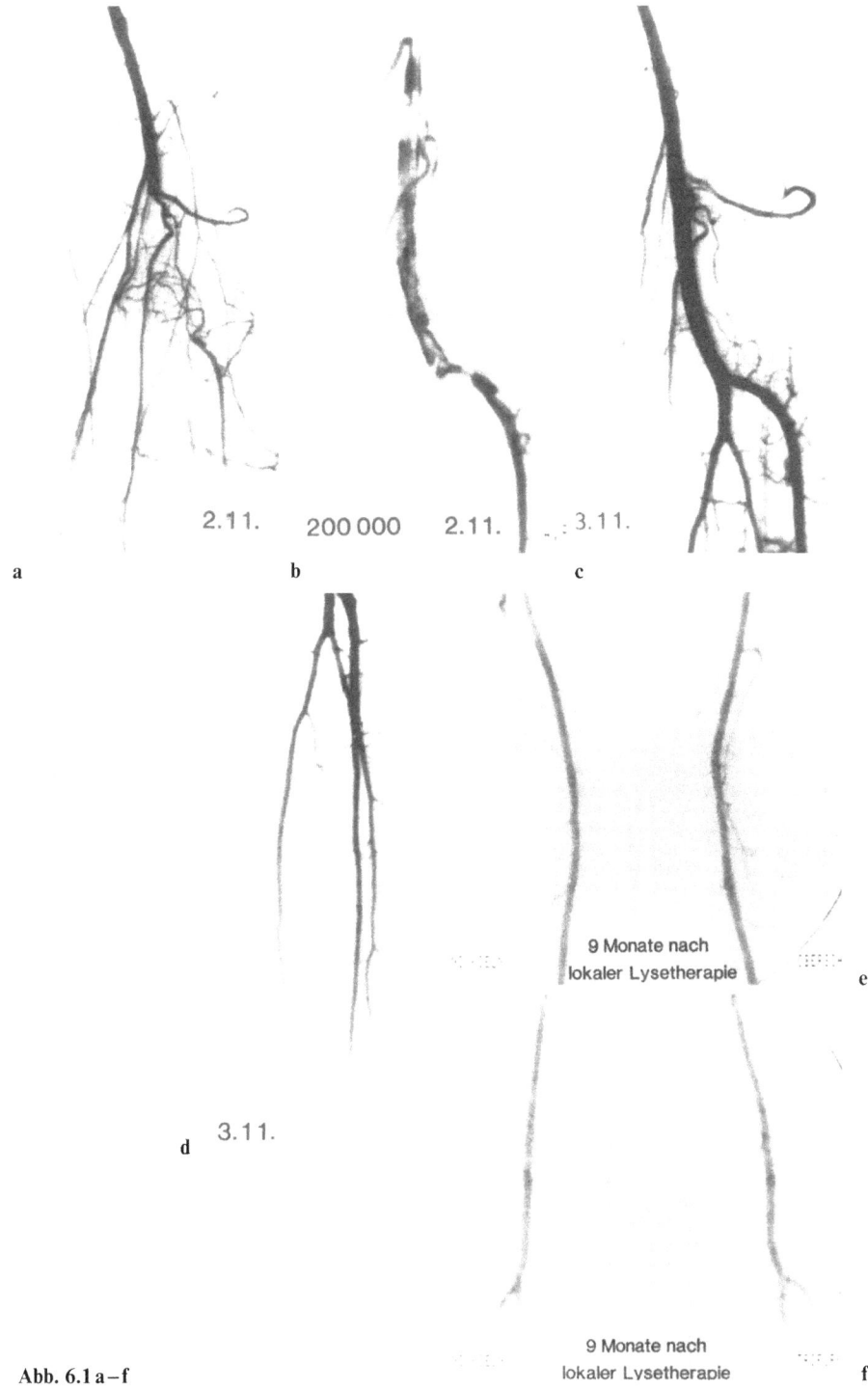

Abb. 6.1 a–f

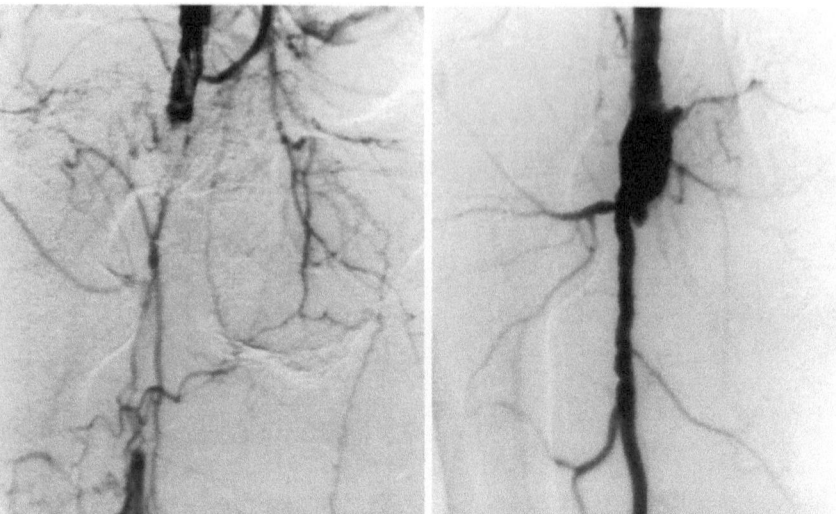

Abb. 6.2 a, b. LFT 6 Jahre nach operativem Eingriff. 73jähriger Patient, AVL III rechts, Z.n. mehreren Gefäßoperationen im Leistenbereich, seit 10 Tagen erhebliche Schmerzen im rechten Bein. **a** IA-DSA vor LFT. Verschluß der A. femoralis communis und superficialis. **b** IA-DSA nach Applikation von 900 000 IE Urokinase. Rekanalisation der A. femoralis communis mit kräftigerer Profundafüllung. Fehlende Kontrastierung der A. femoralis superficialis. Kein Ruheschmerz

dierung z. B. der Unterschenkeläste eher möglich. Der transaxillare Zugang sollte zur LFT der unteren Extremität nicht mehr gewählt werden [39]. Zum einen ist die axillare Punktionsblutung schwer kontrollierbar und führt rasch zur Plexuskompression, zum anderen liegen Berichte über Embolisationen von Abstreifthromben in die A. vertebralis mit letalem Ausgang vor [17].

Zur Applikation des Fibrinolytikums stehen verschiedene Kathetersysteme zur Verfügung. Um das Trauma an der Punktionsstelle und die Behinderung des arteriellen Zustromes gering zu halten, muß der Katheter nicht zu großkalibrig, aber gleichzeitig gut steuerbar sein. Der Cramer-Lysekatheter (Fa. Cook) bietet viele Vorteile, ist jedoch relativ komplex in der Handhabung und fand bisher keine weite Verbreitung. Neben sog. „injectable-guides" (Führungsdrähte mit anspritzbarem Lumen) können koaxiale Systeme mit einem 5-F-Außen- und einem 3-F-Innenkatheter verwandt werden. Die Applikation des Fibrinolytikums über beide Katheter soll u. a. die Gefahr einer Katheterthrombosierung mindern. McNamara [33] empfahl bei langstreckigen Verschlüssen einen Katheter mit 8-10 Seitenlöchern, um so eine raschere und gleichmäßigere Infiltration des Verschlußmaterials zu erreichen. Die lokale Lysetherapie von intrakraniellen Verschlüssen erfordert obligat die Anwendung von Koaxialsystemen (z. B. Tracker-18).

Das Vorführen des Katheters bzw. Führungsdrahts muß besonders bei Patienten mit atherosklerotischen Wandläsionen äußerst vorsichtig erfolgen. Hess et al. [18-20] beschrieben in 17% intramurale Katheterlagen, die zum

Abbruch der Behandlung führten, wobei der Anteil thrombotischer, zum Teil mehr als 6 Monate alter Verschlüsse in ihrer Patientengruppe fast 80% betrug. Die Autoren empfahlen, den Katheter zunächst unmittelbar vor den Verschluß zu plazieren und erst nach Gabe von Fibrinolytika weiterzuführen.

McNamara et al. [33] propagierten hingegen eine subtotale oder vollständige Passage des Verschlusses mit anschließender Urokinaseinfiltration. In den eigenen Untersuchungen wurde der Katheter unter Zuhilfenahme eines weichen Führungsdrahts einige Zentimeter in das Verschlußmaterial eingeführt, ohne den Verschluß initial vollständig zu passieren. Bei harten Verschlüssen wurde ein forciertes Vorschieben des Katheters vor der Urokinaseapplikation unbedingt vermieden. McNamara et al. [33] konnten alle Verschlüsse, die initial mit dem Führungsdraht zu passieren waren, erfolgreich therapieren, wohingegen ihnen eine erfolgreiche LFT nur bei 10% der Verschlüsse gelang, die primär nicht sondiert werden konnten.

6.1.4 Dosierungs- und Behandlungsschemata

In der Literatur liegen über Menge und Dauer der lokalen Applikation von Fibrinolytika sehr unterschiedliche Angaben vor (Tabelle 6.1). Für Urokinase reichen die Dosisempfehlungen von 20000 bis 240000 IE/h, bei einer Therapiedauer von 30 min bis max. 4 Tage.

Therapiedauer und durchschnittliche Urokinasegesamtmengen unterschieden sich in Abhängigkeit vom Verschlußtyp. Für sekundäre Verschlüsse,

Tabelle 6.1. Lokale Fibrinolysetherapie, Art des Fibrinolytikums, Therapiedauer und Dosierung

Autoren	Dosis/h (IE)	Art	Dauer (h)
Dotter (1974)	2500–10000	Streptok.	71
Katzen (1981)	5000	Streptok.	7
Hess (1982)	1000–36000	Streptok.	1–5
Mori (1983)	3000–5000	Streptok.	38
Taylor (1984)	5000–10000	Streptok.	48 (max. 96)
Sörensen (1986)	50000	Streptok.	2–4
Fiessinger (1981)	37500	Urokinase	96 (max.)
Totty (1982)	23500	Urokinase	34–65
Roth (1983)	60000–120000	Urokinase	4 (max.)
McNamara (1985)	60000–240000	Urokinase	18
Hess (1987)	60000	Urokinase	1,5
Gross-Fengels (1988)	100000 Phase I	Urokinase	2
	120000 Phase II	Urokinase	21
Zeumer (1989)	500000 Phase I	Urokinase	1
	250000 Phase II	Urokinase	1
Hess (1989)	2,5–5 mg	rTPA	2–4
Meyerovitsch (1990)	10 mg Bolus, 5 mg/h	rTPA	24 (max.)
Mahler (1990)	1 mg/cm Verschl.-Länge 50 mg max. Ges.-Dos.	rTPA	–

die im Rahmen einer PTA auftraten, wurden 24,1 %, für embolische Okklusionen 51 % der Gesamtdosis verwandt, die zur Therapie von Thrombosen bei arteriellem Verschlußleiden appliziert wurde. Analoge Unterschiede ergaben sich bezüglich der Behandlungsdauer [14, 15]. Daraus wird erkennbar, daß nicht nur die Ergebnisse, sondern auch das methodische Vorgehen von der Zusammensetzung der jeweiligen Patientengruppen beeinflußt werden. – Die Notwendigkeit einer zusätzlichen Heparinisierung bei der LFT wird in der Literatur kontrovers diskutiert [28]. Eigene Erfahrungen sprechen für die zusätzliche Anwendung von Heparin, um bei niedriger Flußgeschwindigkeit und zusätzlicher Obstruktion durch den liegenden Katheter aufsteigende Thrombosierungen zu vermeiden. Graor et al. [13] erhöhten bei deutlich vermindertem peripherem Abstrom die Infusionsgeschwindigkeit des Fibrinolytikums, wodurch über eine Reflux nach proximal Abscheidungsthromben vermieden werden konnten.

Auch bei niedrig dosierter, lokaler Applikation von Fibrinolytika muß mit Auswirkungen auf systemische Gerinnungsparameter gerechnet werden. Mori et al. [36] führten 50 lokale Fibrinolysebehandlungen durch. Sie applizierten 3000–5000 IE Streptokinase/h, bei einer durchschnittlichen Behandlungsdauer von 38 h. Nach 4 h sanken die Fibrinogenspiegel auf durchschnittlich 92 %, nach 24 h auf 57 % des Ausgangswerts ab. Mit zum Teil deutlichen Veränderungen des Fibrinogenspiegels muß auch bei „lokaler" Applikation von mehr als 500 000 IE Urokinase gerechnet werden (Abb. 6.3). Dies gilt auch bei der lokalen i.a.-Anwendung von rTPA. Meyerovitz et al. [34] beobachteten unter vergleichbarer Dosierung bei rTPA im Vergleich zur Urokinase sogar einen relativ stärkeren Abfall des Fibrinogenspiegels.

Verschiedene Untersuchungen zeigten jedoch keine Korrelation zwischen dem Fibrinogenabfall und der Inzidenz von Blutungskomplikationen auf [13, 14, 36, 44]. Auch anhand anderer Laborparameter ist es nicht möglich, die Wahrscheinlichkeit einer Blutungskomplikation bei der LFT exakt zu bestimmen.

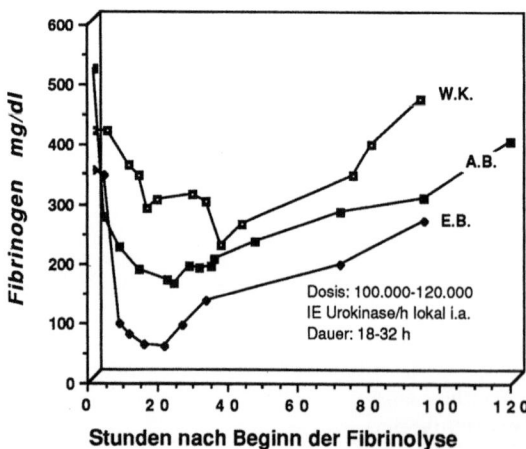

Abb. 6.3. Lokale Fibrinolysetherapie mit 100 000–120 000 IE Urokinase/h. Änderungen des Fibrinogenspiegels. (Aus [14])

6.1.5 Kontraindikationen

Über die Kontraindikationen der niedrig dosierten lokalen Fibrinolysetherapie (Streptokinase) liegt die Stellungnahme einer maßgeblichen amerikanischen Gesundheitsbehörde vor (National Institutes of Health, Consensus Development Conference (1980). Als absolute Kontraindikationen zur LFT wurden dort 2 Punkte genannt [38]:

- akute gastrointestinale Blutungen,
- weniger als 2 Monate zurückliegende zerebrovaskuläre Ereignisse.

Von verschiedenen Arbeitsgruppen werden für die lokale Fibrinolysetherapie von Verschlüssen im Bereich der Extremitätenarterien folgende Kontraindikationen aufgeführt:

Absolute Kontraindikationen:
- hämorrhagische Diathese,
- blutendes gastrointestinales Ulkus,
- unkontrollierbare arterielle Hypertonie,
- Polytrauma (weniger als 4 Wochen zurückliegend),
- Zustand nach intrakranieller Blutung,
- Zustand nach ischämischem Hirninsult (weniger als 4 Wochen zurückliegend).

Relative Kontraindikationen:
- Zustand nach abdominellen oder thorakalen Operationen (weniger als 14 Tage zurückliegend),
- Zustand nach arterieller translumbaler oder axillarer Punktion (weniger als 7 Tage zurückliegend),
- Zustand nach Lumbalpunktionen (weniger als 7 Tage zurückliegend).

Bei Patienten mit thorakalen oder abdominellen Aortenaneurysmen und bei Patienten mit intrakavitären Thromben muß ebenfalls von einem erhöhten Behandlungsrisiko ausgegangen werden. Ein Aneurysma im Verschlußbereich, z. B. popliteal, gilt nicht mehr als absolute Kontraindikation zur LFT. So konnten z. B. Taylor et al. [57] 3 Patienten mit thrombosierten Popliteaaneurysmen nach entsprechender lokaler Streptokinasevorbehandlung erfolgreich operieren. Aufgrund des zu erwartenden Reverschlusses darf nach erfolgreicher Wiederherstellung des peripheren Abstroms durch die lokale Fibrinolysetherapie mit der definitiven chirurgischen Versorgung eines Popliteaaneurysmas nicht gezögert werden [30].

6.2 LFT von Arterien der unteren Extremität

Mit der LFT lassen sich nach Angaben verschiedener Arbeitsgruppen initial 35–85% der peripheren arteriellen Verschlüsse partiell oder vollständig reka-

Tabelle 6.2. Behandlungsergebnisse der LFT (überwiegend Verschlüsse im Bereich der unteren Extremität)

Autoren	n	Primär rekanalisiert [%]
Dotter (1974)	17	(59)
Fiessinger (1981)	69	(35)
Katzen (1981)	12	(92)
Hess (1983)	136	(69)
Mori (1983)	50	(80)
Roth (1984)	115	(72)
McNamara (1985)	96	(83)
Fiessinger (1986)	35	(74)
Hess (1987)	564	(68)
Schild (1987)	76	(74)
Gross-Fengels (1989)	56	(89)
Do (1989)	54	(77)[a]
	27	(85)[b]
Gesamt	1307	(73,6)

[a] Urokinase.
[b] rTPA.

nalisieren (Tabelle 6.2). Die Ergebnisse sind nur sehr bedingt vergleichbar, da zum Teil wesentliche Unterschiede in folgenden Punkten bestehen:

1. technische Durchführung,
2. Verhältnis von thrombotischen, embolischen und post-interventionellen Verschlüssen,
3. mittlere Anamnesedauer und maximales Verschlußalter,
4. Verschlußlokalisation,
5. Ausmaß der Obstruktion (Verschluß bzw. Stenose),
6. Vollständigkeit der Angaben.

6.2.1 Behandlungsergebnisse

McNamara et al. [33] konnten durch eine Erhöhung der Urokinaseapplikation auf max. 240 000 IE/h ihre Behandlungsergebnisse verbessern. Bei 2 Patienten, die zuvor lokal mit Streptokinase behandelt wurden, gelang ihnen eine rasche Rekanalisation. Einige Untersucher erzielten bei embolischen Verschlüssen vergleichsweise günstige Ergebnisse [13, 18]. Der Einfluß des Verschlußalters wird an den Ergebnissen von Hess et al. [18] erkennbar. Bei mehr als 6 Monate alten thrombotischen Verschlüssen fiel ihre Erfolgsquote auf 36,2% ab. In 17% aller Interventionen mußten sie aufgrund subintimaler Katheterlagen die Therapie abbrechen. – In der eigenen Untersuchungsserie wurden nur Patienten mit einer weniger als 6wöchigen akuten bzw. subakuten Ischämiesymptomatik therapiert (Abb. 6.4).

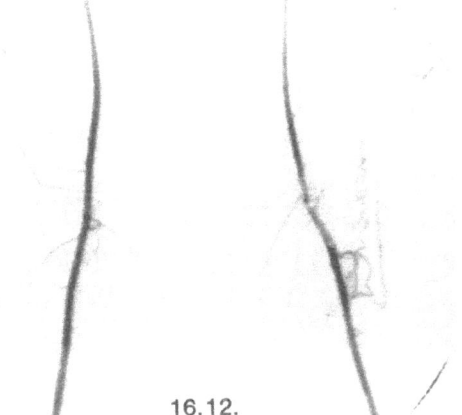

Abb. 6.4a–c. LFT der unteren Extremität. 45jährige Patientin, seit einigen Tagen Blässe und Abkühlung des linken Beines. **a** IV-DSA der Oberschenkelregion. Umflossene Thromben im mittleren Abschnitt der linken A. femoralis superficialis

6.2.2 Komplikationen und Wertung

Bei der LFT können Komplikationen u. a. vom arteriellen Punktionstrauma ausgehen. Bei diesen Komplikationen handelt es sich in der Regel um Hämatome, die bei retroperitonealer Ausbreitung spät erkannt werden und zu erheblichen Blutverlusten führen können. Therapiebedürftige Blutungskomplikationen im Rahmen der LFT wurden in bis zu 24% der Behandlungen beschrieben. Schwerwiegender als lokale Blutungskomplikationen sind Blutungen außerhalb des arteriellen Punktionsbereichs, z. B. im ZNS. Mit einer intrakraniellen Blutung im Rahmen der LFT muß nach der vorliegenden Literaturübersicht in 0,43% gerechnet werden (Tabelle 6.3).

Darüber hinaus beobachteten Hess und Mitarbeiter [18] bei 0,3 bzw. 0,5% ihrer Patienten renale bzw. gastrointestinale Blutungen. Zerebrale Embolien sind bei der LFT ein sehr seltenes Ereignis. Die Häufigkeitsangaben für diese Komplikationen liegen in der Literatur bei 0–0,2% [13, 19]. Offensichtlich ist das Risiko einer Fragmentation von intrakardialen Thromben bei der LFT relativ gering. Auch McNamara et al. [33], die 22 wahrscheinlich embolische Verschlüsse behandelten, sahen unter einer relativ hohen lokalen Urokinaseapplikation (max. 240 000 IE Urokinase/h) bei keinem Patienten zerebrale Embolien. Die Autoren machten ebenso wie Hess et al. [18] keine Angaben über eventuell nachgewiesene kardiale Thromben. Bei einem Großteil der Patienten mit embolischen Extremitätenverschlüssen müssen diese jedoch unterstellt werden. Im Rahmen der LFT kann es dagegen, besonders bei der Behandlung von proximalen Verschlüssen z. B. der Beckenstrombahn, zu einer Fragmentation von thrombembolischem Verschlußmaterial mit Embolisation in kleine Unterschenkelarterien und vorübergehender Zunahme der Ischämiesymptomatik kommen. In der Regel bilden sich diese Verschlüsse unter Fortführung der LFT vollständig zurück. Bei der operativen oder radiologisch-interventionellen Revaskularisation einer durchblutungsgestörten Extremität kommt es bei ausreichend langer Dauer und schwerer Ausprägung

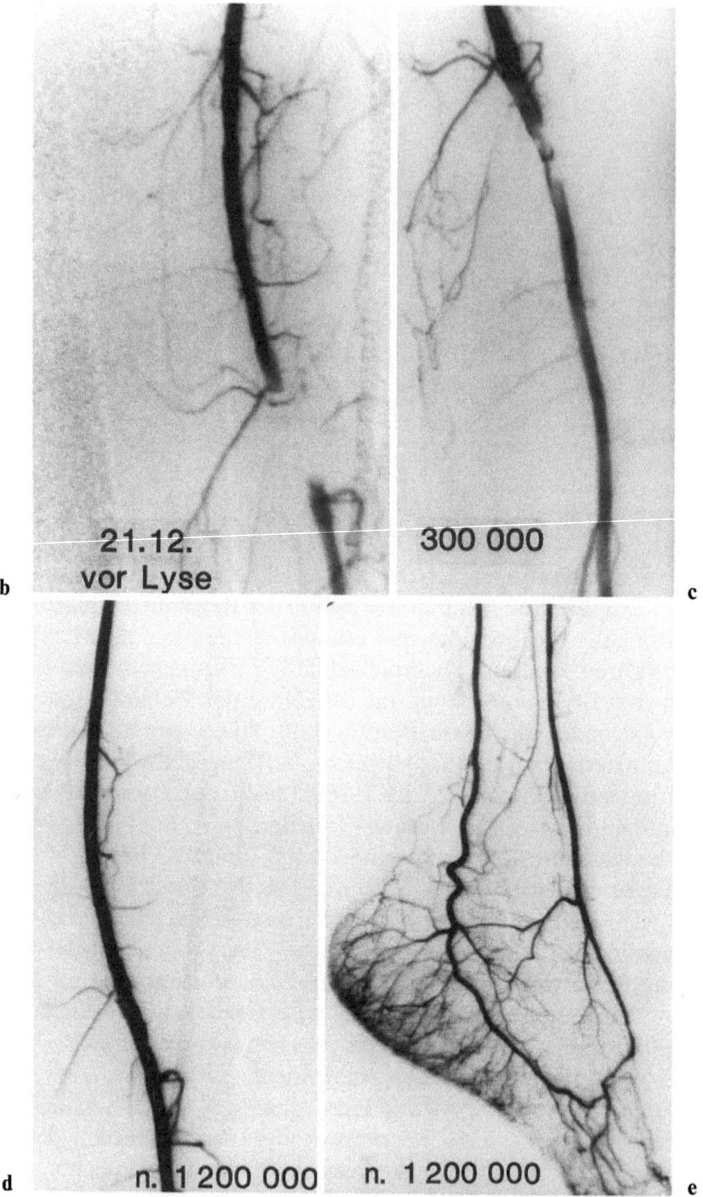

Abb. 6.4. b IA-DSA vor LFT. Zwischenzeitlich kam es zu einem vollständigen, kurzstreckigen Verschluß. **c** IA-DSA nach LFT mit 300 000 IE Urokinase. Partielle Rekanalisation. **d, e** IA-DSA nach Abschluß der Phase II mit lokaler Applikation von insgesamt 1,2 Mio. IE Urokinase. Vollständige Rekanalisation ohne Verschlüsse der nachgeschalteten Stromgebiete, geringe Wandkonturunregelmäßigkeiten im ehemaligen Verschlußbereich

Tabelle 6.3. Häufigkeit intrakranieller Blutungskomplikationen (überwiegend Verschlüsse im Bereich der unteren Extremität) bei LFT

Autoren	n	Intrakran. Blutungen
Dotter (1974)	17	0
Katzen (1981)	12	0
Mori (1983)	45	0
Enzenhofer (1984)	38	1
Graor (1984)	159	1
McNamara (1985)	96	0
Hess (1987)	637	2
Schild (1987)	76	1
Universität zu Köln[a]	93	0
	1173	5 (0,43%)

[a] Bisher nicht publizierte Daten.

Tabelle 6.4. Letalität bei LFT

Autoren	n	Todesfälle
Dotter (1974)	17	1
Enzenhofer (1984)	38	1
Graor (1984)	159	1
Roth (1984)	115	3
McNamara (1985)	96	1
Fiessinger (1986)	35	1
Hess (1987)	554	9
Schild (1987)	76	1
Universität zu Köln[a]	93	2
	1183	20 (1,7%)

[a] Bisher nicht publizierte Daten.

der Ischämie zum sog. Tourniquet-Schock. Plötzliches Ausschwemmen toxischer Stoffwechselmetabolite führt zur Laktatazidose, Hyperkaliämie, Nierenversagen, Herzinsuffizienz und akuter respiratorischer Insuffizienz. Die Indikation zur LFT sollte daher bei Patienten mit vollständig ausgeprägtem Ischämiesyndrom zurückhaltend erfolgen [33].

Neben den Komplikationen, die direkt mit der LFT in Zusammenhang stehen, muß in dieser Patientengruppe das erhöhte Risiko insbesondere von koronaren Ereignissen berücksichtigt werden. Kaelloreoe et al. [26] beobachteten einen signifikanten Zusammenhang zwischen dem Ausmaß von atherosklerotischen Veränderungen der A. poplitea und der Trifurkation sowie der postoperativen Infarktrate. Enzenhofer et al. [9] berichteten über einen 2 h nach Beendigung der LFT aufgetretenen, tödlich verlaufenen Myokardinfarkt. – Nach vorliegender Literaturübersicht ist im Rahmen von LFT mit einer Letalität von 1,7% zu rechnen (Tabelle 6.4).

Die lokale Fibrinolysetherapie läßt sich im Extremitätenbereich (Abb. 6.5) unter Berücksichtigung enger Indikationsbereiche erfolgversprechend einset-

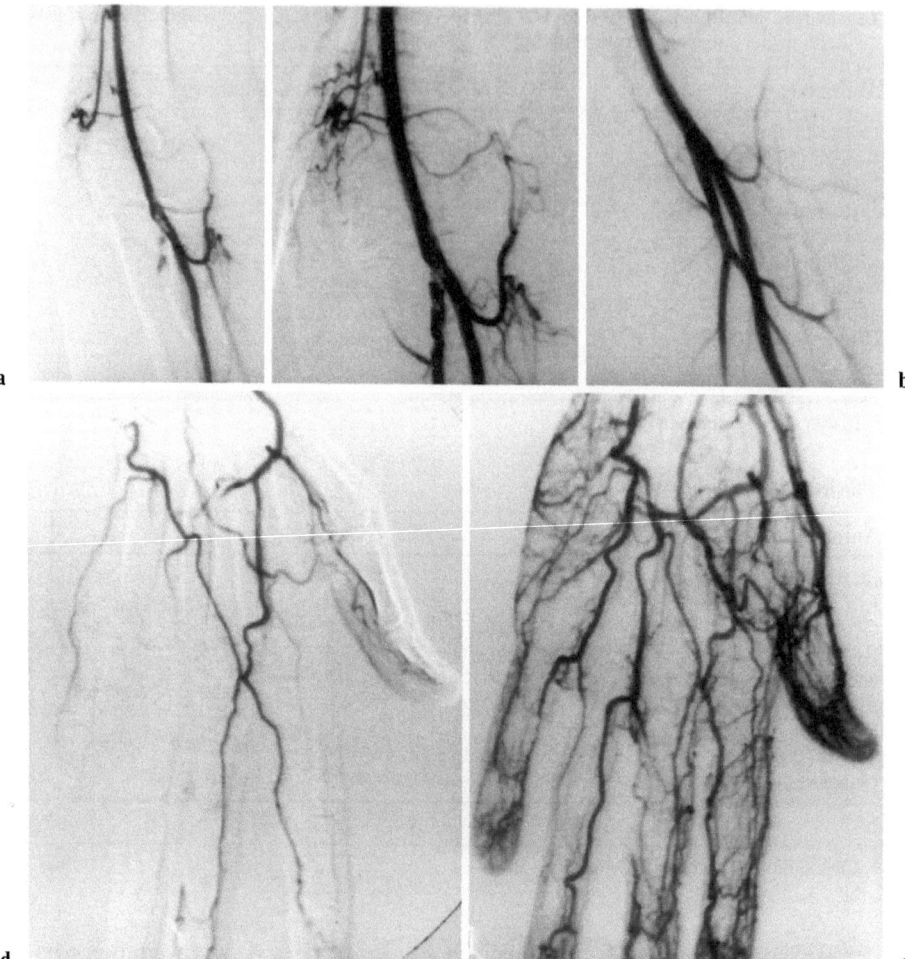

Abb. 6.5 a–e. LFT der oberen Extremität. 44jähriger Patient, 2 Tage zuvor plötzlich einschießende Schmerzen im Bereich der linken Hand. **a–c** Der Verschluß im Bereich der Brachialisgabel zeigt unter lokaler Applikation von 1,7 Mega-IE Urokinase eine nahezu vollständige Rekanalisation. **d, e** Vergleich der Handperfusion vor und nach lokaler Fibrinolysetherapie

zen. Diese Therapieform ist jedoch nicht ohne Risiken. Die Anwendung setzt eine enge interdisziplinäre Zusammenarbeit voraus. Indikationen ergeben sich bei akuten und subakuten Verschlüssen der Beinarterien mit Einbeziehung der Trifurkation und/oder der Unterschenkelgefäße sowie bei lokaler und allgemeiner Inoperabilität. Bei sekundären Thrombosen im Rahmen einer PTA und bei bis ca. 14 Tage alten embolischen Verschlüssen läßt sich durch dieses Verfahren in einem hohen Prozentsatz eine Rekanalisation erzielen. Mit einer Beeinflussung der systemischen Gerinnung muß gerechnet werden. Unabhängig vom Fibrinogenspiegel treten mit zunehmender Behandlungsdauer Blutungskomplikationen häufiger auf. Bei Patienten, die nach lokaler Applikation von 500000 – 700000 IE Urokinase keine angiographische oder klinische Besserung erkennen lassen, sollte eine weitere lokale Applikation von Fibrinolytika unterbleiben. – Die lokale Fibrinolysetherapie erlaubt unter Umständen eine genauere Festlegung bzw. Modifikation gefäßchirurgischer Behandlungskonzepte. Bei akuten Verschlüssen im Becken und proximalen Oberschenkelbereich, die mit schwerer Ischämiesymptomatik einhergehen, kann die LFT eine rasche gefäßchirurgische Versorgung nicht ersetzen.

6.3 Weitere Anwendungsbereiche

6.3.1 Vertebrobasiläres Stromgebiet

Neben Veröffentlichungen über die lokale intrakoronare Thrombolyse, die hier nicht weiter diskutiert werden soll, liegen Berichte über die Anwendung dieser Technik z. B. im vertebrobasilären Territorium vor [6]. Zeumer et al. [65] behandelten unter anderem Patienten mit doppelseitigen Verschlüssen der A. vertebralis sowie mit Basilarisembolien. Der hohe technische Aufwand wird durch die überaus ernste Prognose gerechtfertigt. Die akute neurologische Symptomatik sollte bei Therapiebeginn weniger als 6 h bestehen. Eine Behandlung von bereits tief komatösen oder tetraplegischen Patienten erscheint nicht sinnvoll. Die erfolgreiche Anwendung dieses Verfahrens setzt eine frühe klinische Diagnose und subtile neurologische Therapieüberwachung voraus und ist bisher auf wenige Zentren begrenzt.

6.3.2 Lungenstrombahn

Im Initialstadium einer Lungenembolie steht die akute Steigerung des Pulmonalarteriendrucks und damit auch die Belastung des rechten Ventrikels im Vordergrund des pathophysiologischen Geschehens. Die Überlegenheit der Fibrinolysetherapie gegenüber einer alleinigen Heparinisierung kann als gesichert gelten. Bei der Durchführung einer lokalen Lysetherapie sollte das Ausmaß der Gefäßobstruktionen nicht über 30%, das Patientenalter nicht über 70 Jahre und die Anamnesedauer weniger als 5 Tage betragen [10]. Es werden Dosierungen von 30000 – 50000 IE Urokinase/h bzw. 2000 IE/kg/h empfohlen (Tabelle 6.5). Angiographisch ließ sich in mehr als 90% eine Besserung dokumentieren. Rauber et al. [42] berichteten über 2 Patienten, die zunächst erfolglos systemisch therapiert wurden. Durch eine direkte Injektion des Thrombolytikums in das Verschlußmaterial konnte jedoch eine vollständige Rekanalisation erzielt werden. In der Regel läßt sich allerdings mit der technisch einfacheren systemischen Fibrinolysetherapie ein guter Behandlungserfolg erzielen [35, 37]. Die Überlegenheit der lokalen gegenüber der systemi-

Tabelle 6.5. Lokale Fibrinolysetherapie bei Lungenembolien (*SK* Streptokinase, *UK* Urokinase, *rTPA* recombinant tissue plasminogen activator, *PA* Pulmonalarteriendruck)

Autoren	n	Dosis	Dauer	Initialer Erfolg
Miller (1977)	17	10000/h (SK)	–	94%
Neuhaus (1980)	1	290000 (SK)	2 h	1/1
Graor (1984)	10	5000/h (SK)	–	9/10
Schwarz (1985)	9	2000/kg/h (UK)	5,8 d	100% (mit partiellem Abfall des PA) 55% (ohne Restobstruktion)
Rauber (1988)	2	syst. + lokal	–	2/2
Bell (1990)	–	Bolus: 2700 IU/kg 2700 IU/kg/h (UK) Bolus: 250000 (SK) 100000/h Bolus: 10 mg (rTPA) 20 mg/h 10 mg/h	– 12 – 1–2 d – 2 h 5 h	

schen Applikation ist bei der Lungenembolie bisher anhand klinischer Studien nicht gesichert. Ferner ist zu bedenken, daß die pulmonale Transitzeit 4 s beträgt, d. h. die Injektion des Thrombolytikums in den Truncus pulmonalis einer systemischen Therapie nahezu gleichkommt. Vorteile lassen sich durch die lokale Therapie nur erzielen, wenn es gelingt, den Thrombus mechanisch zu infiltrieren bzw. zu fragmentieren. Dazu können auch konventionelle Dilatationskatheter verwandt werden, die den Thrombus aufbrechen und Verschlußmaterial nach peripher dislozieren. Dies geht in der Regel mit einer sofortigen Verbesserung der Hämodynamik einher. Als weitere Therapiemodifikation besteht die transfemorale Absaugung von zentral lokalisierten Emboli mittels eines F-10 Spezialkatheters. Eine weite Verbreitung hat diese Methode allerdings bisher nicht erfahren [10].

6.3.3 Nieren- und Mesenterialarterien (Tabelle 6.6)

Die Indikation zur Durchführung einer lokalen Lysetherapie an den Nierenarterien ergibt sich bei embolischem Verschluß einer Einzelniere und fehlenden operativen Interventionsmöglichkeiten [3]. Ferner sollte eine akute Thrombose, die als Komplikation im Rahmen einer renalen PTA auftritt, lokal lysiert werden. Bei einer plötzlichen, vollständigen Unterbrechung der arteriellen Versorgung sind irreversible Nierenschäden spätestens nach 0,5–3 h zu erwarten. Ein Therapieversuch kann jedoch bei vorbestehender Nierenarterienstenose und Kollateralkreislauf auch nach 14 Tagen noch erfolgreich sein und ist insbesondere bei Patienten mit funktioneller oder anatomischer Einzelniere

Tabelle 6.6. Lokale Fibrinolysetherapie an Intestinal- und Nierenarterien (*SK* Streptokinase, *UK* Urokinase)

Autoren	Gebiet	Technik
Billmann (1985)	Niere	5-24000 SK
Ingrisch (1988)	Niere	30000-100000 SK/h
Schunk (1990)	Niere	10000-15000 IE UK/h + syst. Heparinisierung
Inoue (1985)	Darm	240000 UK in 20 ml Lsg. 4mal Abst. von 10 min Beginn: <10 h nach Beschwerdebeginn Nicht bei prox. Hauptstammverschluß

gerechtfertigt, um den Patienten u. U. vor der Notwendigkeit einer chronischen Hämodialyse zu bewahren [52].

Problematisch ist die Anwendung der lokalen Lysetherapie im Bereich der Mesenterialarterien [24], da sich das genaue Verschlußalter nicht immer sicher bestimmen läßt und bereits Darmnekrosen vorliegen können. Die Verzögerung der chirurgischen Therapie kann zum letalen Verlauf führen. In diesem Gefäßgebiet kann somit die lokale Lysetherapie nur als Ultima ratio gelten. Yankes et al. [62] berichteten über eine transhepatische Sondierung und lokale Thrombolyse der V. mesenterica superior.

6.3.4 Venöse Thrombosen im Extremitätenbereich

Hollmann u. Günther [22] wiesen auf die Anwendungsmöglichkeiten der lokalen, kathetervermittelten Fibrinolysetherapie bei *venösen* Thrombosen im Bereich der oberen Extremität hin. Sie konnten bei 6 von 6 Patienten eine vollständige oder partielle Rekanalisation erzielen, 2mal in Kombination mit einer Ballonangioplastie. Becker et al. [1] konnten bei ihren 11 Patienten mit einem sog. „thoracic inlet syndrome" und thrombotischem Verschluß der V. subclavia und/oder V. axillaris durch die LFT partiell oder vollständig rekanalisieren. Die Autoren wiesen auf die Notwendigkeit einer begleitenden systemischen Heparintherapie mit PTT-Verlängerung um den Faktor 1,5 hin.

6.3.5 Dialyseshunts (Tabelle 6.7)

Kontrovers werden die Möglichkeiten der lokalen Fibrinolyse von verschlossenen Dialysezugängen diskutiert [5, 63, 64]. Die Ergebnisse scheinen bei Shunts wesentlich günstiger als bei AV-Fisteln zu sein. Graor et al. [13] konnten Shunts, die weniger als 4 Tage verschlossen waren, in 84% rekanalisieren, wohingegen bei älteren Verschlüssen dies nur in 23% gelang. Davis et al. [5] empfahlen ein aggressiveres Vorgehen mit lokaler Applikation von 240000 IE Urokinase/h und begleitender Heparinisierung. Die Autoren konnten 90% ihrer Behandlungen erfolgreich abschließen. Bei Dialysepatienten ist jedoch zu

Tabelle 6.7. Lokale Fibrinolysetherapie bei Dialyse-Shunts (*SK* Streptokinase, *UK* Urokinase, *HEP* Heparin)

Autoren	n	Dosis	Initialer Erfolg [%]
Graor (1984)	50	5000/h (SK)	84 ≤ 4 Tage (Verschl.-Alter)
			23 > 4 Tage (Verschl.-Alter)
Young (1985)	7	5000–10000/h (SK)	28,5
Zeit (1986)	79	100000 (SK) (perkutan)	68
Davis (1987)	41	240000/h (UK) (Ges.-Dos. 389000) + 10000/h (HEP)	90

berücksichtigen, daß häufiger gastrointestinale Ulzera vorliegen und das Blutungsrisiko ferner durch kurz zuvor erfolgte Gefäßpunktionen und Katheterisierungen erhöht sein kann [28] und daher die Indikation zur lokalen Fibrinolysetherapie äußerst streng gestellt werden sollte.

6.4 Perkutane transluminale Thrombusaspiration

Bei der perkutanen transluminalen Thrombusaspiration, auch perkutane Aspirationsthrombolektomie (PAT) genannt, wird im Gegensatz zur PTA oder klassischen Fibrinolysetherapie Verschlußmaterial aus dem Körper entfernt [56]. Die PAT wird in der Regel mit den herkömmlichen Verfahren kombiniert. Vorteile ergeben sich durch eine wesentliche Reduktion der Fibrinolysedauer und durch glattere Wandkonturen und günstigere Flußverhältnisse als nach konventioneller PTA.

6.4.1 Technik

Über den Einsatz dieses Verfahrens muß anhand einer vollständigen und diagnostisch verwertbaren Becken-Bein-Angiographie entschieden werden. Liegen keine vorgeschalteten Stenosen im aortoiliakalen Stromgebiet vor, wird die homolaterale A. femoralis communis antegrad punktiert und die A. femoralis superficialis z. B. mit einem geraden oder Berenstein-Katheter über eine Schleuse sondiert [56]. Läßt sich ein gerader „floppy" – Führungsdraht problemlos durch den Verschlußbereich passieren, erfolgt nach i.a.-Applikation von 5000 IE Heparin die primäre PTA des Verschlußbereichs. Bleiben nach der PTA atherosklerotische Plaques und Thrombenmaterial zurück folgt anschließend die Aspiration. Durch eine dünnwandige, 45 cm lange 8-F-Schleuse wird koaxial bei weiterhin liegendem Führungsdraht über einen Van-Andel-Katheter ein 8-F-Aspirationskatheter im Verschlußbereich plaziert.

Unter Zuhilfenahme einer ausreichend großen Spritze wird ein Unterdruck aufgebaut und durch Vor- und Zurückbewegen im Verschlußbereich das Material aspiriert. Der Aspirationskatheter wird anschließend entfernt und ausgespült. Dieses Vorgehen kann mehrfach wiederholt werden. Ein fast abdichtendes, abnehmbares Ventil minimiert den Blutverlust aus der Schleuse. Additiv werden Spasmolytika und Fibrinolytika eingesetzt. Für Eingriffe im Trifurkationsbereich stehen 5 F große Aspirationskatheter zur Verfügung. Das Verfahren läßt sich primär auch bei frischen thrombembolischen Verschlüssen oder nach PTA-Komplikationen einsetzen.

Auf der einen Seite vermindert die vorherige lokale Fibrinolysetherapie die Menge an Verschlußmaterial, das anschließend durch die PAT entfernt werden muß. Andererseits lassen sich durch die PAT die Fibrinolysedauer verkürzen und Fibrinolytika einsparen. Darüber hinaus ist die Entfernung auch von nicht lysierbarem Verschlußmaterial möglich. Eine Weiterentwicklung stellt der Starck-RAT-Katheter (Angiomed) dar, bei dem ein langsam rotierender Spiraldraht die Sondierung und Bergung des Verschlußmaterials erleichtern soll.

6.4.2 Komplikationen

Starck et al. [56] beobachteten bei 114 Eingriffen 10 Punktionshämatome, die in 3 Fällen transfusionspflichtig waren. Ein sekundärer thrombotischer Verschluß an der Punktionsstelle erforderte eine chirurgische Revision. 3 antegrade Dissektionen der A. femoralis superficialis legten sich nach zusätzlicher Ballonangioplastie weitgehend an, so daß keine Flußbehinderung resultierte. Ein nicht kausal mit dem Eingriff zusammenhängender Todesfall ereignete sich 11 Tage nach der Intervention.

6.4.3 Ergebnisse

Bei 14% von 114 Behandlungen war in einer Untersuchung von Starck et al. [56] die Kombination von PAT mit einer lokalen Fibrinolysetherapie zur Wiederherstellung des Blutflusses erforderlich. PTA, lokale Fibrinolysetherapie und PAT wurden bei 29% kombiniert eingesetzt, und bei 37% war eine Verbindung von PAT und der Ballonangioplastie erfolgreich. Die mittlere Verschlußlänge betrug in dieser Studie 13,8 cm (0,2–65 cm). Eine Zustandsverschlechterung durch Einsatz der PAT wurde in keinem Fall beobachtet. In 2 Fällen ließ sich eine distale Amputation nicht vermeiden.

6.4.4 Wertung

Die PAT erweitert die interventionellen Behandlungsmöglichkeiten bei Ischämien im Bereich der unteren Extremitäten. Durch Kombination verschiedener Verfahren läßt sich die technische und klinische Erfolgsquote steigern. Inwieweit die PAT die Indikationen zum klassischen Fogarty-Manöver einschränkt, bleibt weiteren Untersuchungen vorbehalten.

Literatur

1. Becker GJ, Rabe FE, Richmond BD, Holden RW (1983) Low-dose fibrinolytic therapy. Radiology 148: 663–670
2. Bell WR, Simon TL (1982) Current status of pulmonary thromboembolic disease: Pathophysiology, diagnosis, prevention and treatment. Amer Heart J 103: 239–262
3. Billmann R, Hörl WH, Hohnloser S (1985) Lokale Thrombolyse bei Nierenarterienembolie. ROFO 142: 200–204
4. Dale WA, Nashville T (1984) Differential management of acute peripheral arterial ischemia. J Vasc Surg 1: 269–278
5. Davis G, Dowd C, Bookstein J et al. (1987) Thrombosed dialysis grafts. AJR 149: 177–181
6. Del Zoppo G, Zeumer H, Harker L (1986) Thrombolytic therapy in stroke: possibilities and hazards. Stroke 17: 595–607
7. Do DD, Mahler F, Triller J (1989) Catheter thrombolysis with streptokinase, urokinase and recombinant tissue plasminogen activator for peripheral arterial occlusion. In: Zeitler E, Seyferth W (eds) Pros and cons in PTA in PTA and auxillary methods. Springer, Berlin Heidelberg New York Tokyo, pp 248–253
8. Dotter CT, Rösch J, Seaman A (1974) Selective clot lysis with low-dose streptokinase. Radiology 111: 31–37
9. Enzenhofer V, Karnik R, Slany J (1984) Lokale Thrombolyse und Angioplastie bei arteriellen Gefäßverschlüssen. Herz/Kreislauf 16: 17–21
10. Erbel R, Meyer J (1988) Perkutane Rekanalisation der Pulmonalarterien. In: Günther R, Thelen M (Hrsg) Interventionelle Radiologie. Thieme Stuttgart, S 97–104
11. Faris I (1987) Thrombolytic therapy. Aust NZ J Surg 57: 2883–2886
12. Fiessinger J-N, Aiach M, Capron L, Devanlay M, Vayssairat M, Juillet Y (1981) Effect of local urokinase on arterial occlusion of lower limbs. Thromb Haemost 45: 230–232
13. Graor RA, Risius B, Young JR, Geisinger MA (1984) Low-dose streptokinase for selective thrombolysis effects and complicatons. Radiology 152: 35–39
14. Gross-Fengels W (1989) Interventionelle Radiologe – Perkutane transluminale Angioplastie und lokale Fibrinolysetherapie. Ein klinisch-radiologisches Konzept. Habilitationsschrift der Universität zu Köln
15. Gross-Fengels W, Neufang KFR, Lechler E, Schmitz-Rixen T (1988) Behandlung arterieller Verschlüsse der unteren Extremität mit lokaler 2-stufiger Urokinaseapplikation. ROFO 148: 269–274
16. Hallett JW, Yrizarry JM, Greenwood LH (1983) Regional low dose thrombolytic therapy for peripheral arterial occlusions. Surg Gynecol Obstet 156: 148–154
17. Head R, Robboy S (1972) Embolic stroke from mural thrombi, a fatal complication of axillary artery catheterization. Radiology 102: 307
18. Hess H (1989) Lokale Lyse bei peripheren arteriellen Verschlüssen. Herz 14: 12–21
19. Hess H, Ingrisch H, Mietaschk A, Rath H (1982) Local low-dose thrombolytic therapy of perripheral arterial occlusions. N Engl J Med 307: 1627–1630
20. Hess H, Mietaschk A, Brückl R (1987) Peripheral arterial occlusions: a 6-year experience with local low-dose thrombolytic – therapy. Radiology 163: 753–758
21. Holden RW (1990) Plasminogen activators: pharmacology and therapy. Radiology 174: 993–1001
22. Hollmann JP, Günther RW (1987) Direkte venöse Thrombolyse und venöse Angioplastie im Bereich der oberen Extremität. ROFO 146: 259–262

Literatur

23. Ingrisch H (1988) Perkutane Rekanalisation der Nierenarterie. In: Günther R, Thelen M (Hrsg) Interventionelle Radiologie. Thieme, Stuttgart, S 44–57
24. Inoue Y, Schichijo Y, Ibukuro K (1985) Indikation der intraarteriellen Infusion der Urokinase, in der Behandlung der akuten Darmischämie bei Patienten mit Herzerkrankungen. ROFO 143: 660–664
25. Jelalian C, Mehrhof A, Cohen IK et al. (1985) Streptokinase in the treatment of acute arterial occlusion of the hand. J Hand Surg 10: 534–538
26. Kaelleroe KS, Bergquist D, Cederholm C, Jonsson K, Olsson PO, Takolander R (1984) Arteriosclerosis in popliteal artery trifurcation as a predictor for myocardial infarction after arterial reconstructive operation. Surg Gynecol Obstet 159: 133–138
27. Katzen BT, v. Breda A (1981) Low does streptokinase in the treatment of arterial occlusions. AJR 136: 1171–1178
28. Klatte EC, Becker GJ, Holden RE, Yune HY (1986) Fibrinolytic therapy. Radiology 159: 619–624
29. Krings W, Roth FJ, Cappius G, Schmidt I (1985) Catheter-lysis: indications and primary results. Int Angiol 4: 117–123
30. Kristen R, Huber P, Gross-Fengels W, Ersami H (1988) Das Poplitea-Aneurysma. Dtsch Med Wochenschr 113: 2013–2016
31. Mahler F (1990) Katheterinterventionen in der Angiologie. Thieme, Stuttgart
32. Martin M, Fiebach BJO, Feldkamp M (1983) Ultrahohe Streptokinase-Infusionsbehandlung bei peripheren Gefäßverschlüssen. Dtsch Med Wochenschr 108: 167–171
33. McNamara T, Fischer J (1985) Thrombolysis of peripheral arterial and graft occlusions: improved results using high-dose urokinase. AJR 144: 769–775
34. Meyerovitz MF, Goldahber S, Reagan K et al. (1990) Recombinant tissue-type plasminogen activator versus urokinase in peripheral arterial and graft occlusions: A randomized trial. Radiology 175: 75–78
35. Miller G, Hall R, Paneth M (1977) Pulmonary embolectomy, heparin and streptokinase: their place in the treatment of acute massive pulmonary embolism. Am Heart J 93: 568–574
36. Mori KW, Bookstein JJ, Heeny DJ et al. (1983) Selective streptokinase infusion: clinical and laboratory correlates. Radiology 148: 677–682
37. Neuhaus KL, Wurm K, Köstering H, Tebbe U, Nebel H, Kreuzer H (1980) Lokale Streptokinasebehandlung bei akuter Lungenembolie mit Schock. Dtsch Med Wochenschr 105: 1392–1395
38. NIH (1980) Consensus development conference: Thrombolytic therapy in thrombosis. Ann Intern Med 93: 141–144
39. Pernes JM, Vitoux JF, Brenoit P et al. (1986) Acute peripheral arterial graft occlusion: treatment with selective thrombolysis. Radiology 158: 481–485
40. Pilger E, Lammer J, Bertuch H, Steiner H (1986) Intraarterial Fibrinolysis: in vitro and prospective clinical evaluation of three thrombolytic agents. Radiology 161: 597–599
41. Raithel D (1985) Akute Gefäßverschlüsse. Wann Lyse – wann Operation? Kassenarzt 49: 36–41
42. Rauber K, Franke C (1988) Thrombusfragmentation und lokale Lyse zur Behandlung ausgeprägter Lungenembolien. Zentralbl Radiol 136: 645–646
43. Rieger H, Reinecke B (1984) Ergebnisse spezieller Behandlungsmethoden bei ischämischen Gewebeläsionen. Stadium IV der arteriellen Verschlußkrankheit. Internist 25: 434–438
44. Risius B, Telch MG, Graor RA et al. (1984) Catheter-directed low-dose streptokinase infusion: a preliminary experience. Radiology 150: 349–355
45. Rodriguez RL, Short DH, Puyau FA, Kerstein MD (1986) Selective management of arterial occlusion with low-dose streptokinase. AM J Surg 151: 343–346
46. Roth FJ, Cappius G, Schmidtke I, Salam SA (1983) Frühergebnisse nach Katheterlyse. In: Trübestein G, Etzel F (Hrsg) Fibrinolytische Therapie. Schattauer, Stuttgart, S 111–117
47. Roth FJ, Krings W, Cappius G, Schmidtke I, Köhler M (1984) Die lokale, niedrig dosierte, fibrinolytische Therapie: Indikationen, Technik und Resultate. Vasa [Suppl] 12: 52–58

48. Rush DS, Gewertz BL, Lu CT, Leely SM, Ball DG, Beasley M, Zarins CK (1983) Selective infusion of streptokinase for arterial thrombosis. Surgery 93: 828–833
49. Saldinger E, Bookstein J (1985) Mechanism of fibrinolysis: native and exogenous systems. Semin Interv Radiol 2: 321–330
50. Schild H, Schuster C, Grönniger J et al. (1987) Lokale Fibrinolysetherapie von Gefäßverschlüssen im Becken-Bein-Bereich und der oberen Extremität. ROFO 146: 57–62
51. Schoop W (1986) Stellenwert der modernen Thrombolysetherapie bei peripheren akuten und chronischen arteriellen Verschlüssen. Hämostaseologie 6: 157–162
52. Schunk KH, Schild H, Wandel E, Schinzel H, Weingärtner (1990) Die lokale Fibrinolyse bei Nierenarterienverschlüssen. ROFO 152: 147–150
53. Schwarz F, Zimmermann R, Stehr H et al. (1984) Lokale Thrombolyse mit Urokinase bei akuter massiver Lungenembolie. Dtsch Med Wochenschr 109: 55–58
54. Seeger JM, Flynn TC, Quintessenza JA (1987) Intra-arterial streptokinase in the treatment of acute arterial thrombosis. Surg Gynecol Obstet 164: 303–307
55. Sörensen K, Hegedüs V (1986) Selective streptokinase in fibrinolysis in femoro-iliac arterial obstruction. Acta Radiol Diagn (Stockh) 27: 279–283
56. Starck E, McDermott JC, Crummy AB (1990) Percutaneous thrombus aspiration. In: Dondelinger RF, Rossi P, Kurdziel JC, Wallace S (ed) Interventional radiology. Thieme, Stuttgart, pp 625–632
57. Taylor LM, Porter JM, Baur GM et al. (1984) Intraarterial streptokinase infusion for acute popliteal and tibial artery occlusion. Am J Surg 147: 583–588
58. Tesi M, Bronchi GF, Carini A, Karavassili M (1985) Therapy of artherosclerotic arteriopathy of lower limbs. Aspects and results. Angiology 36: 720–735
59. Thiele C, Mitaschk A (1984) Lokale thrombolytische Therapie bei Arterienverschlüssen in verschiedenen Stromgebieten. MMW 126: 7–12
60. Tilsner V (1986) Kritische Standortbestimmung der Therapie der peripheren arteriellen Verschlußkrankheit. Therapiewoche 36: 1811–1819
61. Totty WG, Gilula LA, McClennan BL et al. (1982) Low-dose intravascular fibrinolytic therapy. Radiology 143: 59–69
62. Yankes JR, Uglietta JP, Grant J, Braun SD (1988) Percutaneous transhepatic recanalization and thrombolysis of the superior mesenteric vein. AJR 151: 289–290
63. Young AT, Hunter DW, Castaneda-Zuniga WR et al. (1985) Thrombosed synthetic hemodialysis fistulas: failure of fibrinolytic therapy. Radiology 154: 639–642
64. Zeit RM (1986) Arterial and venous embolization: declotting of dialysis shunts by direct injection of streptokinase. Radiology 159: 639–641
65. Zeumer H (1985) Lokale intraarterielle Fibrinolysetherapie bei Verschlüssen der hirnversorgenden Arterien. Funkt Biol Med 90: 90–94

7 CT-gesteuerte lumbale Sympathikolyse bei peripherem arteriellen Verschlußleiden

Bei der operativ durchgeführten lumbalen Sympathektomie werden über einen retroperitonealen Zugang die Ganglien in Höhe von L 2–L 5 reseziert. Die Letalität liegt bei ca. 1–2%. In den letzten Jahren hat die CT-gesteuerte Sympathikolyse als alleinige oder additive Maßnahme zu operativen Revaskularisationen oder einer PTA bei peripherem AVL zunehmende Beachtung gefunden [3, 4, 6–8, 10]. Ferner wurden Anwendungen im Thoraxbereich bei Hyperhidrosis oder Raynaud-Symptomatik und bei schmerzhaften Pankreasprozessen beschrieben [2, 9].

7.1 Anatomie und Pathophysiologie

Der lumbale Sympathikus besteht aus einem doppelten Nervenstrang mit paarweise angeordneten Ganglien, die strickleiterartig miteinander verknüpft sind. Diese liegen lumbal lateroventral der Wirbelsäule an, auf der linken Seite dorsal der infrarenalen Aorta abdominalis, rechts dorsal der V. cava inferior. Nach Umschaltung verlaufen die postsynaptischen, meist wenig oder nicht myelinisierten Fasern im Verbund mit den Spinalnerven oder getrennt von diesen zu den distalen Gefäßabschnitten. Nach Ausschaltung des Sympathikus kommt es zu einer gesteigerten Hautdurchblutung und in geringerem Maße auch zu einer höheren Muskeldurchblutung [7].

Durch die Blockauflösung werden nicht oder nur wenig myelinisierte Fasern ausgeschaltet, ohne daß die motorischen Bahnen blockiert werden.

7.2 Indikationen

Als Indikationen sehen wir besonders das AVL-Stadium III bei peripherem Verschlußtyp und in Ausnahmefällen die Stadien II b und IV, wenn andere Verfahren keine oder nur eine unzureichende Verbesserung erbracht haben bzw. sich kein Ansatz für eine rekonstruktive Therapie bietet. Als weitere Indikationen werden die Endangiitis obliterans, funktionelle Durchblutungsstörungen z. B. bei einer Sudeck-Dystrophie, reflexdystrophische Störungen (Kausalgie) und vasospastische Zustände genannt (z. B. M. Raynaud).

7.3 Kontraindikationen

Bei isolierten aortoilikalen Verschlußprozessen kann es über Stealphänomene zu einer Verschlechterung der peripheren Situation kommen. Darüber hinaus gelten Gerinnungsstörungen (Quick < 50%), ein septisches Geschehen, fortgeschrittenes Gangrän und therapierefraktäre Unterschenkelödeme als Gegenanzeigen [8].

7.4 Technik

Theoretisch kann auch eine durchleuchtungsgesteuerte oder sonographisch kontrollierte Blockade erfolgen. Die meisten Arbeitsgruppen haben dies je-

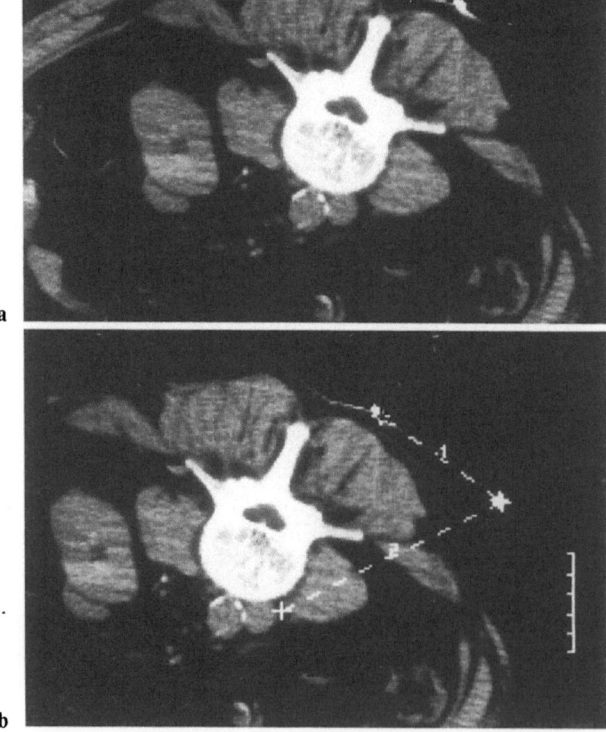

Abb. 7.1 a–d. CT-gesteuerte lumbale Sympathikolyse. **a** CT-Scan in Höhe von LWK 3; leicht gedrehte Bauchlage. **b** Vermessungen; *1* Abstand Markierung (Ampullensäge) zum Punktionsort; *2* Abstand Punktionsort zum Injektionsort.

doch vollständig zugunsten der CT-kontrollierten Applikation aufgegeben. Zur Vorbereitung wird den Patienten ein venöser Zugang gelegt und werden i.v. zur besseren Ureterabgrenzung 20 ml Kontrastmittel appliziert. Wir bevorzugen den retroperitonelen Zugang über eine translumbale Punktion. Aber auch ein Vorgehen von ventral ist technisch einfach möglich und risikoarm durchführbar [7].

Nach stabiler Lagerung auf dem CT-Tisch werden 8 mm breite Tomogramme vom Beckenoberrand bis in Höhe des mittleren Abschnitts von L2 angefertigt. Eine Schicht mit Darstellung der Bogenwurzeln von L3 (Abb. 7.1 a) wird ausgesucht und am Patienten über das Lichtvisier markiert. Zur eindeutigen Identifizierung und Vermessung wird eine Ampullensäge homolateral-paravertebral parallel zur Schnittrichtung auf der Haut fixiert. Am Monitor wird der vermeintliche Punktionsweg bestimmt, der Punktionsort elektronisch markiert und der Abstand zur externen Markierung, die Punktionstiefe und der Punktionswinkel errechnet (Abb. 7.1 b). An-

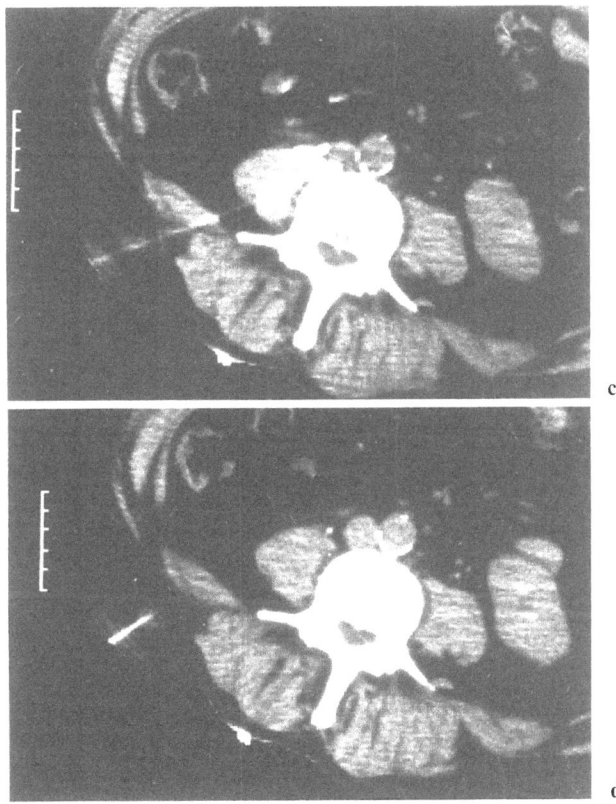

Abb. 7.1. c Lagekontrolle der Lokalanästhesienadel; anschließend Korrektur des Punktionswinkels. d Dokumentation des Injektionsvorganges bei liegender Chiba-Nadel (Durchmesser 0,7 mm), regelrechte Verteilung des Neurolytikums

schließend erfolgt mit einer 1-Nadel in gleicher Höhe eine Lokalanästhesie (Abb. 7.1 c).

Zur Applikation des Neurolytikums wird eine 0,7 mm starke. i. d. R. 15 cm lange Chiba-Nadel verwandt. Nach Kontrolle der Nadelposition werden zunächst 2-3 ml einer verdünnten KM-Lösung appliziert. Bei korrekter Position (Abb. 7.1 d) injizieren wir in 2 Schritten 15-30 ml einer neurolytischen Lösung mit folgender Zusammensetzung:

- 10 Teile absoluter Alkohol,
- 2 Teile Bupivacain 0,5%ig (Carbostesin),
- 2 Teile Lidocain-HCl, 1,0%ig (Xylocain),
- 1 Teil Kontrastmittel, z. B. Iopamidol (Solutrast), Iopromid (Ultravist 300).

Die Ausbreitungsgrenzen der Blockadelösung werden computertomographisch kontrolliert. Vor Entfernen der Chiba-Nadel wird diese mit 1-2 ml NaCl-Lösung freigespült.

Wir führen diese Eingriffe nur an stationären Patienten durch und empfehlen eine anschließende 12stündige Bettruhe. Andere Autoren berichten über gute Erfahrungen auch bei ambulanter Anwendung [8]. Bei den meisten Patienten führen wir die Eingriffe beidseitig im Abstand von 1-2 Tagen durch, um eine Kollateralversorgung über Fasern der Gegenseite zu vermeiden. Von anderen Arbeitsgruppen werden Phenollösungen bevorzugt [3].

7.5 Ergebnisse

Seibel et al. [8] konnten nach 510 CT-gesteuerten lumbalen Symphytikolysen zumindest vorübergehend eine subjektive Verbesserung bei 82% erzielen. Rosen et al. [16] sahen nach Durchleuchtungs- oder CT-gesteuerter Neurolyse bei 14 (38%) von 37 Patienten eine objektive Verbesserung; bei keinem Patienten kam es zu einer Verschlimmerung der Ischämie. Lantsberg et al. [4] konnten bei 20 von 21 Patienten eine symptomatische Besserung erzielen, z. T. kombiniert mit einem deutlichen Anstieg des Dopplerflusses und/oder des transkutan gemessenen Sauerstoffsdrucks.

Bei unseren eigenen Patienten ließ sich nach 83 Neurolysen bei 75% eine vorübergehende Besserung erreichen. 90% unserer Patienten befanden sich allerdings initial im Stadium III und IV, wohingegen bei Seibel et al. [8] dieser Anteil 72% betrug.

Bei einigen Patienten konnten wir eine sofortige Schmerzfreiheit, deutliche Verbesserung der Gehstrecke und einen Anstieg der „arm-ankle indices" um 0,2 und mehr beobachten. Ein klarer Zusammenhang wurde zwischen technisch optimaler Durchführung der Sympathikolyse und klinischem Behandlungserfolg erkennbar. Eine Abweichung bei der Injektion um mehr als 3 mm vom Zielpunkt erscheint bei diesem Verfahren nicht tolerabel.

Haynsworth et al. [3] verglichen die Möglichkeiten der chemisch vermittelten Neurolyse mit denen einer Hochfrequenzdenervation. Von 17 Patienten wiesen nach 8 Wochen 89% in der Phenol – und nur 12% ($p \leq 0{,}05$) der Hochfrequenzgruppe Zeichen einer effektiven Sympathikusblockade auf.

7.6 Komplikationen

Die Komplikationsquote der CT-gesteuerten lumbalen Neurolyse liegt bei ca. 2%. Letale Verläufe wurden nicht beschrieben. Als schwerwiegendste Komplikation wurde ein Fall mit Ureternekrose bekannt. Hier war allerdings eine Uretermarkierung mittels vorheriger KM-Injektion nicht vorgenommen worden. Bei einem unseren Patienten kam es zu einer vorübergehenden Schädigung des N. femoralis mit entsprechenden motorischen Störungen, die sich allerdings innerhalb von 5 Tagen vollständig zurückbildeten. Ferner wurden Hyperästhesien im Versorgungsgebiet des N. genitofemoralis beschrieben [8]. Auch Erektionsstörungen erscheinen in Kenntnis der chirurgischen Literatur denkbar, wurden aber bisher bei der CT-gesteuerten Neurolyse nicht beobachtet.

7.7 Wertung

Mit der CT-gesteuerten lumbalen Neurolyse steht ein schonendes und in einigen Fällen überraschend effektives Verfahren zur symptomatischen Behandlung des peripheren AVL zur Verfügung. Die Komplikationsrate ist gering. Klinisch relevante Nebenwirkungen werden praktisch nicht beobachtet. Ein Behandlungsversuch erscheint bei sonst nicht ausreichend beeinflußbaren Veränderungen angezeigt. Das Verfahren kann in modifizierter Form auch bei Veränderungen der oberen Extremitäten eingesetzt werden. Dazu erfolgt die Ausschaltung der Ganglien in Höhe von Th 3 bzw. Th 2 [1, 2, 8].

Literatur

1. Adler OB, Engel A, Rosenberger A, Dondelinger R (1990) Palmar hyperhidrosis CT guided chemical percutaneous thoracic sympathectomy. ROFO 153: 400–403
2. Dondelinger RF, Kurdziel JC (1987) Percutaneous phenol block of the upper thoracic sympathetic chain with computed tomography guidance. A new technique. Acta Radiol 28: 511–515
3. Haynsworth RF jr, Noe CE (1991) Percutaneous lumbar sympathectomy: a comparison of radiofrequency denervation versus phenol neurolysis. Anesthesiology 74: 459–463

4. Lantsberg L, Goldman M (1990) Lower limb sympathectomy assessed by laser Doppler blood flow and transcutaneous oxygen measurements. J Med Eng Technol 14: 182–183
5. Redman DR, Robinson PN, Al-Kutoubi MA (1986) Computerised tomography guided lumbar sympathectomy. Anaesthesia 41: 39–41
6. Rosen RJ, Miller DL, Imparato AM, Riles TS (1983) Percutaneous phenol sympathectomy in advanced vascular disease. AJR 141: 597–600
7. Schild H, Gronniger J, Gunther R, Thelen M, Schwab R (1984) Transabdominelle CT-gesteuerte Sympathektomie. ROFO 141: 504–508
8. Seibel RMM, Carstensen G, Balzer K, Grönemeyer DHW, Sehnert C (1989) CT-gesteuerte lumbale Sympathicusausschaltung bei der Behandlung der peripheren arteriellen Verschlußkrankheit. In: Grönemeyer DHW, Seibel RMM (Hrsg) Interventionelle Computertomographie. Ueberreuter, Wien, S 168–182
9. Wolter W, Zech D, Grond S, Gross-Fengels W, Lehmann KA (1991) Medikamentöse Schmerztherapie und CT-gesteuerte Alkoholneurolyse des Plexus Coeliacus beim Pankreaskarzinom. Eur J Pain 12: 39–48
10. Zagzag D, Fields S, Romanoff H, Shifrin E, Cohen R, Beer G, Magora F (1986) Percutaneous chemical lumbar sympathectomy with alcohol with computed tomography control. Int Angiol 5: 83–86

Haynsworth et al. [3] verglichen die Möglichkeiten der chemisch vermittelten Neurolyse mit denen einer Hochfrequenzdenervation. Von 17 Patienten wiesen nach 8 Wochen 89% in der Phenol – und nur 12% (p ≤ 0,05) der Hochfrequenzgruppe Zeichen einer effektiven Sympathikusblockade auf.

7.6 Komplikationen

Die Komplikationsquote der CT-gesteuerten lumbalen Neurolyse liegt bei ca. 2%. Letale Verläufe wurden nicht beschrieben. Als schwerwiegendste Komplikation wurde ein Fall mit Ureternekrose bekannt. Hier war allerdings eine Uretermarkierung mittels vorheriger KM-Injektion nicht vorgenommen worden. Bei einem unseren Patienten kam es zu einer vorübergehenden Schädigung des N. femoralis mit entsprechenden motorischen Störungen, die sich allerdings innerhalb von 5 Tagen vollständig zurückbildeten. Ferner wurden Hyperästhesien im Versorgungsgebiet des N. genitofemoralis beschrieben [8]. Auch Erektionsstörungen erscheinen in Kenntnis der chirurgischen Literatur denkbar, wurden aber bisher bei der CT-gesteuerten Neurolyse nicht beobachtet.

7.7 Wertung

Mit der CT-gesteuerten lumbalen Neurolyse steht ein schonendes und in einigen Fällen überraschend effektives Verfahren zur symptomatischen Behandlung des peripheren AVL zur Verfügung. Die Komplikationsrate ist gering. Klinisch relevante Nebenwirkungen werden praktisch nicht beobachtet. Ein Behandlungsversuch erscheint bei sonst nicht ausreichend beeinflußbaren Veränderungen angezeigt. Das Verfahren kann in modifizierter Form auch bei Veränderungen der oberen Extremitäten eingesetzt werden. Dazu erfolgt die Ausschaltung der Ganglien in Höhe von Th 3 bzw. Th 2 [1, 2, 8].

Literatur

1. Adler OB, Engel A, Rosenberger A, Dondelinger R (1990) Palmar hyperhidrosis CT guided chemical percutaneous thoracic sympathectomy. ROFO 153: 400–403
2. Dondelinger RF, Kurdziel JC (1987) Percutaneous phenol block of the upper thoracic sympathetic chain with computed tomography guidance. A new technique. Acta Radiol 28: 511–515
3. Haynsworth RF jr, Noe CE (1991) Percutaneous lumbar sympathectomy: a comparison of radiofrequency denervation versus phenol neurolysis. Anesthesiology 74: 459–463

Herstellerverzeichnis

Angiomed AG
Wachhausstr. 6
7500 Karlsruhe
Tel.: 07 21-4 84 90 80

Braun Melsungen AG
Postfach 110
3508 Melsungen
Tel.: 0 56 61-7 10

BSCI Medizintechnik
Kölnerstr. 67
4010 Hilden
Tel.: 0 21 03-6 90 21

Byk Gulden Lomberg
Chem. Fabrik GmbH
7750 Konstanz
Tel.: 0 75 31-8 40

Cook, W. Europe GmbH
Hermannstr. 12
4050 Mönchengladbach 1
Tel.: 0 21 61-1 50 11

Cordis Med. Apparate GmbH
Rheinische Str. 2
5657 Haan
Tel.: 0 21 29-5 58 00

Danimed
Deiseestr. 3
3004 Svenhagen NB
Tel.: 05 11-9 73 43 57

Ethicon GmbH
Robert-Koch-Str. 1
2000 Nordersted
Tel.: 0 40-52 90 14 88

Interventional Systems
Aspelohe 27a
2000 Norderstedt
Tel.: 0 40-5 23 05 30

Krauth, A. D.
Wandsbeker Königstr. 27–29
2000 Hamburg 70
Tel.: 0 40-6 58 80

Mallinckrodt GmbH
Josef-Dietzgen-Str. 1
5202 Hennef/Sieg 1
Tel.: 0 22 42-88 70

Medtronic GmbH
Am Seestern 24
4000 Düsseldorf 11
Tel.: 02 11-5 29 30

Osypka Medizintechnik
Basler Str. 109
7889 Grenzach–Whylen
Tel.: 0 76 24-30 50

PFM
Postfach 50 17 48
Unterbuschweg 45
5000 Köln 50
Tel.: 0 22 36-39 10 01

Rehaforum
Auf der Kaiserbitz 16
5000 Köln 16
Tel.: 0 22 03-2 80 21

Schering A.G.
Postfach
1000 Berlin
Tel.: 01 30-82 17 00

Terumo GmbH
Lyonerstr. 11 A
6000 Frankfurt/M. 71
Tel.: 0 69-66 44 20

Sachverzeichnis

A. axillaris 12, 13, 123
A. brachialis 13, 117, 123
A. carotis 117, 123, 126
 siehe Karotis
A. carotis communis 121, 124
A. carotis interna 124
A. femoralis siehe Femoralisgabel, Profunda
A. femoralis communis 12, 103, 135, 192
A. femoralis superficialis 12, 103, 106
A. iliaca, Thrombose 101
A. iliaca communis 106, 177
 Verschluß 182
A. iliaca externa 106, 182
A. mesenterica 128
A. mesenterica inferior 102
A. mesenterica superior 130, 133
A. poplitea 106, 184, 197
A. renalis 102, 130, 186, 204
 siehe Nierenarterie
A. subclavia 115, 117, 119–121, 186
A. ulnaris 120
A. vertebralis 38, 45, 119, 120, 122, 125
Abstrom 172
Acetylsalicylsäure 93, 94, 96, 97, 152
Adrenalin 10
Adventitia 88, 172
Adventitiadegeneration, zystische 34, 102
Adventitiaüberdehnung 88
Alkohol 214
Amaurosis 125
Amplatz-Draht 90
Amplatz-Technik 13
Anastomose 132, 148
Aneurysma 23, 26, 30, 32, 34, 46, 101, 141, 150, 186, 197
Angiitis 44, 47
Angina abdominalis 128, 129
Angiodysplasie, intestinale 62, 63
Angiographie
 Aufklärung 18, 21
 historische Entwicklung 3
 Indikationsstellung 18
 Komplikationen 18 ff
 Nachsorge 18, 22
 Personal 5
 Risiken 18
 Strahlenexposition 20
 Strahlenschutz 20, 21
Angiographieanlage 10
Angiographiearbeitsplatz 4
Angiotomographie 3, 4
Antihypertensiva 145
Antikoagulation 186
Antikörper 191
Antithrombin III 93
Aorta abdominalis 13, 98, 99
 siehe Bauchaorta
Aorta thoracalis siehe thorakale Aorta
Aortenbogen, Angiographie 37
Aortenbogenaneurysma 116
Aortenbogensyndrom siehe Takayasu-Arteriitis
Aortendissektion 101
 thorakale 24
Aortenruptur 101
Aortenverschluß 100
Apoplex, Angiographiefolge 42, 43
 PTA-Folge 142
Appositionsthrombus 29
Arterie, Spasmus 31, 44
Arterienpunktion
 Aneurysma 12, 18
 AV-Fistel 12, 18
 Blutungsrisiko 12
 Dissektion 18, 19
 Embolie 18, 19
 Hämatom 12, 13, 18, 101
 Komplikationen 18
 Plexusschädigung 12
 Sonographie 12
 Thrombose 18
Arterienstenose 26–29, 32
Arterienverschluß 29
 chronischer 26
Arteriitis 24, 30, 31, 102, 128, 129, 132
Arteriographie
 direkte 14
 Gegenstromtechnik 14
 Kinder 18

Arteriographie
  Querschnittslähmung 58, 63
  transaxillare 12, 13, 48, 53, 54, 103, 117, 194
  transbrachiale 13, 53
  transfemorale 12, 48, 53, 100
  translumbale 13, 48, 53, 54
Arteriosklerose 26 ff, 115, 126, 129, 137
arteriovenöse Fistel 25, 26, 47, 53, 64, 150
Aspiration 206
ASS *siehe* Acetylsalicylsäure
Atherektomie 178
Atherosklerose *siehe* Arteriosklerose
AV-Fistel *siehe* arteriovenöse Fistel

Ballonangioplastie *siehe* PTA
Ballondimensionen 104
Ballondurchmesser 91, 124, 136, 137, 152, 174
Ballongröße 177
Ballonlänge 136
Bauchaorta 23
  Angiographie 46 ff
  IA-DSA 47 ff
  IV-DSA 48 ff
  Stenose bei fibromuskulärer Dysplasie 33
Bauchaortenaneurysma 13, 23, 47, 48, 54, 131, 197
Beckenarterienstenose 105
Beckenvenenthrombose 25
Bentson-Draht 90, 124, 135
Bilddosis 7
Biokompatibilität 172
Blalock-Taussig-Operation 116
Blattfilmarteriographie 5, 139, 183
Blutdruckverhalten 135, 145
Blutgerinnung 11
Blutung
  gastrointestinale 60, 61, 63
  intrakranielle 197, 199
  retroperitoneale 102, 199
Bougierung 114
Brescia-Cimino-Shunt 67, 150
Budd-Chiari-Syndrom 153
Bupivacain 214
Butylscopolamin 10
Bypass 149
  aorto-femoraler 54
  aorto-iliakaler 54
  extra-intrakranieller 44
  extrakranieller 44
  femorokruraler 25

Captopriltest 55, 59, 134, 141
Chiba-Nadel 213

Cholesterinembolie 19
Cimino-Shunt *siehe* Brescia-Cimino-Shunt
Claget-Aortenisthmus-Operation 116
Clearance 147
Cobra-Katheter 89
Compliance 91, 148
Cross-over-Technik 12, 48, 103
CT 38, 122, 125, 213
CT-gesteuerte Sympathikolyse 211
Cumarin 96, 97, 182

Darmgefäße, Angiographie 60
  IA-DSA 61 ff
Darmischämie 60, 63, 128
  nonokklusive 62
Dermatomyositis 128
Dextran 94, 96
Diabetes mellitus 19, 47, 96, 110, 131
diabetische Angiopathie 30
Dialyseshunt 44, 68, 152, 205
  siehe Brescia-Cimino-Shunt
  IA-DSA 69 ff
  IV-DSA 70 ff
  Probleme 68
  Revision 153
digitale nicht-subtrahierte Angiographie 48
digitale Subtraktionsangiographie 3 ff
  Anlage 5
  Artefakte 14, 40, 49, 51, 56
  intraarterielle *siehe* IA-DSA
  intravenöse *siehe* IV-DSA
  Katheter 9
  Kontrastauflösung 6, 8
  Ortsauflösung 7, 9
  Prinzip 5
  Strahlenexposition 20 f
  technische Grundlagen 5
  Bilddosis 20, 58
Dilatation, poststenotische 28
Dilatationsballon 91
Dilatationsdauer 150
Dilatationsdruck 102, 136, 177
Diltiazem 95
Dipyridamol 93, 94, 97
Dissektion 23, 24, 33, 169, 175, 181
Doppellumenkatheter 87
Dopplerindex 107
Dopplersonographie 4, 67, 71, 120
Dopplerverschlußdruck 107, 176
Drehstenose 109
Druckgradient 99, 109, 175, 178
Druckmessung 5, 92
DSA *siehe* digitale Subtraktionsangiographie

Sachverzeichnis

Durchblutungsstörungen, mesenteriale 60, 62, 63, 128
Durchgängigkeitsrate 108

Ehlers-Danlos-Syndrom 24
Einführungsbesteck 172
Einzelniere 135
EKG-Triggerung 55, 64
Embolie 29, 101
Encasement 128
Endangiitis obliterans 23, 102, 116, 211
Endoprothese 181
Engpaßsyndrom *siehe* Kompressionssyndrom
Erfolgsquote 150
  technische 127
Ergotismus 30, 44, 102
Euler-Liljestrand-Mechanismus 64
Extremitätenangiographie 10

Farbdoppler *siehe* Dopplersonographie
Hämodialyseshunt 67, 71
Femoralisgabel 28, 47–49, 192
Fibrinogenspiegel 196
Fibrinolysetherapie
  Behandlungsergebnisse der lokalen 198
  intrakoronare lokale 203
  lokale 12, 174, 191, 198
  lokale bei venöser Thrombose 205
  Lungenembolie 64
  vertebrobasiläre lokale 203
Fibrinolytika 191
fibromuskuläre Dysplasie 33, 34, 55, 102, 115, 126, 128, 132, 137
  IV-DSA 58
Filmwechsler 4
Fistel *siehe* arteriovenöse Fistel
Fontaine-Stadium 107, 174, 183
French 87
Führungsdraht 89, 194
funktionelle Durchblutungsstörungen 211
Fußgefäße 53

Gefäßdurchmesser 138, 174
Gefäßendoprothesen 169
Gefäßerkrankung, entzündliche
  siehe Arteriitis, Vaskulitis
Gefäßkompression 148
  externe 26, 34, 35, 116, 132
  siehe Kompressionssyndrom
Gefäßligatur 116
Gefäßprothese 148
Gefäßquerschnitt 169
Gefäßruptur 142
Gefäßstütze 169
Gefäßtraumatisierung 89

Gefäßveränderungen, traumatische 116
Gefäßverschluß
  arterieller 26–29
  intrakranieller 194
Gegenstromangiographie 4
Gehstrecke 107
Gehtraining 109
Gerinnungsstörungen 212
Gewichtsverlust 128
Glukagon 10

Halsrippe 26, 34, 116
Hämatom, Niere 32
  siehe Arterienpunktion, Hämatom
Hämodialyse 153
Hämodialyseshunt *siehe* Dialyseshunt
Hämodynamik 204
Handangiographie 44
Heparin 16, 17, 93–95, 135
Herzinsuffizienz 11, 20, 201
Herzvitien 20
hirnversorgende Gefäße
  Angiographie 37
  Doppler 43
  fibromuskuläre Dysplasie 33
  IA-DSA 38 ff
  IV-DSA 38 ff
Hydratation 95
Hyperästhesien 215
Hyperkaliämie 201
Hypertonie
  arterielle 24, 55, 59, 130, 144
  Diagnostik 133
  renovaskulär 54, 130
  Ursachen 133

IA-DSA 4, 132, 136, 173, 184
  Kontrastmittel 10
  Untersuchungstechnik 8
Infusionslösungen 95
Insuffizienz, respiratorische 201
Intimahyperplasie 132, 148
Intimaproliferation 169, 176, 178
Intoxikation 30
intraarterielle DSA *siehe* IA-DSA
intravenöse DSA *siehe* IV-DSA
intravenöse Subtraktionsangiographie 4
Intubationsnarkose 131
Ischämie 201
  mesenteriale *siehe* Darmischämie
  zerebrale 197
  siehe zerebrobaskuläre Insuffizienz
Ischämiesymptomatik 203
Isotopennephrogramm 56, 59

IV-DSA 4, 91, 133, 183
  akutes Nierenversagen 19
  arterielle Fehlpunktion 19
  Injektionsort 14
  intravasale Kontrastmittelkonzentration 9
  Komplikationen 19
  Kontrastmittelbolus 8
  Kontrastmittelkonzentration 14
  Nebenwirkungen 19
  Strahlendosis 48, 49
  Strahlenexposition 14
  Untersuchungstechnik 7
  Venenruptur 19
  Venenthrombose 19, 20
  zentralvenöse Injektion 14
  Zugangsweg 14

Jod-Hippuran-Clearance 134, 141, 146

Karotis-Subklavia-Bypass 121
Karotisdesobliteration 37
Karotisgabel 38 – 40, 43
  Ulzeration 40
Katheterlyse, selektive *siehe* Fibrinolyse
Kausalgie 211
Kissing-balloon-Technik 100
Klippel-Trenaunay-Syndrom 25
Knickbildung 132, 148
Knochentumor 46
Koaxial 91
Kolik 128
Kollagenose 102
  siehe Angiitis, Vaskulitis
Kollaterale 26 – 29, 32, 33
Kollateralkreislauf *siehe* Kollaterale
Kollateralversorgung 214
Komplementsystem 16
Komplikationen
  siehe Arterienpunktion
  siehe Kontrastmittel
  lokale 12, 13, 18, 19, 111
  operationspflichtige 111
  siehe PTA, Komplikationen
  systemische 111
  tödliche 112
Kompressionssyndrom 34, 45
  obere Thoraxapertur 34, 44, 46, 205
  Poplitea 34
Kontrastmittel 15 ff, 213, 214
  anaphylaktoide Reaktion 16
  Druckinjektion 11
  Emboliegefahr 17
  hämodynamische Wirkung 16
  Konzentration 18
  Nebenwirkungen 15 ff

Nephrotoxizität 16
nicht-ionisch 15 ff
Osmolarität 15, 16
Risikopatient 17
Verträglichkeit 17
Kontrastmittelzwischenfall 17
koronare Herzkrankheit 20
Kosten 112, 192
Kuppelzeichen 29

Laktatazidose 201
Langzeitergebnis 107, 109, 110
Laser 174
Latexballon 87
Laufbandergometrie 107
Lebertransplantation 149
Lebertumoren 60
Lebervenen 153
Lidocain 95, 214
Life table 108
Ligamentum arcuatum 128
Lunge, arterio-venöse Fistel 64
Lungenembolie 64, 203
  IV-DSA 65 ff
Lungenstrombahn 203
Lungentumor 64
Lupus erythematodes 128

M. Osler 25
M. Raynaud 44, 211
M. Winiwarter-Buerger 33
Magnetresonanzangiographie 4
Magnetresonanztomographie 4
Malabsorption 128
Marfan-Syndrom 24
Media 88, 172
Medianekrose, zystische 24
Mesenterialarterien 204
Mesenterialarterienverschluß 60, 62, 63, 142
Mesenterialgefäßverschluß
  siehe Darmischämie
Migräne 30
Mikroaneurysma 32
Mikroblutungen 128
Mittelformattechnik 4
Multipurpose-Katheter 103
Myokardinfarkt 101, 142

N. genitofemoralis 215
Nachsorge, Angiographie 18
Neointima 172
Neurolyse 214
Newton-Draht 135
Niere, Aneurysma 58
  arterio-venöse Fistel 58
  Polarterie 55, 133, 137

Nierenangiographie 54
　IA-DSA 55 ff
　IV-DSA 55 ff
　Strahlendosis 58
Nierenarterien 102
　bei Bauchaortenaneurysma 48
　fibromuskuläre Dysplasie 33, 55, 58, 132, 137
　überzählige 55
Nierenarterienruptur 139
Nierenarterienstenose 54, 58, 59, 131
Nierenerkrankungen, Kontrastmittel 16
Nierenfunktion 130, 148
Niereninsuffizienz 16, 135
Nierenvenenthrombose 54
Nierenversagen, akutes 16, 19, 201
Nifedipin 10, 31, 95
Nikotinabusus 31, 33
Nitrat 31, 95, 136

Oberbauchgefäße, Angiographie 60
　IA-DSA 61 ff
obere Extremität, Angiographie 44
　IA-DSA 44 ff
　IV-DSA 44 ff
Offenheitsrate 108
Ostium 131, 135, 137, 140

Palmaz-Stent 171
Panarteriitis nodosa 32, 58, 128
Pankreastumoren 60
Papaverin 92
Parallaxenverschiebung 173
Patency 183
perkutane transluminale Thrombusaspiration 206
Positronen-Emissions-Tomographie 125
Phäochromozytom 58
Pharmakoangiographie 10, 44, 45, 46
Phenol 214
Phentolamin 95
Phlebektasie 26
Phlebitis migrans 33
Phlebographie 15
Plaqueeinriß 88
Plaquekompression 88
Plasma-Renin-Konzentration
　siehe Renin
Polyarteriitis siehe Panarteriitis nodosa
Polytrauma 197
Popliteaaneurysma 197
Portographie, indirekte 10, 61
Profunda-Patch-Plastik 105, 149
Profundaabgang siehe Femoralisgabel
Projektionsbedingungen 173
Protaminsulfat 94

PTA
　A. axillaris 123
　A. brachialis 123
　A. carotis 123, 126
　A. mesenterica 128
　A. subclavia 115
　　Komplikationen 122
　　Spätergebnis 118
　　technischer Erfolg 118
　A. vertebralis 125
　Aorta abdominalis 98
　Becken-Beinstrombahn 102
　Behandlungsrisiko 113
　Dialyseshunt 151
　Früh- und Spätergebnisse 117
　Hämodialyseshunt 150
　historische Entwicklung 87
　klinische Ergebnisse 107
　Komplikationen 100, 110, 111, 117, 120, 125, 127, 129, 151, 152, 177, 182, 186, 199, 207, 215
　Leistenaneurysma 141
　Letalität 112
　medikamentöse Zusatztherapie 92
　Mortalität 131
　Nierenarterien siehe PTRA
　Pathophysiologie 92
　postoperative 148
　Prinzip 88
　Restenosen 96
　technische Durchführbarkeit 106
　Truncus brachiocephalicus 123
　Truncus coeliacus 128
　Unterschenkelarterien 114
PTRA 130, 134
　Angiographie 138
　angiographische Frühergebnisse 137
　angiographische Spätergebnisse 144
　beidseitig 142
　Ergebnisse 136
　Komplikationen 141
　Langzeitergebnis 143, 146
　Re-Intervention 146
　Technik 136
Pulmonalarteriendruck 204
Pulmonalisangiographie 64
Pulmonalissarkom 64
Pulsstatus 107
Purpura Schoenlein-Henoch 128

Radionuklidangiographie 4
Raynaud-Syndrom 10, 44, 46, 211
Real-time-Sonographie, Hämodialyseshunts 67
Renin 59, 134, 141
Reserpin 95

Restenosierung 96, 176
Restgradient 104
Reverschluß 109
α-Rezeptorblocker 31
Rezidiv 125
Riesenzellarteriitis 116
Risikofaktoren 109
Rohrprothese 149, 184
Röntgenkontrastmittel
  siehe Kontrastmittel
rTPA 195, 204

Scherkräfte 87
Schleuse 182, 206
Schmerzsymptomatik 139
Schneider-Golddraht 135
Schock, hypovolämischer 102
Segmentarterie 137
Seldinger-Technik 3, 11, 192
Sexualfunktion 100
Shunt, splenorenaler 149
  siehe Dialyseshunt
Shuntphlebographie 68–71, 152
Sidewinder-Katheter 89
Sinusphänomen 27, 28
Sonographie, Arterienpunktion 12
  B-Bild 4
Spasmolytika 94
Spasmus 10, 101, 127, 169
Stagnationsthrombus 29
Stealphänomen 212
Stenose
  angeborene 28
  arterielle siehe Arterienstenose
  poststenotische Dilatation siehe
    Dilatation, poststenotische
  radiogene 115
  spastische 31
Stenosegrad 119
  elektronische Berechnung 51, 119
Stenoselokalisation 140
Stent 169
  Gallengang 171
  Gianturco 170
  Medinvent 170
  Palmaz 171
  Strecker 171
  Wallstent 170
Stentdislokation 177
Stentimplantation 175, 177
  femoral 184
Stentverkürzung 171
Strahlendosis 9
Strahlentherapie 126
Strecker-Stent 171
Strömungsumkehr 121

Sturge-Weber-Syndrom 25
Subclavian-steal-Syndrom 38, 40
Subtraktion, digitale siehe digitale
  Subtraktionsangiographie
Sudeck-Dystrophie 211
Sympathektomie 211
Sympathikolyse, CT-gesteuert 211

Takayasu-Arteriitis 31, 32, 115, 124
Tegtmeyer-Ballon 91
Terumo-Draht 90
Thoracic inlet syndrome
  siehe Kompressionssyndrom
thorakale Aorta, Stenose 31
Thrombektomie 120
Thrombendangitis obliterans
  siehe Endangitis obliterans
Thrombose, arterielle 29, 30, 32, 101,
  127, 169
Thrombozytenaggregationshemmer
  93, 129, 136, 186
Thrombus, kardialer 199
TIA 37, 122, 127
  Angiographiefolge 42, 43
Tischverschiebung 47, 48, 50, 54
Tolazolin 10, 45, 92, 95
transaxillärer Zugang 12, 13, 48, 53, 54,
  103, 117, 194
transbrachialer Zugang 13, 53
transfemoraler Zugang 12, 48, 53, 100
transitorisch-ischämische Attacke
  siehe TIA
translumbaler Zugang 13, 48, 53, 54
Transplantatniere 132
Truncus brachiocephalicus 117, 123
Truncus coeliacus 128, 130, 133
Truncus pulmonalis 204
Tumorgefäße 10

Überdehnung 139
Überdilatation 104
Unterdilatation 104, 139
Unterdruck 207
untere Extremität
  Angiographie 46 ff
  IA-DSA 48 ff
  IV-DSA 47 ff
untere Hohlvene siehe V. cava inferior
Unterschenkelödeme 212
Urographie 55
Urokinase 191, 195, 204

V. anonyma 154
V. axillaris 154, 205
V. cava inferior 48, 153, 154
V. cava superior 154

Sachverzeichnis

V. femoralis superficialis 154
V. iliaca 154
V. pulmonalis 154
V. subclavia 151, 154
Van-Andel-Katheter 206
Vasa vasorum 32, 33
Vaskulitis 31
Vasodilatanzien 94
Venenruptur 19, 150
Venentransplantat 149
Ventilations-Perfusions-Szintigraphie 65
Verapamil 95
Vergrößerungsangiographie 9
Vertebralisangiographie 43
vertebrobasiläre Insuffizienz 117
Vv. hepaticae 154

Wandkontur 109
Weichteiltumor 46

Xeroangiographie 4
Xeroradiographie 3

zerebrale Angiographie *siehe* hirnversorgende Gefäße
   Komplikationen 18, 19
   Strahlenexposition 43
zerebrovaskuläre Insuffizienz 37–39, 42, 43
   siehe PTA
Zöliakographie *siehe* Truncus coeliacus
Zusatztherapie, medikamentöse 110, 114

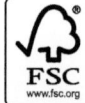

MIX
Papier aus verantwortungsvollen Quellen
Paper from responsible sources
FSC® C105338

If you have any concerns about our products,
you can contact us on
ProductSafety@springernature.com

In case Publisher is established outside the EU,
the EU authorized representative is:
**Springer Nature Customer Service Center GmbH
Europaplatz 3, 69115 Heidelberg, Germany**

Printed by Libri Plureos GmbH
in Hamburg, Germany